感染制御
標準ガイド

総監修 **小林 寛伊** 東京医療保健大学大学院医療保健学研究科研究科長
監修 **大久保 憲** 東京医療保健大学大学院医療保健学研究科教授
林 純 原土井病院九州総合診療センター
松本 哲哉 東京医科大学微生物学講座教授
編集 **尾家 重治** 山口大学医学部附属病院薬剤部副薬剤部長

じほう

執筆者一覧

小林 寛伊	東京医療保健大学大学院 医療保健学研究科
松本 哲哉	東京医科大学 微生物学講座
山田 舞子	長崎大学病院 検査部
柳原 克紀	長崎大学病院 検査部，長崎大学大学院医歯薬学総合研究科 病態解析・診断学分野（臨床検査医学）
栗原 慎太郎	長崎大学病院 感染制御教育センター
泉川 公一	長崎大学病院 感染制御教育センター，長崎大学大学院医歯薬学総合研究科 感染免疫学講座臨床感染症学分野
林 純	原土井病院 九州総合診療センター
渡邊 浩	久留米大学医学部 感染制御学講座
石川 治	群馬大学大学院医学系研究科 皮膚科学
江澤 和彦	倉敷スイートホスピタル
針原 康	NTT東日本関東病院 外科
下野 信行	九州大学病院 グローバル感染症センター
城甲 啓治	山口県済生会山口総合病院 泌尿器科
櫻井 滋	岩手医科大学附属病院 感染症対策室
大久保 憲	東京医療保健大学大学院 医療保健学研究科
森屋 恭爾	東京大学医学部附属病院 感染制御部
湯橋 一仁	東京大学医学部附属病院 感染制御部
毛利 昌史	東和病院
加藤 敦	川崎医科大学 小児科学
尾内 一信	川崎医科大学 小児科学
中村 敦	名古屋市立大学病院 感染制御室
松田 和久	杉岡記念病院 手術部
藤井 裕	熊本総合医療リハビリテーション学院 臨床工学学科
八木 哲也	名古屋大学大学院医学系研究科 臨床感染統御学分野
山内 勇人	佐伯保養院
成田 徳雄	気仙沼市立病院 脳神経外科
小栗 豊子	東京医療保健大学大学院 医療保健学研究科
木村 利美	東京女子医科大学病院 薬剤部
宮入 烈	国立成育医療研究センター 生体防御系内科部感染症科
林 昌洋	虎の門病院 薬剤部
川崎 聡	信楽園病院 呼吸器内科・感染症内科
青木 信樹	信楽園病院 呼吸器内科・感染症内科
尾家 重治	山口大学医学部附属病院 薬剤部
平木 洋一	国立病院機構熊本医療センター 薬剤科
河野 文夫	国立病院機構熊本医療センター
佐和 章弘	広島国際大学薬学部／大学院薬学研究科
荒川 創一	神戸大学医学部附属病院 感染制御部
村上 啓雄	岐阜大学医学部附属病院 生体支援センター
継田 雅美	新津医療センター病院 薬剤部
大久保 耕嗣	えちごメディカル

（執筆順）

序

　「医療関連感染（病院感染，院内感染）はお断り」とすべての患者が思っており，病院感染の防止は病院内での最重要事項の1つになっています。また，病院感染の防止には，化学的知識および微生物学的知識のいずれも有している薬剤師が大きな役割を果たすべきことが求められています。

　そこで，薬剤師が感染制御活動を行うにあたって必要になる知識の解説を，各分野のご専門の先生にお願いして一冊の本にまとめました。感染症とその防止対策，抗菌薬および消毒薬の適正使用，インフェクションコントロールチーム（ICT）としての活動などについてご執筆いただきました。また，トレーニング問題を章ごとにあげて，薬剤師に必須の知識を再確認できるように工夫しました。

　病院感染には，防ぐことが難しい内因性感染と，防止可能な外因性感染とがあります。これらのうち，外因性感染は病院感染の約1/3を占めていると推定されますが，本書がこの外因性感染の防止の一助になれば幸いです。

　おわりに，総監修をいただいた小林寛伊先生，監修いただいた大久保 憲先生，林 純先生および松本哲哉先生，ならびにご執筆頂いた諸先生にお礼を申し上げます。また，本書の作成にご尽力いただいた（株）じほうの阿部直洋氏に感謝致します。

2014年5月

山口大学医学部附属病院薬剤部
尾家 重治

目次

■1章 総論

感染制御に携わるにあたって　小林 寛伊 …… 2
- はじめに　2
- 感染制御策の基本　2
- エビデンスに基づいた感染対策　3
- 感染対策遂行に有効な組織作り　4
- 認定インフェクションコントロールドクター（CICD）日常業務調査について　7
- おわりに　8

■2章 感染の知識

2-1 病院感染の特徴　松本 哲哉 …… 12
- はじめに　12
- 病院感染の定義　12
- 病院感染の要因となる疾患や医療行為　13
- 病院感染の臨床的特徴　16
- おわりに　17

2-2 院内で問題となる微生物と感染症
1) 細菌感染症　山田 舞子，栁原 克紀 …… 19
- はじめに　19
- メチシリン耐性黄色ブドウ球菌（MRSA）　19
- 多剤耐性緑膿菌（MDRP）　22
- 多剤耐性アシネトバクター（MDRA）　26
- メタロ-β-ラクタマーゼ産生菌（MBL産生菌）　28
- 基質（特異性）拡張型β-ラクタマーゼ産生菌（ESBL産生菌）　29
- おわりに　30

2) 真菌感染症　栗原 慎太郎, 泉川 公一 ……………………………………………… 32
- はじめに　*32*
- 真菌の特徴　*32*
- 真菌による感染症　*34*
- 宿主因子　*34*
- 代表的な真菌による感染症　*36*
- 感染予防策　*38*
- おわりに　*39*

3) ウイルス感染症　林 純 …………………………………………………………… 41
- はじめに　*42*
- 血液由来ウイルス感染症　*42*
- 呼吸器系ウイルス感染症（インフルエンザ）　*45*
- 消化器系ウイルス感染症　*46*
- 発疹性ウイルス感染症　*47*
- おわりに　*47*

4) 輸入感染症　渡邊 浩 ……………………………………………………………… 49
- はじめに　*49*
- 節足動物が媒介する疾患　*50*
- 経口感染による感染症　*51*
- 外傷，動物咬傷により感染する疾患　*52*
- 接触，飛沫感染により感染する疾患　*53*
- おわりに　*53*

5) 疥癬　石川 治 ……………………………………………………………………… 54
- 疥癬とは　*54*
- 感染様式　*55*
- 病型と感染から症状発現までの期間　*56*
- 臨床症状　*56*
- 診断　*57*
- 治療　*58*
- 感染予防対策　*59*
- おわりに　*59*

2-3 在宅・介護施設における感染の特徴　江澤 和彦 …………………… 61
- 在宅・介護施設における感染の状況　*61*
- ノロウイルスによる感染性胃腸炎　*63*
- インフルエンザ　*66*
- 結核　*70*
- 疥癬　*71*
- レジオネラ症　*73*

2-4 感染のメカニズム　松本 哲哉 ………………………………………… 75
- はじめに　*75*
- 感染に関連した用語の捉えかた　*75*
- 病原体の感染経路　*76*
- 生体の感染防御機構　*78*
- 菌の病原因子　*79*
- 感染症成立までのステップとその後の経過　*82*
- 宿主による病原体の排除　*83*
- 易感染状態と日和見感染症　*84*
- おわりに　*88*

2-5 院内・在宅で問題となる処置と感染
1) 手術部位感染　針原 康 ……………………………………………… 89
- はじめに　*89*
- 周術期感染症の分類　*89*
- SSIの定義と分類　*90*
- SSI発生のメカニズム　*91*
- SSIを防ぐための対策　*91*
- 各種対策のエビデンス　*92*
- おわりに　*96*

2) 血管内留置カテーテル　下野 信行 ………………………………… 98
- はじめに　*98*
- 血管内留置カテーテル感染の発生機序を理解する　*98*
- カテーテル関連血流感染症の症状と起炎菌　*100*
- カテーテル関連血流感染の予防　*100*
- カテーテル関連血流感染の治療　*104*

3）尿道カテーテル　　城甲 啓治 ……………………………………… 106
- はじめに　*106*
- CAUTIの定義とサーベイランス　*107*
- 尿道留置カテーテルの管理　*107*
- 尿路感染症の分離菌　*108*
- 長期留置の問題点　*109*
- ガイドラインの遵守　*111*
- おわりに　*111*

4）人工呼吸器に関連する感染制御　　櫻井 滋 ……………………… 112
- はじめに　*112*
- 人工呼吸器に関連する感染ケアに必要な基本事項　*113*
- 人工呼吸器関連肺炎（VAP）　*114*
- 米国における新しいVAP判定基準と現行の肺炎（PNEU）基準の違い　*115*
- VAPに対する経験的抗菌薬選択　*115*
- VAPの予防戦略　*116*
- 呼吸ケア機器に関連する感染事例　*117*
- 呼吸ケア機器の清潔度　*118*
- 呼吸ケア機器の交換・消毒頻度　*118*
- 吸入用薬液と加湿器に用いる水　*119*
- 呼吸ケア機器のフィルター　*119*
- 気道吸引操作に関わる清潔度　*120*
- おわりに　*121*

トレーニング問題 ………………………………………………………… 123

■ 3章　感染対策の知識

3-1 感染予防策　　大久保 憲 ……………………………………………… 134
- はじめに　*134*
- 感染予防策　*135*
- 標準予防策　*137*

3-2 職業感染防止対策

1) HBV, HCV, HIV　　森屋 恭爾, 湯橋 一仁 ……… 144
- 針刺し・切創による感染　*144*
- 感染予防　*145*
- ウイルスの再活性化　*147*
- 針刺しが起きたら　*148*

2) 結核　　毛利 昌史 ……… 151
- 結核の現状　*151*
- 結核感染と発病：薬剤師としての必須知識　*152*
- 結核の治療と隔離期間　*154*

3) 麻疹, 水痘, 風疹, ムンプス　　加藤 敦, 尾内 一信 ……… 157
- はじめに　*157*
- 各ウイルス感染症の特徴　*157*
- 院内感染対策の実際　*160*

4) 流行性角結膜炎　　中村 敦 ……… 164
- はじめに　*164*
- アデノウイルスとEKCの臨床像　*164*
- EKCの診断と検査法　*165*
- EKCの治療　*166*
- EKCの院内感染予防対策　*167*
- おわりに　*168*

5) 針刺しの防止器具　　松田 和久 ……… 169
- はじめに　*169*
- なぜ安全対策器材が必要か？　*169*
- 針刺しの防止器具　*171*
- おわりに　*174*

3-3 ファシリティマネジメント

1) 病院でのファシリティマネジメント　　大久保 憲 ……… 175
- はじめに　*175*
- ゾーニング　*175*
- 環境消毒　*177*

- ❖環境微生物のサンプリング　*179*
- ❖環境微生物による感染要因　*179*

2）在宅・介護施設でのファシリティマネジメント　　　藤井　裕……181
- ❖はじめに　*181*
- ❖医療用具の洗浄　*181*
- ❖物品の保管と管理　*182*
- ❖環境の整備　*185*

3-4　アウトブレイク対策　　　八木　哲也 …… 187
- ❖はじめに　*187*
- ❖アウトブレイクとは　*187*
- ❖アウトブレイク時にまず行うこと　*188*
- ❖アウトブレイクの全体像の把握　*190*
- ❖アウトブレイクの原因究明　*192*
- ❖感染対策の地域連携ネットワークの活用　*192*
- ❖公表をどうするか　*193*
- ❖おわりに　*193*

3-5　大規模災害時の感染対策　　　山内　勇人，成田　徳雄 …… 194
- ❖避難所での感染対策　*194*
- ❖急性肺炎対策　*199*

トレーニング問題 …… 202

■4章　抗菌薬の適正使用と限界

4-1　抗菌薬の特徴と使い分け　　　松本　哲哉 …… 212
- ❖はじめに　*212*
- ❖抗菌薬の特徴　*213*
- ❖治療開始時における抗菌薬の選択　*215*
- ❖治療開始後の効果判定および抗菌薬の変更　*216*
- ❖主な耐性菌別にみた抗菌薬の選択　*218*
- ❖その他の留意点　*220*
- ❖おわりに　*222*

4-2 薬剤感受性検査の読み方　　小栗 豊子 …… 223
- はじめに　224
- 薬剤感受性測定法の種類と適用　224
- MICの意味と精度管理　225
- S・I・Rとは何か　227
- 抗菌薬ブレイクポイント　228
- 主な薬剤耐性菌と検査の注意点　230
- おわりに　235

4-3 抗菌薬のTDM　　木村 利美 …… 237
- はじめに　237
- 薬物動態理論を理解する　238
- 各種抗菌薬のTDM各論　242

4-4 抗菌薬投与時の安全確保
1) 乳幼児　　宮入 烈 …… 247
- はじめに　247
- 投与方法　247
- 小児の薬物動態と安全性　248
- アレルギー反応の回避　249
- 小児に特有の副作用　250

2) 妊婦　　林 昌洋 …… 253
- 妊婦への抗菌薬投与時の注意点　253
- 妊婦へ投与した薬物自体の胎児への危険度　254
- 妊娠の時期と薬物の胎児への影響　255
- 妊娠中の胎児危険度の総合評価　257
- 抗菌薬　257

3) 高齢者　　川崎 聡, 青木 信樹 …… 262
- はじめに　262
- 高齢者における抗菌薬の体内動態　262
- 高齢者における抗菌薬の用法　263

トレーニング問題 …… 266

■5章　消毒薬の適正使用と限界

5-1 消毒の基礎知識　尾家　重治 ……………………………………… 272
- ❖消毒でのチェックポイント　*272*
- ❖消毒薬による消毒　*275*

5-2 環境の消毒　尾家　重治 ……………………………………… 287
- ❖はじめに　*287*
- ❖環境消毒が必要な感染症　*288*
- ❖環境消毒に用いる消毒薬　*288*
- ❖環境消毒での留意点　*288*

トレーニング問題 ……………………………………………………………… 294

■6章　チームで実践する感染対策

6-1 ICT業務と院内の感染対策

1) 院内感染サーベイランス　平木　洋一，河野　文夫 ……………… 298
- ❖はじめに　*298*
- ❖サーベイランスの意義　*299*
- ❖サーベイランスの歴史　*299*
- ❖サーベイランスの種類　*300*
- ❖サーベイランスにより収集されたデータの解析　*300*
- ❖薬剤耐性菌サーベイランス　*302*
- ❖サーベイランスの対象となる細菌　*304*
- ❖薬剤感受性の変化　*306*
- ❖PFGEとは　*306*
- ❖おわりに　*307*

2) ターゲットサーベイランスの実際　佐和　章弘 ……………… 310
- ❖医療関連感染対策におけるサーベイランスの重要性　*310*
- ❖ターゲットサーベイランスの種類　*311*
- ❖デバイス関連感染サーベイランスの実際　*312*
- ❖デバイス関連感染サーベイランスデータの利活用　*313*
- ❖手術部位感染（SSI）サーベイランスの実際　*314*

- ❖SSIサーベイランスデータの利活用 *318*
- ❖SSI発生に影響する重要因子の抽出について *320*

3）院内の感染対策組織のシステム化・要員　荒川　創一 …… 323
- ❖はじめに *323*
- ❖感染対策委員会・ICTの組織化と役割および職種間連携 *323*
- ❖院内他部署との連携 *324*
- ❖マニュアルの作成 *326*
- ❖おわりに *327*

4）病棟ラウンドとスタッフ教育　村上　啓雄 …… 328
- ❖病棟ラウンド *328*
- ❖スタッフ教育 *333*

6-2 地域連携で取り組む感染対策　継田　雅美，大久保　耕嗣 …… 334
- ❖病院における連携 *334*
- ❖薬局における連携 *337*

トレーニング問題 …… 342

トレーニング問題　解答 …… 346

索　引 …… 351

1章

総論

■1章 総論

感染制御に携わるにあたって

❖ はじめに

　医療の進歩に伴って，医療提供（healthcare delivery）のシステムにも大きな変化がみられており，病院感染対策も20世紀から21世紀にかけて，世界的に大きな見直しがなされてきた。日本の感染制御体制は，かつてはやや遅れた存在であったが，最近の前進は目覚しく，先進諸国に負けない体制を構築しつつある。特に，厚生労働省の配慮に基づく1996年の院内感染防止対策加算，さらに2010年，そして2012年に導入された入院時の感染防止対策加算などによって大きく前進した。一方，医療技術の急速な前進に伴って，かつてはあまり問題にならなかったような細菌による医療関連感染症（healthcare-associated infections；HCAI）が，先進諸国で問題化している。

　このような状況下で，感染性の疾患はもとより，医療に伴う易感染状況において起こってくる平素無害菌，特に多剤耐性菌によるHCAI制御が重要であり，どのように効果的に制御策を遂行していくかが課題である。

❖ 感染制御策の基本

　手術部位感染（surgical site infection；SSI），カテーテル関連血流感染症，尿路感染症，気道感染症，そしてNICUにおける感染症などが代表的HCAIとしてあげられるが，これに在宅医療における感染制御の課題も加わってきた。感染制御策の基本は，手洗い／手指消毒を中心とした手指衛生，バリア・プリコーションなどである。特に1996年からは世界的傾向として，これまで習慣的に採用されていた対策がエビデンスを伴っているかどうかの再評価を行い，経済効果を考慮しつつエビデンスを伴う対策のみを採用していき，エビデンスを伴わない対策は切り捨てていこうという動きが強くなり，現在に続いている。

　病院感染対策の基本である手洗いは，1847年，産科医であるIgnaz Philipp Semmelweisによって初めてその効果が証明されたが，既に1843年，Oliver Wendell Holmesが，産褥熱は医師・看護師によって媒介されると述べている[1]。しかし当時はまだ感染症という概念はなく，細菌の存在も証明されておらず，自然発生説の時代であった。医師は，自分の手の汚染が原因で産褥熱が発症するなどということは到底受け入れられず，Semmelweisは異常者扱いされた。

　現代の感染対策においても，基本的対策である手指衛生が，ややもすると医師にお

いて最も遵守率が低く，軽んじられる傾向にあり，世界的にもHCAI多発の引き金となっている場合がある。

一方，手術に関連する感染症は，かつては手術室環境のせいにされがちであったが，今日ではそのようなことをいう者はなくなってきている。もちろん手術環境と手術野汚染との因果関係は条件によって存在しうるが，多くのSSIは手術の種類が準清潔手術以下の清浄度水準であって，術野汚染によって起こる症例であり，手術手技に基づいて汚染や血腫が生じた症例に起こりやすい。

この対策としては，手術中，目的とする臓器に，対象とする細菌に対して効果的な抗菌薬が有効濃度を維持できるような予防的抗菌薬投与が重要であることが世界的常識となり，術後は早期に抗菌薬投与を打ち切ることによって耐性菌感染症を防止するようになってきた。短期間で抗菌薬投与をやめることは，耐性菌が選択されることを防止するのにも有効である。

❖ エビデンスに基づいた感染対策

1999年4月，感染症法の施行に際して刊行された厚生省保健医療局結核感染症課監修のガイドラインが日本における最初の消毒・滅菌に関するガイドラインである[2]。また，日本での滅菌保証に関するガイドラインは，2000年5月に日本医科器械学会（現・日本医療機器学会）が公にし（現在は2010年版），これに伴って『医療現場の滅菌』が刊行された[3]（現在は改訂第4版，2013年10月刊）。これまでの日本では，エビデンスの重みの等級付けを行ったガイドラインは出版されていなかったが，2000年2月に，厚生労働省医薬局安全対策課編集協力による『エビデンスに基づいた感染制御』が刊行され，この中では各勧告が，勧告の強さおよびエビデンスの強さを等級付けして述べられている。現在，全3巻が刊行されている[4-6]。

米国では2002年に，カテーテル関連感染防止のためのガイドラインと医療現場における手指衛生のガイドラインとが公表された。その後，2007 Guideline for Isolation Precautions：Preventing Transmission of Infectious Agents in Healthcare Settings が，2007年6月28日にインターネット上で公開された（http://www.cdc.gov/hicpac/pdf/isolation/Isolation2007.pdf）。

エビデンスに基づいた感染対策（evidence-based precaution；EBP）は20世紀末からの課題であり，EBPでないものは切り捨てて，合理的かつ経済効果のあるEBPを採用していこうという動きの中で，粘着マット，消毒マット，過度な履き替え／着替え，消毒薬による日常清掃，消毒薬散布／噴霧，厳しすぎる動線分離，超高性能フィルターの多用，行き過ぎた病院滅菌水，環境／手／水の定期的細菌検査，手術時手指消毒などの必要性が否定された。

人工関節置換術時に超高性能（HEPA）フィルターを介する空調を採用することによって術後感染を防止する効果は，英国のLidwellによって証明されたが，その彼自身がその後，予防的抗菌薬投与が同等あるいはより優れた効果をもっていることを報

告した[7]。また，経済的観点からも，彼の検討範囲では予防的抗菌薬投与が最も経済的であることが判明した[8]。中心静脈カテーテル挿入部の消毒には，感染防止効果において，クロルヘキシジンがアルコールおよびポビドンヨードより優れていることが報告された[9]。一方，CDCの手指衛生に関するガイドラインの中では，ブラッシングに代わるアルコール擦式消毒薬による手術時手指消毒が勧告された[10]。このように，新しいEBPが次々と紹介されてきた。

手術時手指消毒に関しては，アルコール製剤による擦式消毒（ラビング）と従来からのスクラビングとに差がないという多くの報告がなされてきた[11]。特に，臨床的検討を清潔手術，準清潔手術で行った結果[12]でも，ラビングとスクラビングとにおいて，SSIがそれぞれ55/2,252（2.44%），53/2,135（2.48%）と有意差を認めなかった。ドイツ，カナダ，米国，日本，その他で，実際にラビングが取り入れられている施設が増えてきている。

❖ 感染対策遂行に有効な組織作り

1. 感染対策委員会と感染制御（対策）チーム

効果的病院感染対策には，実効的組織化と感染制御（対策）チーム（infection control team；ICT）の活躍が必要である。感染対策委員会（infection control committee；ICC）は，各種委員会と同様，病院長の諮問機関であり，各職域，部局などの代表からなり（病院の規模，方針により規模は異なる），次のような業務を担当する。

①全病院的施策の検討と病院長への答申
②ICTの報告内容に関する検討と評価・助言
③ICTの年間計画の評価・助言
④感染対策予算の獲得
⑤マニュアル・手順書の評価・助言
⑥ICTの感染制御に関する戦略の評価・助言

ICCから答申された全病院的施策は，病院長から病院の運営会議（科長会，部長会などの検討／決定機関）に提案され，採用されれば，その遵守のための業務はICTの日常業務となる。

ICTは，インフェクションコントロールドクター（ICD），インフェクションコントロールナース（ICN），臨床薬剤師，細菌検査技師，担当事務官，設備管理担当技士，臨床工学技士，滅菌技士・師，リンクナース，ハウスキーパーなどで組織し，日本の現状においては，ICDが主導的立場をとって，ICNを中心に活動することが理想的である。英米においてもICNが単独で病院感染制御業務を遂行しているわけではなく，医師をはじめ関係各職種とのチームとしての協調のうえに成り立っていることを理解すべきである。

ICTの業務は，以下のようなものである。

①年間計画の作成とそのアウトカム評価・改善
②病院長または代行者への定期的報告
③ICCへの出席と報告
④病院内の定期的ラウンドliaison（最低週1回）
⑤全病院細菌分離状況の検討・評価とフィードバック
⑥細菌分離情報に基づく対象限定サーベイランスと現場へのフィードバック
⑦サーベイランス結果の評価による戦略の改善とさらなる評価
⑧現場での教育・啓発などの効果的介入
⑨現場情報の収集とその対応
⑩抗菌薬適正使用への介入および治療薬物モニタリング（therapeutic drug monitoring；TDM）の実施と結果のフィードバック
⑪手洗い・手指消毒の遵守率向上のための戦略推進
⑫個々の隔離政策の決定
⑬マニュアル・手順書の作成と改訂
⑭諸種コンサルテーション
⑮最新情報の収集と他施設との情報交換

　これら各項目を病院全体で横断的に遂行していくためには，ICTに一定の権限を与えなければならない．病院長，あるいはその代行者に直属して，ラインとして業務を行うことが望ましい．ICCの下部組織としてICTを位置付ける施設もあるが，委員会は通常，病院長の諮問機関としての役割を果たすものである．

　中小規模病院では，ICCがICTの業務を併任することも可とする．また，最近では危機管理委員会（安全対策委員会，質管理委員会など）の下部組織という考え方もあるが，確かに感染制御は危機管理の一つではあるが，ヒトと微生物との二者を対象としているところが，狭義の医療安全とは異なった複雑な対策が要求される点で，実践的制御策は狭義の医療安全策とは別個に扱われるべきである．いずれにせよ，ICTに権限と義務とを与えて，実効的に活動できるような体制を構築することが肝要である．

2. 専門性の高い医療従事者の養成と配置

　ICD認定制度は，1996年12月より日本感染症学会と日本環境感染学会とで検討を開始し，1999年に発足，2014年1月現在，23学会よりなるICD制度協議会が認定を行っており，7,656名が認定され，その日常業務には予想以上の効果がみられている[13,14]．

　2000年に感染管理認定看護師（CNIC）ができ，2001年からは国立看護大学校にも看護協会認定のための教育コースが作られ，その後さらに教育施設が増加してきているが，約半年の現職を休んでの研修が必要で，参加条件が厳しい．2013年7月現在，1,808名が認定されている．しかし現在，300床以上の病院だけでも，1,546施設あり，さらにまた，299床以下の病院は7,059施設で全体の82％を占めており[15]，そして，

かなりの数の大規模病院に2人以上CNICが在籍している。この遍在状況では，感染制御システム構築の目標の一つとしてきた中小病院を充足することは難しい。しかも，せっかく認定されても，現場で専任担当者として活躍の場を与えられない認定者も少なくない。

　2010年4月に始まった感染防止対策加算からは，然るべき6カ月研修を修了した認定看護師の存在が必要条件であり，これを契機に東京医療保健大学大学院が業務を継続しつつ，週末講義や連休などを活用した講義と，eメール，eラーニング，インターネットなどの電子媒体を介しての自施設実習などによって認定が可能な6カ月のカリキュラムを企画し，厚生労働省の診療報酬に関わる適切な研修（6カ月研修）として認められた。2014年1月現在，認定総数は75名と多くはないが，中小病院からの参加者が多数あり，認定者のほとんどが関連業務に従事している。

　認定看護師は，現場で役立つ実践的看護師であり，教育者，研究者ではない。教育研究を担当する実践的専門家がごくわずかしかいないのも事実であり，十分な実践的経験をもったうえで教育研究に携わる看護師を育成するための大学院を充実させていくことが不可欠であるが，ここでも実践経験の豊富な教育者の不足が壁となっている。

　日本ではリンクナースを任命している病院が増えてきているが，これは英国で1988年に作られた役割であり，日本には1995年に移入された。リンクナースは，現場で日常業務を行いながら，その職場の要としての繋ぎ役を担うもので，経験を積んだ看護師を任命する。ICTからの情報の伝達，ICTへの情報提供，サーベイランスへの協力などを行う。ICTとともに交代でラウンドに参加することで，他科の状況を知ることができ，自分の現場に役立てることができる。現在では多くの施設でリンクナースが活躍している。

　薬剤師の現場への積極的進出も急速に進んでいる。院外処方の高率化に伴って，臨床現場への効果的介入が可能となった。若手医師に対する臨床薬剤師による抗菌薬などの薬剤および消毒薬の適正使用などについての日常的相談業務は，患者サービスのうえからも非常に重要なことである。バンコマイシン（VCM）などの薬剤の適正使用に関する専門的立場でのTDMを通した介入が，治療困難な耐性菌発生を防止する面で重要な業務である。2006年に開始された感染制御専門薬剤師（2013年11月現在242名），これを追いかけて2009年に誕生した，より一般化させた感染制御認定薬剤師（2013年11月現在805名）の活躍に期待するところは多大であり，急速に認定者が増加していくことが切望される。

　細菌検査技師も現場をラウンドすることにより，臨床分離された細菌が実際に感染症を惹起しているのか単に分離されたのみなのかを知ることができ，検査室のみからみた情報と異なる生きた情報を得ることができる。検体検査に際して，臨床現場からの正確かつ質の良い情報が得られる方法を追求するうえでも重要である。日本臨床微生物学会では，感染制御認定臨床微生物検査技師制度を2006年より開始し，2014年

1月現在の登録者数は618名であり，現場へ進出しての積極的活躍が大いに期待される。

3. 滅菌技師/士

日本医療機器学会は第2種滅菌技士認定制度を2000年から開始し，活動している認定者は2013年11月現在3,202名となり，また，さらに厳しい知識と技術を求められる第1種滅菌技師認定制度を2003年から開始，2013年11月現在245名となった。これらの認定制度は，滅菌供給業務の重要性を施設内の上層部をはじめ多くの職員に認めてもらえる結果となり，認定者自身に新しい知識を得る機会が多く与えられるようになり，地域での連携組織も各地にみられるようになってきた。ICTの一員となっている施設も増えてきており，医療の重要な役割を担う業務として認められてきている。

4. その他のスタッフの配置

担当事務官および施設管理担当者は，予算の運用などの面からも，ICTの一員として臨床現場の実情を把握するために他のメンバーとともにラウンドし，検討会に加わることによって，より効果的な予算運用が可能となるであろう。病院管理栄養士，ハウスキーパー責任者もラウンドに参加することが求められている。

5. ICTスタッフ養成のための取り組み

日本病院会では2002年より（2003〜2006年は四病協），ICTのメンバーとなるための講習会として，インフェクションコントロールスタッフ（ICS）養成のための看護師，薬剤師，検査技師，臨床工学技士，滅菌技士・師，医師などを対象とした2日間の講習を年に3回，計6日間行っている。資格認定は混乱を生じないよう限られた専門組織で行うことが原則であり，したがって，この講習会は資格を与えるものではなく，修了証書を出すのみであるが，2013年5月までに4,596名の講習修了者を生み出して現場に大きく貢献している。

❖ 認定インフェクションコントロールドクター（CICD）日常業務調査について

現在認定を行っているICD制度協議会は，日本感染症学会，日本環境感染学会，日本臨床微生物学会，日本化学療法学会，日本細菌学会，日本ウイルス学会，日本救急医学会，日本医真菌学会，日本眼感染症学会，日本外科感染症学会，日本寄生虫学会，日本骨・関節感染症学会，日本小児感染症学会，日本歯科薬物療法学会，日本耳鼻咽喉科感染症・エアロゾル学会，日本臨床寄生虫学会，日本性感染症学会，日本集中治療医学会，日本口腔感染症学会，日本呼吸器学会，日本結核病学会，日本ペインクリニック学会，日本有病者歯科医療学会の23学会より組織されており，認定ICD（CICD）は前述のとおり合計7,656名になっている（2014年1月現在）。

初期の計画どおり，300床に1人以上のCICDが認定されているが，現場において実際に日常活動にどのように関与しているかを把握し，今後の全国的病院感染対策向上に資することを目的として，かつて2003年度厚生労働科学特別研究「国，自治体を含めた院内感染対策全体の制度設計に関する緊急特別研究」（主任研究員：小林寛伊）の一部として調査を行った。ICD制度協議会の全委員の了解を得たうえで，その時点でのCICD 3,948名全員に個々のCICDの情報，所属する施設，および実際の日常業務などに関する調査用紙を，2004年2月に郵送し，4月5日までに回答を求めた[13,14]。

この過去の集計結果において（それ以後，調査は行っていない），調査用紙の回収率は多くのCICDの協力を得て，2,789/3,948（70.6％）と高率であった。回答数より多い合計数（合計％が100％を超えている場合）が示されているのは，重複回答によるものである。

回答者数2,789人において，内科系ドクターが56.9％を占め，外科系32.9％，基礎医学5.3％，薬学0.9％，看護学0.2％，その他5.1％（重複回答あり）であった。年齢は41歳から50歳までが46.0％，36歳から50歳までの範囲には63.3％が含まれている。性別は男性が89.5％であった。勤務先は複数回答があったが，病院が2,402人（86.1％）であり，会社などに勤務する人も0.8％あった。

詳細は報文[13,14]に譲るが，この調査の結論としては，CICD制度は予想以上に感染制御の現場に貢献しており，多くのCICDが現場での感染制御に関する日常業務に関与している現状は，患者サービス向上に寄与するところが多大である。ただ，大きい施設にCICDの数が偏っている傾向が強く，CICDは200〜299床の施設で1人／3.8病院，100〜199床の施設で1人／8.1病院[16]と，中小病院におけるCICD増加が今後の課題であるが，多くの中小施設でも感染制御策に積極的に乗り出してきており，現状ではかなり改善しているものと考えられる。

なお，2013年10月現在，単純計算では241床に1人のCICDがおり，病床数に対する人数としては満足すべき数値であるが，大病院に複数のCICDが偏在している。2012年4月の感染対策入院時診療報酬加算が，さらに中小病院にも利益をもたらし，地域支援ネットワークの充実と有効活用につながることが切望される。

❖ おわりに

日本においては，チーム医療としてのICTが多職種によって構成され，積極的に活躍しており，世界に類をみない体制である。各種専門職が協調して，患者サービスを行っていくことが理想であり，医療の質向上につながる。このような意味において，日本の感染制御策の有効性を世界に発信していけるようなデータの蓄積とその評価がこれからの最大の課題である。国外に出向いて，そのような日本での情報を直接発信することも強く望まれる。

（小林　寛伊）

【文 献】

1) Holmes OW : The contagiousness of puerperal fever. New Eng Quart J Med Surg, 1 : 502-530, 1843.
2) 厚生省保健医療局結核感染症対策課 監，小林寛伊 編：消毒と滅菌のガイドライン，へるす出版，1999.
3) 小林寛伊 編：医療現場の滅菌，へるす出版，2000.
4) 小林寛伊，吉倉廣，他 編：エビデンスに基づいた感染制御 第1集 基礎編（改訂2版），メヂカルフレンド社，2003.
5) 小林寛伊，吉倉廣，他 編：エビデンスに基づいた感染制御 第2集 実践編，メヂカルフレンド社，2003.
6) 小林寛伊，吉倉廣，他 編：エビデンスに基づいた感染制御 第3集 展開編，メヂカルフレンド社，2003.
7) Lidwell OM, Elson RA, et al. : Ultraclean air and antibiotics for preventiuon of postoperative infection. A multicenter study of 8,052 joint replacement operations. Acta Orthop Scand, 58 : 4-13, 1987.
8) Lidwell OM : The cost implications of clean air systems and antibiotic prophylaxis in operations for total joint replacement. Infect Control, 5 : 36-37, 1984.
9) Maki DG, Ringer M, et al. : Prospective randomized trial of povidone-iodine, alcohol and chlorhexidine for prevention of infection associated with central venous and arterial catheters. Lancet, 338 : 229-343, 1991.
10) O'Grady NP, Alexander M, et al. : Guideline for the prevention of intravascular catheter-related infection. MMWR, 51（RR-10）: 1-29, 2002.
11) 藤井昭，西村チエ子，他：手術時手洗い水における滅菌水と水道水の効果の比較．手術医学，23 : 2-9, 2002.
12) Parienti JJ, Thibon P, et al. : Hand-rubbing with an aqueous alcoholic solution vs traditional surgical hand scrubbing and 30-day surgical site infection rate. A randomized equivalence study. JAMA, 288 : 722-727, 2002.
13) 小林寛伊：認定インフェクションコントロールドクターの日常業務に関する調査．環境感染，19 : 404-408, 2004.
14) 小林寛伊：認定インフェクションコントロールドクターの日常業務に関する調査．日本感染症学会誌，78 : 609-614, 2004.
15) 厚生労働統計協会．厚生の指標　国民衛生の動向2013/2014, 60(9), 2013.
16) 厚生統計協会．衛生の主要指標．国民衛生の動向, 50 (9), 2003.

2章

感染の知識

■ 2章 感染の知識

2-1 病院感染の特徴

Point

① 病院感染は，医療施設内において感染の機会を得て発症する感染症である。

② 病院感染の対象となる入院患者は何らかの基礎疾患を有し，さらに医療行為も加わって感染防御能が低下している場合が多い。

③ 病院感染は，弱毒病原体によって起こる場合も多く，さらに耐性菌が占める割合が高い。

④ 医療従事者が院内で感染した場合も病院感染の範疇に含まれる。

⑤ 病院感染と対比して使用される概念として，市中感染がある。

❖ はじめに

「病院感染」は主に入院患者を対象とした感染症として，健常人に起こる「市中感染」と対比して広く用いられる概念である。近年，診療体系の変化に伴い，病院感染のとらえ方にも変化が生じてきている。しかし，患者側の背景を的確に把握して，さまざまなリスクを考慮したうえで診療を行うことが求められる点では変わりはない。そこで本稿では，病院感染の一般的な背景因子を含めて，その特徴について解説を行う。

❖ 病院感染の定義

「病院感染」（hospital-acquired infection あるいは nosocomial infection）は，主に入院中の患者が医療施設内において感染の機会を得て発症した感染症のことである。入院患者は何らかの基礎疾患を有し，診療行為による医原的な要因も加わって感染症を起こしやすい状況となっている。そのため，病院感染の原因となる病原体は，弱毒のいわゆる日和見病原体も多く含まれている。

病院感染と判断する一つの基準としては，入院48時間以降に発症した感染症を発症した場合を病院感染として扱う場合が多い。これは感染症の潜伏期間などを考慮して定められた基準であるが，48時間というのは一つの目安であり，さまざまな病原

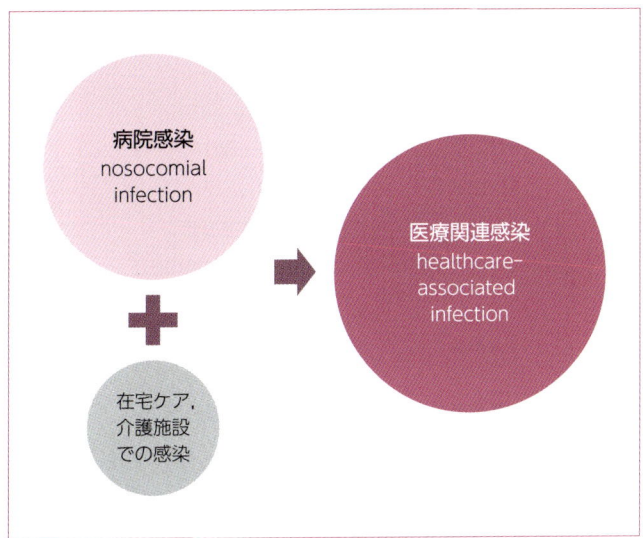

図1　病院感染と医療関連感染との相互関係

体の特徴を考慮すると，この基準だけで病院感染と断定できるわけではない。

また，病院感染の対象は患者に限らず，院内で働く医療従事者が院内で感染した場合も病院感染の範疇に含まれる。職員の感染は，針刺しなど業務に関連して発生する場合もあるが，インフルエンザやノロウイルス感染症のように，院内で患者や他の職員から病原体が伝播する場合も考えられる。

最近では「病院感染」という用語に加えて，「医療関連感染」（healthcare-associated infection）という概念も広く用いられるようになってきた[1]。これは医療施設だけではなく，介護福祉施設や在宅医療などを含めた広い範囲を対象としている（図1）。すなわち，感染のリスクは入院中の患者に限定されず，介護福祉施設などに入所中の人でも高いと考えられる[2]ため，これらを包括した広い概念に用いられる用語である。

「病院感染」と対比して用いられる用語として「市中感染」（community-acquired infection）がある。これは，通常の社会環境で暮らしている人に発症する感染を意味している。基本的に市中感染の患者は感染症のリスクを有しておらず，健常人の感染症と捉えることができる。しかし，入院前に糖尿病などを指摘されていながら，無治療の状態で感染症を発症した場合は，分類上は市中感染に入るかもしれないが，感染のリスクにおいては病院感染とほぼ同等と考えられる。

❖ 病院感染の要因となる疾患や医療行為

入院患者は何らかの基礎疾患を有しており，それに伴って宿主の防御能の低下が認められる。しかし，基礎疾患といってもさまざまであり，高血圧や精神疾患のように宿主の防御能にほとんど影響を与えない疾患もあれば，白血病や糖尿病などのように

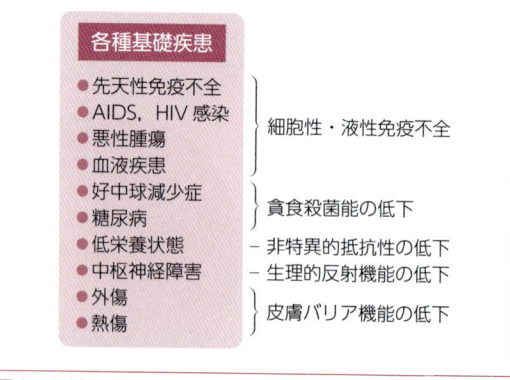

図2　入院患者の基礎疾患と防御機能への影響

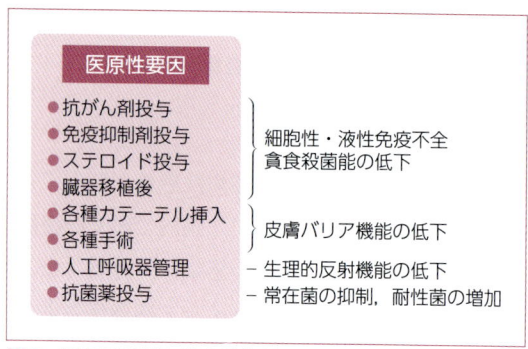

図3　医原性要因に伴う防御機能への影響

明らかに防御能の低下を考慮すべき疾患もある[3]（図2）。また，入院後の投薬や手術などの医療行為によっても，二次的に感染のリスクが高まる場合がある。これら医原性の要因もその種類によって障害を受ける防御能に差が認められる（図3）。

そのため，各疾患および医療行為によって，防御能のどの役割を担っている部分が障害を受けるのかを理解しておく必要がある。

1. 皮膚のバリアーの機能低下

皮膚はその表面の角質層により，体の外に存在する病原体が体内に直接入らないように強固なバリアーとなっている。入院患者は血管カテーテルの留置によって，皮膚のバリアーとしての機能が障害され，外部からの菌の侵入を容易にしている。

さらに，外科的手術を受けた症例では創部から菌が侵入し，創部感染のリスクが高くなる。褥瘡も圧迫による血流の低下によって組織の壊死が起こり，さらに好発部位の仙骨部では便中の細菌による汚染を起こしやすく，局所の感染が起こりやすくなる。

2. 生理的機能の障害

　人工呼吸器管理下の患者では，挿入された気管チューブによって気道分泌物が排除されにくくなる。また，気管チューブや各種カテーテルは異物として作用するために，その表面で細菌が増殖しバイオフィルムを形成すると，菌の排除はより一層困難な状況となる。尿路結石や膀胱がんなどでは，尿流の低下によって尿が停滞し，菌が増殖しやすくなるために複雑性尿路感染症の誘因となる。

3. 好中球機能の障害

　抗がん剤の投与による骨髄抑制が，末梢血白血球数の減少を招き，発熱性好中球減少症（febrile neutropenia）の原因となる。さらに好中球の減少に伴って，菌血症や敗血症のリスクが高まる。また，糖尿病は高血糖によって好中球機能を低下させる。ただし，糖尿病患者でも血糖がきちんとコントロールされていれば健常人とほぼ変わらない防御能を示すが，高血糖が長期間続くことで，動脈硬化の進行による組織の血流低下が起こり，下肢の壊死などが起こりやすくなる。

4. 獲得免疫の障害

　HIV感染症は，CD4リンパ球の障害による細胞性免疫能の低下が認められる。臓器移植では拒絶反応を防ぐために，シクロスポリンなど免疫抑制剤の投与が必須となり，主に細胞性免疫が抑制される。副腎皮質ステロイドの投与はサイトカイン産生などを抑制し，リンパ球の機能障害を引き起こし，液性および細胞性免疫の機能が低下する。

5. 耐性菌の選択・増殖

　抗菌薬は本来，治療の目的で投与されるべきものであるが，予防的投与や必要以上の広域抗菌薬投与で耐性菌感染症のリスクが高くなる。日和見感染症を起こしやすい病原体は，前述のように弱毒であるが，さらに細菌の場合は各種の薬剤に耐性を示す場合が多い。すでに各種の耐性菌を保菌した状態で入院する患者，すなわち持ち込み例もいるが，入院後に他の保菌者・感染者から伝播したり，院内の環境から，あるいは医療スタッフを介して伝播する例も多い。

　ただし，いったん耐性菌が患者の体内に入ったとしても，いきなり感染症を引き起こすことはまれであり，保菌状態のまま経過する。その後，抗菌薬が投与されると，感受性を示す多くの常在菌は抑制され，その代わりに耐性菌は選択的に増殖が可能となる。さらに宿主の感染抵抗性が減弱した状態が続くと，耐性菌は増殖し続け，体内の深部に侵入して感染症を発症する（図4）。もしも，その後に適切な抗菌薬による治療が行われなかったり，宿主の防御能が改善せず菌の排除ができなければ，重篤な感染に至ることも少なくない。

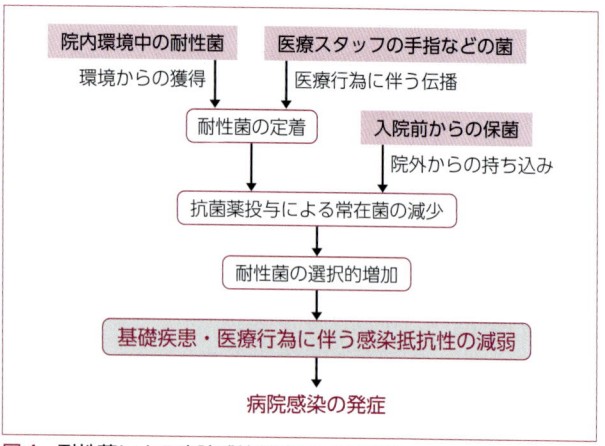

図4 耐性菌による病院感染発症までの過程

❖ 病院感染の臨床的特徴

　病院感染を"院内で感染の機会があって発症した感染症"と捉えると，包括的な概念になり，さまざまな感染症の形態が含まれる。患者個人の感染症として考えた場合は，患者が有する背景が重要となるが，院内でのアウトブレイクとして考えた場合は，その感染源や伝播様式が重要となる。さらに職業感染として医療従事者の感染も病院感染に含まれる。それらをまとめて1つの視点で考えると混乱が生じる可能性があるので，個別に分けてその特徴を理解する必要がある。

1. 患者個人の感染症としての病院感染

　病院感染の多くは個々の患者が発症した感染症として認められる場合が多いと思われる。この場合の患者は何らかの要因によって易感染状態となっており，コンプロマイズドホスト（compromised hostまたはimmunocompromised host）と呼ばれる。

　前述のように，患者が有する疾患の種類や受けた医療行為によって，防御能のどの部分が障害を受けるのかは異なる。また，その程度も患者によって大きく異なっている。そのため，個々の症例を考えるうえでは，コンプロマイズドホストであるという認識だけでなく，防御能のどの部分がどの程度障害を受けているのかを把握することが重要である。なお，重症の患者であればあるほど，侵襲的な治療や抗がん剤や免疫抑制剤の投与，人口呼吸器管理や各種カテーテル留置，抗菌薬の投与など，複数の要因をもっている場合があるため，これらの要因を併せて考慮しなければならない症例も少なくない[4]。

　入院患者に起こりやすい感染症は基本的に，弱毒の病原体による日和見感染症がその多くを占めていると考えられる。起こり得る疾患はさまざまであるが，一般的には肺炎などの呼吸器感染症，尿道カテーテル留置例などにみられる複雑性尿路感染症，血管カテーテル留置例にみられるカテーテル菌血症などの頻度が高い。発症のタイミ

ングについては，入院後比較的早期から発症する例もあるが，むしろ，ある程度の時間を経過して発症する例が多いと考えられる．特に耐性菌による感染症や *Clostridium difficile* 感染症は，抗菌薬の投与などその誘因となる治療を受けて発症することが多い．

　日和見感染症の起炎病原体は患者背景によって一定の傾向はあるが，実際に診断を行うのは難しい場合が多い．特に内因性の感染では，起因菌の可能性のある菌が培養で検出されても，もともと保菌している菌が汚染として分離されたのか，真の起因菌なのかを判断するのは容易ではない．そのため，鑑別の精度の高い血液培養を積極的に行う必要がある．また，治療においては，免疫不全が高度で重篤化しやすい状況であれば，広域抗菌薬の使用や複数の抗菌薬の併用もやむを得ない場合がある．

2. アウトブレイクとしての病院感染

　病院感染のもう一つの特徴として，院内で広がりやすいという点がある．インフルエンザやノロウイルス感染症は毎年，冬の時期になると一般の人達の間で広く流行が起こるが，院内に持ち込まれるとアウトブレイクを起こしやすく，病院感染として捉えられる．

　これらの感染症は，発症すると特徴的な症状が現れやすく，迅速診断も可能なため，起因病原体の診断は比較的容易である．ただし，院内で急速に広がりやすいことや，寝たきりや重篤な基礎疾患を有する患者では，これらの感染に伴って予後不良となる場合もあるため，伝播の予防に十分な注意が必要となる．なお，その他の各種ウイルス性疾患や結核，耐性菌による感染症なども院内でアウトブレイクを起こしやすいため，その対応には各種病原体に適した伝播予防策の徹底が重要である．

3. 職業感染としての病院感染

　院内で働く医療従事者も各種の感染症のリスクを抱えている．前述のアウトブレイクを起こしやすい病原体は，患者だけでなく医療従事者にも流行が認められる．ときに患者よりも医療従事者のほうが感染者が多くみられる場合もあるため，医療従事者間の伝播についても注意すべきである．

　針刺しは医療行為を行ううえで医療従事者が特に注意すべきであり，安全装置付きの器材の導入が望ましい．また，針刺し以外にもさまざまな場面で患者の血液や体液に曝露されるリスクを抱えているため，その場面に適した個人防護具（PPE）の着用が必要となる．

❖ おわりに

　医療内容の変化や耐性菌の増加，および各種病原体の流行などによって病院感染は大きな影響を受け，その対応策も変化が生じている．さらに，高齢者の増加などの社会的背景を受けて，介護施設など医療機関以外の施設を含めた医療関連感染としての

対応も必要になっている。医療の現場ではこのような状況の変化に対応しながら，患者個人に適切な診断と治療を行うともに，アウトブレイクの対策や医療従事者自身を守る予防策も実施していく必要がある。

〈松本 哲哉〉

【文　献】
1) Weinstein RA 著，磯沼弘，乾啓洋，志賀教克 訳：医療関連感染．ハリソン内科学 第4版（福井次矢，黒川清 監），pp971-978，メディカル・サイエンス・インターナショナル，2013．
2) 辻明良：高齢者介護施設における感染対策．化学療法の領域，28（12）：2340-2346，2012．
3) Donnelly JP, De Pauw BE：Infections in the immunocompromised host：General principles. Principles and practice of infectious diseases 6th ed（Mandell GL, Bennett JE, et al. ed），pp3421-3432, Elsevier, 2005.
4) 関雅文，河野茂：院内感染の変遷．日本内科学会誌，97（11）：2636-2641，2008．

■2章 感染の知識

2-2 院内で問題となる微生物と感染症
1）細菌感染症

Point

①感染制御上問題となる細菌のほとんどは，ヒトの常在菌または環境中に存在する菌が耐性機構を獲得したものである。

②多剤耐性菌の感染症の多くは免疫力の低下した重症患者に発症し，抗菌薬が効かず治療に難渋し，時にショックを起こし死に至る。

③薬剤感受性試験結果で特に注目すべき抗菌薬は，グラム陽性菌ではバンコマイシン，グラム陰性桿菌についてはカルバペネム系・キノロン系・アミノグリコシド系である。

④耐性機構獲得は，内因性のものと外因性のものとに分けられ，特にプラスミドを介した耐性遺伝子の獲得が現在問題視されている。

⑤多剤耐性菌の感染症は院内で起こるものだと考えられていたが，近年，市中での感染も多く確認され，外来患者由来の菌についても監視が必要である。

❖ はじめに

　　　1950年代より，あらゆる種類の抗菌薬が開発・臨床応用され，多くの感染症が治療可能となった一方で，近年の薬剤耐性菌の蔓延は深刻となり，院内感染対策上，非常に大きな問題となっている。特にメチシリン耐性黄色ブドウ球菌（MRSA）や多剤耐性緑膿菌（MDRP）をはじめ，さまざまな抗菌薬に対し耐性を示す菌は問題視され，感染対策上その監視は必須であるといえる。本稿では，感染制御において知っておくべき耐性菌とその基礎知識を中心に述べる。

❖ メチシリン耐性黄色ブドウ球菌（MRSA）

　　　MRSAは，Methicillin-Resistant *Staphylococcus aureus*の略語で，抗生物質のメチシリンに耐性を獲得した黄色ブドウ球菌を意味する英語名に由来している。

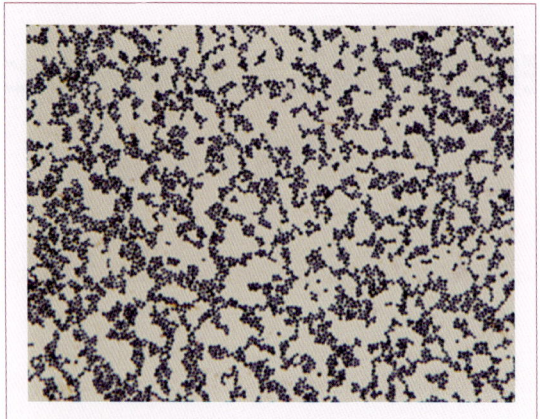
図1 黄色ブドウ球菌のグラム染色像（×400）

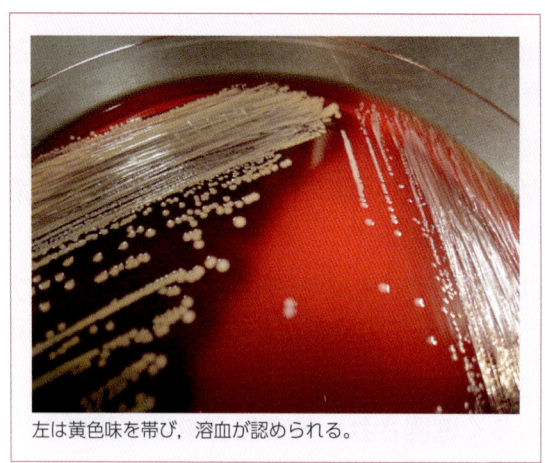
左は黄色味を帯び，溶血が認められる。
図2 黄色ブドウ球菌（左）と表皮ブドウ球菌（右）

1．特徴

　黄色ブドウ球菌は通性嫌気性グラム陽性球菌で，顕微鏡下でブドウの房のように複数の菌が集団を形成しているのが観察される（図1）。黄色色素を産生し，培養すると固形培地上で黄色いコロニーを形成し，多くの株が溶血素をもつため，血液寒天培地にて溶血環がみられる（図2）。

　黄色ブドウ球菌は，コアグラーゼと呼ばれるウサギ血漿を凝集させる酵素を産生するかどうかで他のブドウ球菌と判別され，さらにオキサシリン（MPIPC）の薬剤感受性試験にてMIC≧4を示すものをMRSAと判定する。

　黄色ブドウ球菌はヒトの常在菌の一つであり，健常人の20～30％の割合で鼻腔や咽頭などから検出される。同様にMRSAを保菌している健常人も散見される。MRSAは1961年に英国で最初に報告され，米国では1970年代に，本邦では1980年代になって報告されるようになった。MRSAは歴史も長く，これからもその動向は感染制御上，最も重要であるといえる。

2. 感染症

エンテロトキシン，毒素性ショック症候群毒素，表皮剥脱毒素，溶血素などあらゆる病原因子を有し産生するため，多くの感染症を起こす。特に皮膚・軟部組織疾患（SSTIs）の代表的な原因菌で，伝染性膿痂疹（とびひ），毛包炎，せつ，よう，皮下膿瘍などの表在性皮膚疾患，蜂窩織炎，ひょう疽などの深在性皮膚疾患を惹起する。また，毒素性ショック症候群（TSS），ブドウ球菌性熱傷様皮膚症候群（SSSS），新生児TSS様発疹症（NTED），食中毒などの毒素性疾患と関連する。耐性菌であるために治療に難渋し，敗血症，感染性心内膜炎，肺炎，骨髄炎，髄膜炎などの深部感染症を起こすと重篤となり，死に至ることもある。

3. 耐性機構

ペニシリン系抗菌薬をはじめとするβ-ラクタム系抗生物質は，細菌の細胞壁を構成するペプチドグリカンの合成を阻害することで作用する。これに対して，ペニシリン耐性黄色ブドウ球菌はペニシリン分解酵素を産生することで薬剤耐性を獲得した。そこで，これらの細菌に対しても有効な，ペニシリン分解酵素によって分解されないメチシリンが開発された。

しかしながら，β-ラクタム剤が結合できないペプチドグリカン合成酵素（PBP2'）を作ることでβ-ラクタム剤の作用を回避し，メチシリン耐性機構を獲得するMRSAが出現した。このPBP2'という蛋白質は*mecA*という遺伝子にコードされており，現在この遺伝子はDNAカセット染色体（Staphylococcalcasette Chromosome mec；SCCmec）と呼ばれる部分に，他の薬剤耐性遺伝子とともに存在していることが解明されている（図3）。このためMRSAは，黄色ブドウ球菌の治療薬であるβ-ラクタム系抗菌薬（ペニシリン，メチシリン，クロキサシリン，オキサシリン，第1・2・3世代セフェム）のほかに，マクロライド系，アミノグリコシド系，テトラサイクリン系抗菌薬など種々の薬剤に対し耐性を示す。

なお，SCCmecにはⅠ～Ⅺもの種類があることが報告[1]されており，世界には大きく分けて5つのクローンが存在していることが明らかになっている。本邦ではSCCmecⅡ型を示し院内感染型と呼ばれるNY/Japanクローンが多くを占める。

4. 今後の動向

近年ではcommunity-acquired MRSA（CA-MRSA）と呼ばれる市中で感染するMRSAが出現し，CA-MRSAの強毒株の感染により欧米では死亡例が出ており，本邦においても外来診療でも留意が必要となっている。また，MRSAの治療の切り札としてバンコマイシンが用いられているが，近年，バンコマイシン耐性腸球菌（VRE）の院内感染の広がりがみられ，VREからバンコマイシン耐性遺伝子がMRSAに伝搬されることが危惧されている。

問題となるバンコマイシン耐性遺伝子は*vanA*と呼ばれ，プラスミドを介して伝播

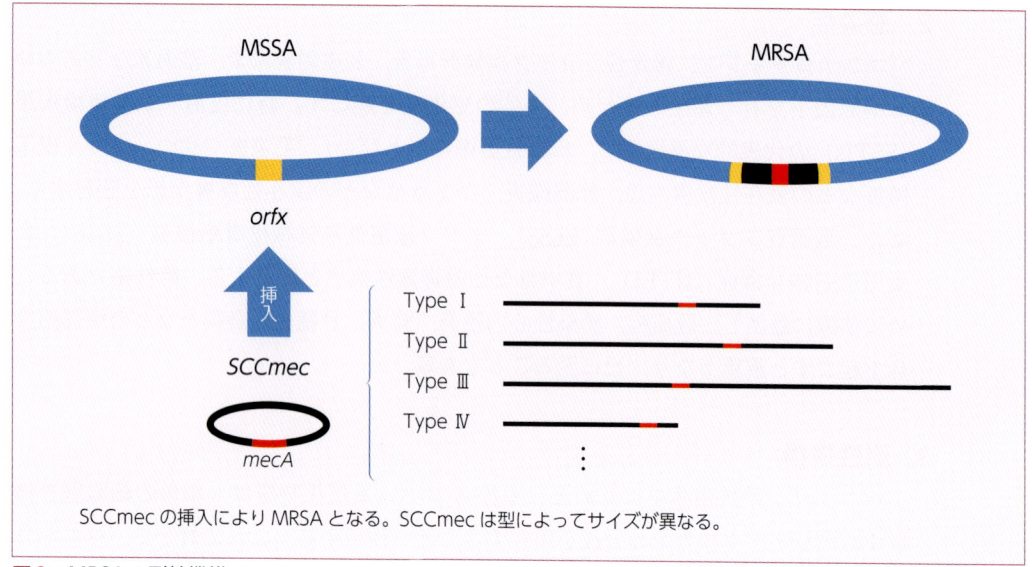
図3　MRSAの耐性機構

する。2002年にはVREの*vanA*を獲得したバンコマイシン耐性黄色ブドウ球菌（VRSA）の出現が報告された[2]。1996年のバンコマイシン低度耐性黄色ブドウ球菌（VISA）[3]の発見をはじめ，β-ラクタム系抗生物質との併用によってバンコマイシン耐性が発現するbeta-lactam antibiotic induced vancomycin-resistant MRSA（BIVR）も出現している。VRSAはSCCmecⅡ型のクローンから容易に生じやすいことが知られており，バンコマイシンの使用と薬剤の併用には注意が必要である。

5. 感染予防策

MRSAの場合，接触感染予防策が適用である。80％エタノールが消毒薬として有効である。

❖ 多剤耐性緑膿菌（MDRP）

MDRPはmulti-drug resistant *Pseudomonas aeruginosa*の略語で，カルバペネム系，キノロン系，アミノグリコシド系の3系統の抗菌薬に対し全て耐性を示す緑膿菌のことをさす。

1. 特徴

緑膿菌は偏性好気性グラム陰性桿菌で，自然環境中に存在する代表的な菌の一種である（図4）。特に湿潤した環境を好み，水まわりより高率に検出される。健常人では腸管に緑膿菌を保菌していることがある。典型的な緑膿菌は，ピオシアニンと呼ばれる緑色色素を産生し（図5），培養すると固形培地上で金属様光沢を示し線香臭を放つなど，特徴に富む（図6）。通常は弱毒菌であり，健常者に感染症を発症させる

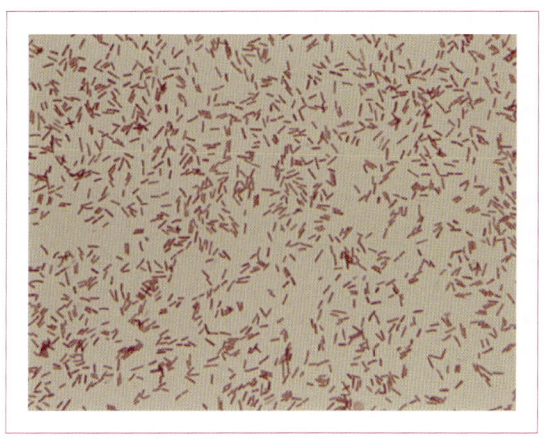

2-2 院内で問題となる微生物と感染症　1）細菌感染症

図4　緑膿菌のグラム染色像×400

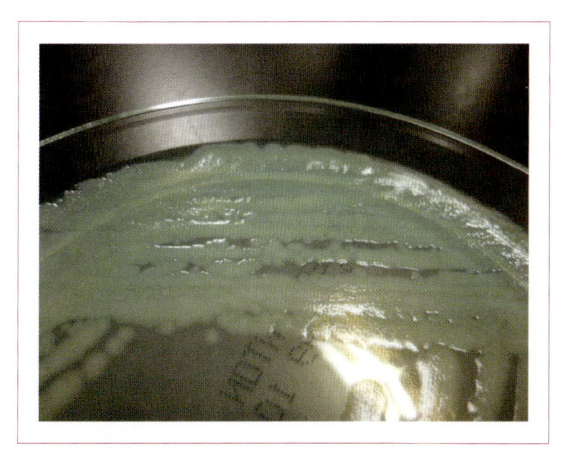

図5　緑膿菌のピオシアニン色素産生

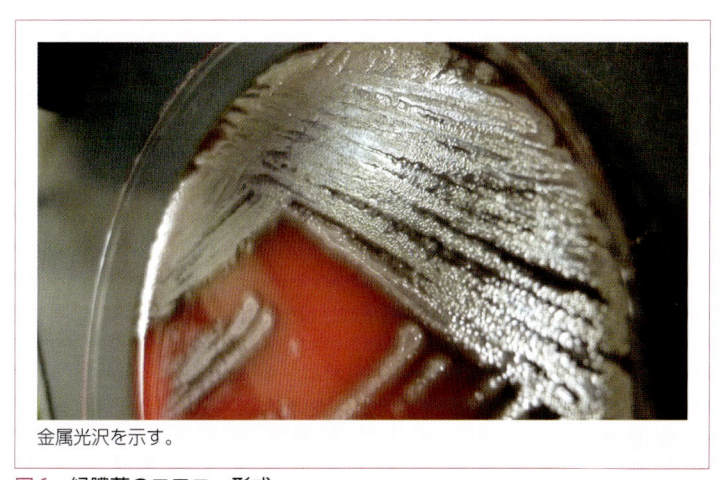

金属光沢を示す。
図6　緑膿菌のコロニー形成

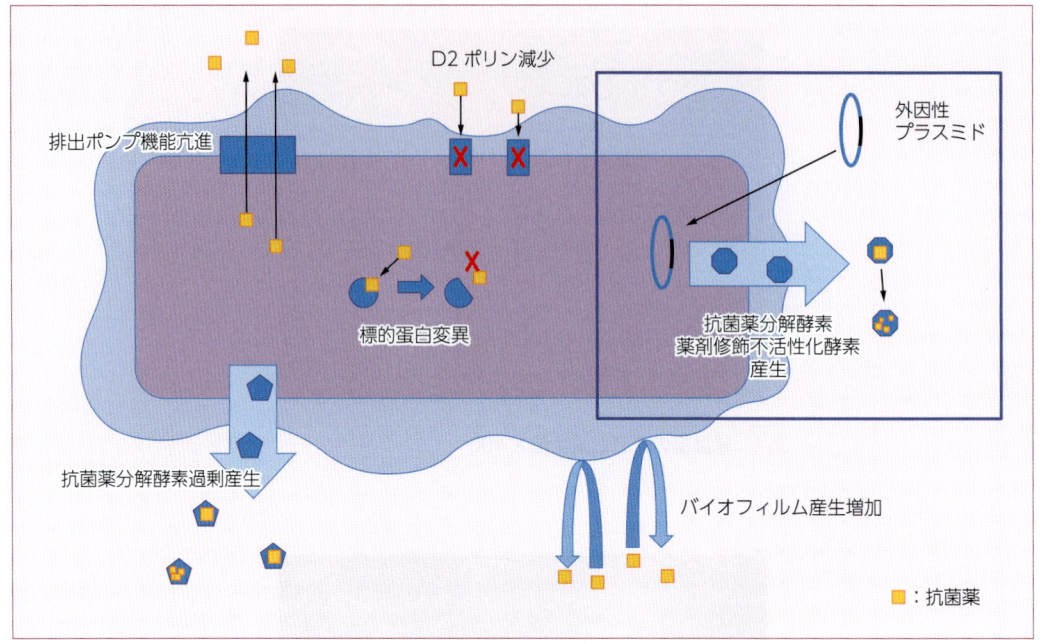

図7 緑膿菌の耐性機構

ことはほとんどないが，免疫力の低下した人には感染し，あらゆる感染症を起こす。
　イミペネム（IPM），シプロフロキサシン（CPFX），アミカシン（AMK）の3剤に対し，薬剤感受性試験にて耐性を示した緑膿菌をMDRPと判定する。MDRP感染症は効果的な薬剤がなく，治療が困難であることから，日和見感染や院内感染の原因菌として重要視されている。

2. 感染症

　基礎疾患をもち，感染防御能の低下した患者や，抗菌薬や免疫抑制剤が長期にわたり投与された患者に感染を起こす。特に，手術を受けた症例や，人工呼吸器，血管カテーテル，尿道カテーテルなどの使用があった患者に感染が高率に起こる。創感染症，尿路感染症，肺炎，角膜炎，外耳炎，化膿性発疹などの局所感染を引き起こすほか，局所感染や創傷などから血管内への感染によって全身感染を起こし，敗血症，続発性肺炎，心内膜炎，中枢神経感染などの重篤な疾患へとつながる。特に，MDRP腹膜炎や敗血症では確立した治療法がなく，エンドトキシンを産生するためショックを誘発しやすく致死率は非常に高い。MDRP感染の監視と初期治療はとても重要である。

3. 耐性機構

　緑膿菌が多剤耐性を獲得する機構として，以下の7つの機構が挙げられる（図7）。

・**内因性の耐性機構**

特定の抗菌薬の長期使用により，菌が本来もつ内在性の遺伝子が変化し耐性を獲得する耐性機構。

①DNAジャイレース，トポイソメラーゼなどの抗菌薬標的蛋白変異（キノロン系耐性）
②D2ポリンの減少など細菌外膜の抗菌薬透過性の低下・変化（イミペネム耐性）
③薬剤能動排出ポンプの機能亢進（キノロン系耐性，その他の薬剤耐性，消毒薬抵抗性）
④AmpC型β-ラクタマーゼなど抗菌薬分解酵素の過剰産生（広域セフェム系耐性）
⑤細胞表層多糖体であるアルギン酸莢膜多糖などを主成分とするバイオフィルムの産生増加

・**外因性の耐性機構**

菌が他の耐性菌株から伝達性のプラスミドを介し，耐性遺伝子を新たに獲得する耐性機構。

①メタロ-β-ラクタマーゼの産生（広域セフェム系耐性，カルバペネム系耐性）
②アミノグリコシドアセチル化酵素などの薬剤修飾不活化酵素の産生（アミノグリコシド系耐性）

これらの耐性機構が重なって，MDRPが出現することとなる。また，内因性のD2ポリンの減少と，外因性のメタロ-β-ラクタマーゼの産生が重なると，カルバペネム系抗菌薬に対し高度耐性を示すことが明らかとなっており，警戒が必要である。

4. 今後の動向

緑膿菌は環境中に多く存在しており，消毒薬や抗菌薬に対する抵抗力が元々高く，病院環境においていったん定着すると長期間生息し，排除することは難しい。そのため，後天的にさらなる薬剤耐性を獲得したMDRPが検出された際には，緊急に感染対策を十分にとり，感染を最小限に抑えることが非常に重要である。

本邦でもアウトブレイクが起こり，MDRP感染症による死亡者が続出し問題となってきた。本邦でのMDRPの出現は，院内感染対策の重要さを再認識させることとなり，多くの病院で診療科・病棟の枠を超えた監視が行われる先駆けともなった。現在では，3剤耐性だけでなく2剤耐性の監視も重要視され，薬剤使用の監視を含め感染対策をとるのが当たり前となってきている。

5. 感染予防策

MDRP，2剤耐性緑膿菌の場合，隔離や接触感染予防策の徹底を行い，室内に湿潤環境を作らないことが大事である。蓄尿による感染拡大はよく知られており，不必要な蓄尿は行わない。

❖ 多剤耐性アシネトバクター（MDRA）

MDRAはmulti-drug resistant *Acinetobacter* spp.の略語で，カルバペネム系，キノロン系，アミノグリコシド系の3系統の抗菌薬に対し全て耐性を示すアシネトバクターのことをさす。

1. 特徴

アシネトバクターとはAcinetobacter属のことをさす。偏性好気性グラム陰性桿菌で，緑膿菌と同様に自然環境中に存在する代表的な菌の一種である。グラム染色を行うと，通常の陰性桿菌よりも短く，小さな球状の形態を示すため，短桿菌もしくは球桿菌と呼ばれる（図8，9）。アシネトバクターは乾燥に強い性質をもつため，通常の陰性桿菌と比較し環境中で生存しやすい。そのため，院内環境においても長期生存し，監視を怠ると感染拡大しやすい菌といえ，非常に厄介である。

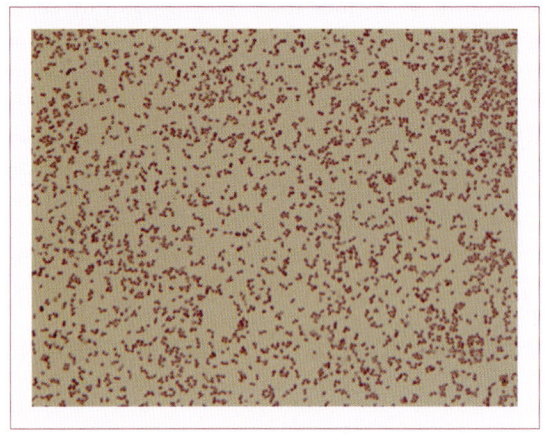

図8 *Acinetobacter baumannii*のグラム染色像（×400）

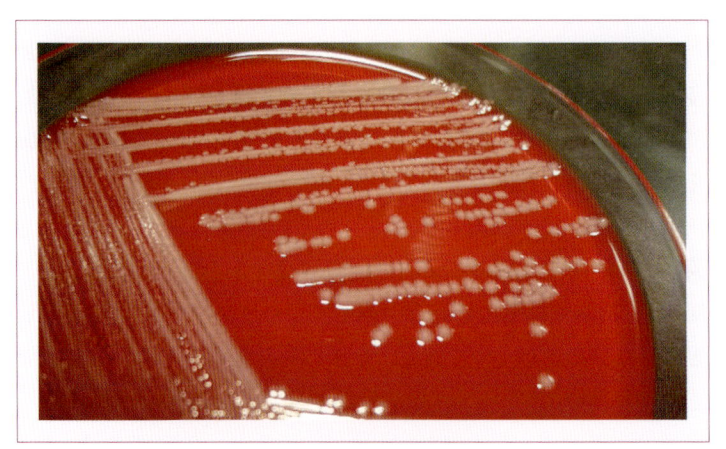

図9 *Acinetobacter baumannii*のコロニー形成

2. 感染症

　医療現場におけるアシネトバクターの感染症の発症は，侵襲的手技および基礎疾患または衰弱状態に関連して生じることが多い。特に海外では，医療施設関連肺炎（health care-associated pneumonia；HCAP）や，人工呼吸器関連肺炎（ventilator-associated pneumonia；VAP）など，いわゆる院内肺炎の原因菌として頻度が高い。入院患者における感染症としては，カテーテル関連を含む尿路感染症，血流感染症や創傷感染，術後の髄膜炎や心内膜炎，骨髄炎，角膜穿孔および腹膜透析関連感染症の原因菌としても重要である。

　アシネトバクターはあらゆる臓器・組織で化膿性感染症を引き起こし，肺では多葉性肺炎，空洞化病変，胸水の誘発が報告されている。また，アシネトバクターはプラスチックやガラス表面でバイオフィルムを形成することが知られており，これがカテーテル関連感染症などの体内挿入物の存在下における，本菌による感染症の重要な病態の一つと考えられている。

3. 耐性機構

　広域セファロスポリン耐性には，染色体上のAmpC型セファロスポリナーゼ（ADC-1など）の産生が関与する。カルバペネム耐性には，*Acinetobacter baumannii*が生来もっているOXA型カルバペネマーゼOXA-51-likeの遺伝子の上流にプロモーター活性を有する挿入配列（ISAba1など）の挿入や，外来性にOXA-23-likeやOXA-58-likeなどのカルバペネマーゼやメタロ-β-ラクタマーゼの遺伝子の獲得が関与している。

　キノロン耐性には緑膿菌と同様に，染色体上に存在するDNAジャイレースやトポイソメラーゼIVなどのDNA複製酵素のキノロン耐性決定領域（QRDR）のアミノ酸残基の置換を引き起こす遺伝子変異や抗菌薬排出機構（AdeABC）などが関与する。

　アミノグリコシド耐性についても，緑膿菌と同様にアミノ配糖体のリン酸化酵素やアセチル化酵素，アデニリル化酵素などの産生が関与する。

　耐性機構としては，同じ陰性桿菌である緑膿菌と非常に似通っており，ほぼ同じであるが，産生遺伝子として，クラスD型であるOXA型カルバペネマーゼ産生についてはアシネトバクター，特に*A. baumannii*において一つの特徴として知っておく必要がある。

4. 今後の動向

　長期生息可能なアシネトバクターの，特に耐性菌の広がりは大きく，現に2000年以降，日本でMDRPのアウトブレイクが起こり問題になっていた同時期，すでに海外ではMDRAのアウトブレイクが深刻化しており，アシネトバクター属の代表菌である*A. baumannii*の多剤耐性率が30％であるとのサーベイランス報告もあった[4]。本邦で最初のアウトブレイク事例は韓国からの輸入例であり，一気に26名に感染し

注目されたが，その後現在までに各地でアウトブレイクが起こり，感染と死亡に因果関係のある例もみられている[5]。

世界的にみると，欧州ではⅠ～Ⅲタイプのクローンが地理的に異なるエリアでアウトブレイクを起こしており，染色体性OXAタイプβ-ラクタマーゼであるOXA-51-like遺伝子をもつEuropean cloneⅡは全世界的な流行株として知られている。現在，このクローンは日本でも検出されている。また，アミノ配糖体の標的分子である16S rRNAをメチル化する酵素（ArmA）を産生し，広範囲のアミノ配糖体に超高度耐性を獲得した株が中国や米国などで増加しつつあり，最近，本邦でもArmA産生株が確認された[5]。感染拡大の警戒や新たなクローンの輸入の監視も含めたサーベイランスが重要となるであろう。

アウトブレイク対策の一つとして監視培養は重要であり，特に多くの医療器具を使用するICUにおいては，咽頭または直腸スワブの培養がアシネトバクター定着例の検出に有効とされている。現在では，緑膿菌と同様に3剤耐性だけではなく2剤耐性の監視も重要視され，感染対策の徹底が必要である。

また，世界的にはアシネトバクターは市中肺炎（community-acquired pneumonia；CAP）を中心に，市中感染症の原因菌としても注目されている。実際にタイなどでは，明らかな基礎疾患を有さない成人における薬剤耐性*A. baumannii*による劇症型CAPおよび敗血症が問題となった[5]。市中からの薬剤耐性菌の持ち込みを十分に念頭におき，対策にあたることが重要である。

5. 感染予防策

MDRA，2系統薬剤耐性アシネトバクターに対しては，標準予防策に加えて隔離・接触予防策を実施し，医療現場における伝播を抑えるための感染予防介入が重要である。

❖ メタロ-β-ラクタマーゼ産生菌（MBL産生菌）

MBL産生菌のMBLとはmetallo-beta-lactamaseの略語で，カルバペネム系抗菌薬を加水分解する酵素のことをさす。MBLを産生する菌はβ-ラクタム系抗菌薬全般に耐性を示し，多剤耐性菌となりやすい。

1. 特徴

プラスミドを介し伝播するため，あらゆる陰性桿菌がMBL産生菌となり得て，院内感染対策上，重要視される。

β-ラクタマーゼにはAmblerの分類において4つの種類があり（図10），MBLはクラスBに属する。クラスBを除く3クラスのβ-ラクタマーゼは，活性中心にセリン残基が存在するセリンペプチダーゼであるが，MBLはその活性に亜鉛イオンを要求するメタロペプチダーゼである。MBLの種類には，IMP型，VIM型，NDM型などが知られており，本邦ではIMP型がその多くを占める。

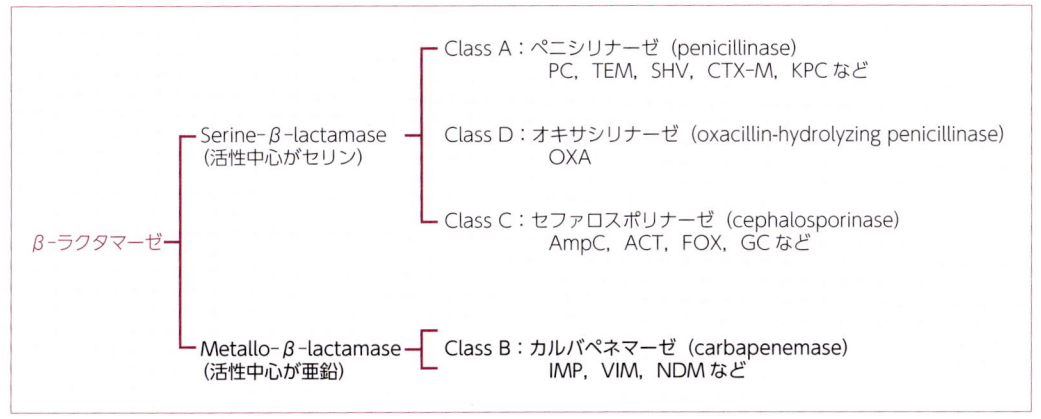

```
β-ラクタマーゼ ┬─ Serine-β-lactamase ┬─ Class A：ペニシリナーゼ (penicillinase)
              │   (活性中心がセリン)    │       PC, TEM, SHV, CTX-M, KPC など
              │                      ├─ Class D：オキサシリナーゼ (oxacillin-hydrolyzing penicillinase)
              │                      │       OXA
              │                      └─ Class C：セファロスポリナーゼ (cephalosporinase)
              │                              AmpC, ACT, FOX, GC など
              └─ Metallo-β-lactamase ─── Class B：カルバペネマーゼ (carbapenemase)
                  (活性中心が亜鉛)              IMP, VIM, NDM など
```

図10 β-ラクタマーゼの種類（Amblerの分類）

2．今後の動向

　IMP型は緑膿菌やアシネトバクターなど，環境中に多く存在するような菌より検出されてきたが，NDM型は大腸菌やクレブシエラといった腸管フローラの主要な菌からも検出されることが多い．その場合，感染すると定着しやすいうえ，環境菌と比較し病原性も高いため，NDM型の監視は特に重要であるといえる．まだ本邦では検出例はないが，サーベイランスを行うなど注意が必要である．

　ここで注意したいのが，通常MBLの検出にはSMA試験（メルカプト酢酸ナトリウムによるメタロ-β-ラクタマーゼの阻害）が用いられるが，NDM型ではSMA試験が陰性になる可能性がある．したがって，大腸菌などの腸内細菌科でカルバペネム剤に耐性を示す株が分離された場合には，たとえSMA試験が陰性であっても，NDM型MBL産生の可能性を考えて対応することが重要である．

❖ 基質（特異性）拡張型β-ラクタマーゼ産生菌（ESBL産生菌）

　ESBLとは，Extended-spectrum β-lactamaseの略語でClass AおよびD β-ラクタマーゼ（ペニシリナーゼ）であるにもかかわらず，基質が拡張し第3世代セフェム系抗菌薬を分解可能となった酵素のことをさす．

1．特徴

　Class C β-ラクタマーゼをコードする遺伝子が染色体上に存在する菌種はESBLの検出が困難である．そのため，Clinical Laboratory and Standards Institute（CLSI）はそれらの菌種をESBL検出対象菌種から除外しており，CLSIがESBLの検出対象としているのは，肺炎桿菌，大腸菌，*Klebsiella oxytoca*，*Proteus mirabilis*の4菌種である．しかし，ESBL遺伝子はプラスミドによって菌種を超えて伝播し，上記4菌種以外にもエンテロバクター，シトロバクター，セラチア，緑膿菌などからもESBLが検出されている．ESBLにはTEM型，SHV型，GES型など多種類あり，本邦では大

腸菌を中心にCTX-M型が蔓延している。

2. 今後の動向

ESBL産生菌は増加の一途をたどっており，本邦においてもここ数年にわたりESBL産生菌の割合は増す一方である。ESBL検出対象外の菌で第3世代セフェム系抗菌薬に耐性を示す菌であれば，検査室からESBL産生の報告がなくともESBL産生菌である可能性を念頭において対策をとる必要がある。

❖ おわりに

本稿で述べた菌以外にも，知っておくべき耐性菌は多く存在する。MRSAの解説で触れたバンコマイシン耐性腸球菌や，図10に示されているKPC型のカルバペネム耐性肺炎桿菌など，新規の耐性菌は増すばかりである。新規の耐性菌の増加には2つの理由があると考える。1つ目は新規抗菌薬の開発に伴う耐性菌の誕生，2つ目はそれを発見・解析できる検査の質の向上である。医療・科学の進歩により，これからも新しいタイプの耐性菌が増えていくであろう。

2005年，長崎大学病院にて多剤耐性緑膿菌のアウトブレイクが発生した。当時ICTがまだ発足しておらず，耐性菌の監視が不十分であったことが問題となった。4名の死者を出したこの事例を機にICTが2006年に発足され，多くの対策が講じられた。

図11に長崎大学病院のカルバペネム耐性緑膿菌のデータを示す。ICT発足後，急速に増加傾向にあった耐性菌が次第に減少しているのがわかる。新しい抗菌薬が誕生しては耐性菌が生まれ，いたちごっこだとよく例えられるが，正しい抗菌薬の使用と

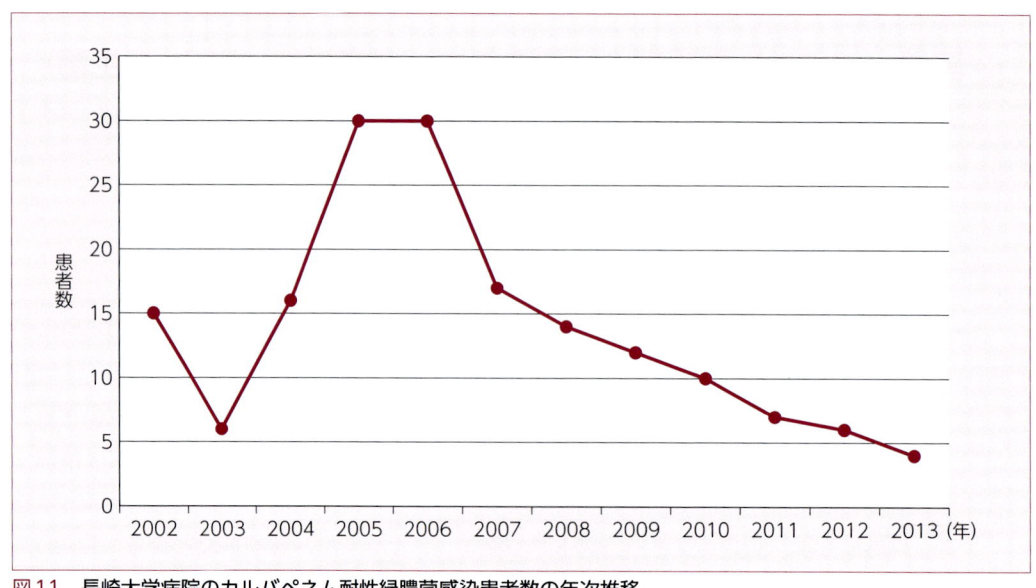

図11 長崎大学病院のカルバペネム耐性緑膿菌感染患者数の年次推移

耐性菌の監視を行うことにより，耐性菌の感染拡大を抑えられることを証明した結果といえよう。

正しく厳しい感染対策により，耐性菌の感染拡大を最小限に食い止めることは，現代の感染症医療の大きな使命である。

（山田 舞子，柳原 克紀）

【文　献】

1) International Working Group on the Staphylococcal Cassette Chromosome elements：SCCmec up to date（http://www.sccmec.org/Pages/SCC_TypesEN.html）．
2) Sievert DM, Boulton ML, et al.：Staphylococcus aureus Resistant to Vancomycin --- United States. MMWR, 51（26）：565-567, 2002.
3) Hiramatsu K：Reduced Susceptibility of Staphylococcus aureus to Vancomycin --- Japan, 1996. MMWR, 46（27）：624-626, 1997.
4) Halstead DC, et al.：Antimicrobial susceptibility among Acinetobacter calcoaceticus-baumannii complex and Enterobacteriaceae collected as part of the Tigacycline Evaluation and Surveillance Trial. J Infect, 55（1）：49-57, 2007.
5) 平潟洋一：アシネトバクター感染症．感染症誌，85（4）：340-346，2011.
6) Yamada Y, Suwabe A：Diverse carbapenem-resistance mechanisms in 16S rRNA methylase-producing Acinetobacter baumannii. J Med Microbiol, 62（Pt4）：618-622, 2013.

■2章 感染の知識

2-2 院内で問題となる微生物と感染症
2）真菌感染症

Point

①真菌の生活環を理解し，感染経路を推定する。
②真菌感染症に対する宿主因子を理解する。
③真菌種の違いによる感染の特徴を理解する。
④真菌側のリスク因子を減らす取り組みを実施する。
⑤真菌に対する適切な感染予防策を実施する。

❖ はじめに

　真菌は真核生物であり，代謝などの環境で生き抜くための機構が細菌などの原核生物とは比べものにならないほど進化しており，本稿で論ずる感染症を惹起するようなものから，麹に代表される各種発酵食品の生成に欠かせないもの，キノコ類まで含まれる多様な微生物である。さらに，さまざまな環境で生存し，世界中のあらゆるところに存在しているため，環境から完全に排除することは容易ではない。

　本稿では，人間に対して病原性を示すと報告される真菌に限定して，その対応策を紹介する。

❖ 真菌の特徴

1. 基本形態

　基本的な形態として，菌糸形（図1），酵母形（図2）があるが，同一種であっても両方の形態をとることもあり（二形性），真菌の形態と病態とは必ずしも関連していない。

・菌糸形

　菌糸は管状の構造をとっており，内部に真核生物としての特徴的な細胞内小器官を有している。成長は先端成長と分枝によって，樹木のように成長する。顕微鏡などを用いた外観の観察では，重要な構造物として隔壁があり，病原性を有する真菌では一

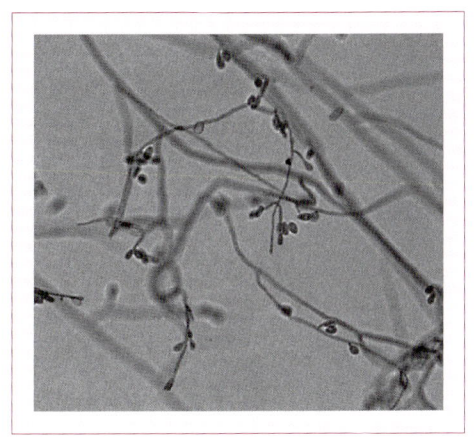

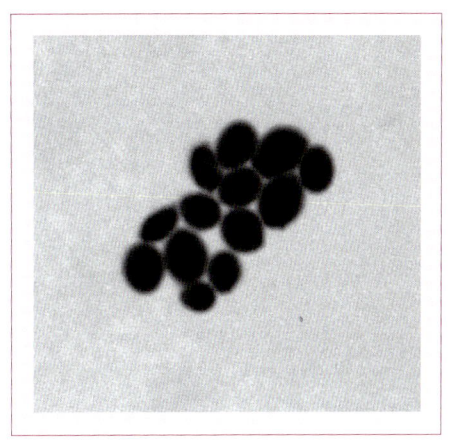

図1　菌糸形　　　　　　　　　　　　　　図2　酵母形

表1　真菌の分類

分類	代表的菌種
子のう菌類	カンジダ，アスペルギルス，ニューモシスチスなど
担子菌類	クリプトコックスなど
接合菌類	ムーコルなど
鞭毛菌類	ツボカビなど（人以外に病原性を示す）

有性世代が認識できない場合の不完全菌類という分類は議論中

般的に認められる。ただし，ムーコル菌（従来は接合菌と呼ばれていた）は隔壁を認めない。終始，菌糸形をとって生活する真菌を糸状菌と称する。

・酵母形

　酵母は球形あるいは長球形で，植物の種から芽が出るように出芽によって増殖する。中には分裂を行うものもある。次々に出芽すると，一見菌糸形にみえるが，これを仮性菌糸と呼ぶ。出芽した細胞との連結部が狭窄してソーセージのようにみえることもある。

・二形性

　特定の環境下で菌糸形と酵母形の間で形態変換を行うことがあり，二形性真菌と呼ぶ。ヒトの深部臓器に感染する，予後の悪い疾患群である深在性真菌症の原因真菌には二形性を示すものが多い。

2. 胞子の形成

　真菌は増殖や散布のために，特に分化した細胞（胞子）を形成することがある。胞子とは，いわゆる生殖細胞と考えてよいが，真菌の胞子には雌雄を有する有性胞子と，ほとんどクローンと言ってよい雌雄のない無性胞子がある。有性胞子によって，遺伝形の異なる胞子の結合による有性生殖を示す生活環を有性世代と呼び，その表現形によって真菌が分類されている（表1）。

3. 増殖の形態と感染経路

　微生物が感染し，ヒトに感染症を発症させるには，増殖が不可欠であり，微生物が人体へ侵入し，増殖できる経路を感染経路という。

　真菌の感染経路には，①飛散される胞子を吸入することによる空気感染，あるいは②損傷のある皮膚などに直接接着することによる感染，③汚染された水や食物，医療器具などが体内へ持ち込まれたことによる感染，さらに，④胞子を介さず，細菌と同様に酵母などが直接あるいは間接的に手指などを介して伝播される接触感染——がある。

　われわれは日常的に真菌の胞子を吸入しており，例えば，免疫能の低下したヒトの感染症の原因ともなり得るアスペルギルス属の場合，毎日少なくとも数百個の胞子を吸入しているが，健常なヒトでは通常すべて排除されている。体内に胞子を取り込まない，あるいは極力少なくするためには，特別に管理された環境が必要となる。

❖ 真菌による感染症

1. 疾患の原因

　真菌による疾患は感染症とは限らず，アレルギーや真菌そのものが分泌する物質（毒素）などによって発症する場合もある。そのため真菌感染症の診断では，感染部位において増殖した真菌を同定できることが最も重要である。アレルギーや毒素による疾患については他稿に譲る。

2. 分類

　真菌感染症は，その感染部位の体表からの深さによって分類されており，①白癬などのように体表に感染を起こす表在性真菌症，②皮下組織にまで及ぶ深在性皮膚真菌症，③内臓のような深部臓器に感染が及ぶ深在性真菌症——がある。深在性真菌症は，発症すると予後が悪いことから，感染予防の主たる目標となっている。

3. 宿主-病原体相互作用

　日本においては，免疫健常宿主に対して感染症を起こしうる真菌はクリプトコックスに限られている。真菌感染症は，ほとんどの場合，宿主の免疫状態の低下あるいは物理的バリアーの破壊によって，通常の真菌排除機構が働いていないことで発症する。

　宿主の免疫低下は感染症発症だけでなく，その後の増悪，回復の遅延など感染症のすべての時相で影響し，また，侵襲性の高い検査などが施行できず，正確な診断に至れないなど，感染症診療，特に治療の選択に対する影響も大きい。

❖ 宿主因子

　宿主因子は，真菌の種ごとに少しずつ異なっている。真菌に対する感染制御のガイドラインは世界的にもほとんど認められないが，日本では出版されており[1]，詳細は別に譲る。ここでは代表的な宿主因子について記載する。

表2 侵襲性真菌症のリスク因子

- 遷延する好中球減少
  （10日以上かつ500/mm² 未満）
- ステロイドの長期使用
  （0.3mg/kg/日以上を3週間以上）
- 細胞性免疫抑制薬の使用（90日以内）
- 同種造血幹細胞移植後
- 重症先天性免疫不全

（　）内の基準を満たすときは，特に注意が必要

表3 真菌感染症のリスク因子

- 免疫低下を来す疾患（血液疾患，糖尿病など）
- 免疫抑制薬の使用
  （ステロイド，特異的リンパ球シグナル伝達阻害薬など）
- 広域抗菌薬の使用
- 集中治療が必要な疾患
- 悪性新生物（白血病，固形がん，リンパ腫など）
- 局所免疫の低下（結核後遺症，腸管損傷など）
- 後天性免疫不全症候群
- 体内異物
- 固形臓器移植
- 造血幹細胞移植

1. 侵襲性真菌症のリスク因子

　深在性真菌症のなかでも侵襲性真菌症は，病態が時間や日単位で増悪する予後の悪い疾患であることから，注意を要する。表2に示す因子のいずれか1つでも認める場合には，真菌感染のリスクに対して，より強固な感染防御策を実施しなければならない。

2. 真菌感染症のリスク因子

　深在性感染症の宿主側のリスク因子は，免疫低下，粘膜防御機構の破綻，微生物環境の変化，医原的要因などがあるが，それぞれ単独で影響するばかりでなく，複数の因子が相加相乗的に作用する。また，例えば，抗がん剤の使用では免疫低下とともに粘膜面の異常を来し，真菌の侵入や増殖を防御できないなど，1つの因子が時と場合によって複数の因子を介して影響するため，患者の状態を注意深く観察する必要がある。

　表3にリスクとなりうる因子のうち代表的なものを列挙する。これらの因子を多く認めるほど注意が必要となる。さらに，それぞれの項目の重症度やリスクにさらされた期間などを考慮する。

❖ 代表的な真菌による感染症

　宿主-病原体相互作用としての真菌側の因子は，真菌種間の差が大きく，それに伴って宿主因子も変化する．以下に代表的な菌種について簡単に示すが，これら以外であっても，宿主因子の状態や海外での病原体への曝露，実験室・検査室での曝露によって，さまざまな真菌種が感染しうるため，完全なコントロールは困難である．

1. カンジダ

　カンジダ属は，人の口腔内，消化管，膣，皮膚などに常在しており，表在性真菌症から深在性真菌症，なかでも侵襲性カンジダ症まで幅広い疾患の原因となる．常在している部位で，広域抗菌薬の使用などにより常在細菌叢が乱れ，カンジダ属が優位となった場合や，局所免疫・物理的防御の損傷などによって感染したり，より深部の臓器に到達したりするような内因性の感染が多いと推定される．

　ただし，特に病院内のように，各種防御機構が破綻している，あるいは幼弱な宿主が集中しているような環境では，アウトブレイクが報告されており，直接あるいは間接的接触によって伝播するような外因性感染も認められる．

　カテーテルなどに代表される医療材料のような異物は，体内への挿入前から汚染されている場合もあり，結果的に深部臓器へ直接真菌を到達させてしまう．汚染された異物には防御機構が働かないことから，できる限り取り除いたほうがよい．取り除けない患者の状態や，埋め込み型の異物，生体の機能の一部となるような医療材料では，挿入時から感染防御策を強化する必要がある．

　原因菌としては，病原性の高い*Candida albicans*によることが多いが，そのほかの種（non-*albicans Candida*；NAC）が分離される頻度が増加してきていると報告されている．NACは，抗真菌薬として一般的に用いられるアゾール系，キャンディン系，ポリエン系抗真菌薬それぞれに低感受性を示すような真菌種が含まれており，注意が必要である．

　カンジダ感染において注意すべき症状の一つとして，飛蚊症や視力低下などの眼症状を示すカンジダ眼内炎がある．これはカンジダ血症に伴って認められることが多く，時には眼症状のみ目立つこともあり，宿主因子を有する場合には考慮に入れておく必要がある．治療の遅れは失明に繋がるため，カンジダ血症を疑う場合は，速やかに眼科を受診させる．

2. アスペルギルス

　アスペルギルス属は，世界中どこにでも存在し，われわれは常時その胞子を吸入している．また，室内・外いずれでも認められ，環境から排除することは困難である．ただし，塵埃や湿度の高い環境などではより多く存在することから，特に宿主因子を有する場合は，清掃などにより，アスペルギルスが増殖しにくい環境を整えるべきである．

アスペルギルス属は前述のように，胞子によって拡散されるため，気道のいずれかの部位で排除できないような異常が認められる場合に，定着や感染を引き起こす。気道以外でもまれに感染し，広範囲熱傷などの損傷した皮膚や汚染した医療材料などがリスクとなる。

アスペルギルス症には，慢性に経過するアスペルギローマから，非常に予後の悪い侵襲性アスペルギルス症までの疾患が含まれるが，これらの感染症の病態は，宿主因子が大きく左右しているといってよい。そのため，宿主因子を認める場合には，できる限りアスペルギルスの不用意な曝露を避ける必要がある。

3. クリプトコックス

日本で唯一，免疫や局所防御機構に異常がなくとも感染しうる真菌と考えてよい。基礎疾患を有する場合には，侵入門戸となる気道の病変は拡大し，さらに深部臓器，特に脳髄膜への感染が高まるなど，注意が必要である。脳髄膜炎は神経症状をほとんど認めないような場合であっても併発している可能性があるため，髄液穿刺などの検査を検討する必要がある。

感染経路は，乾燥した鳥類の糞による堆積物が飛散してできた粉塵に付着したクリプトコックスを吸入して感染する。したがって，防御策として最も重要なものは，堆積物をより早期に取り除くことである。

4. ニューモシスチス

原因である*Pneumocystis jirovecii*は，宿主の種に特異性の高いニューモシスチス属のなかでヒトに感染を引き起こす真菌である。

感染は病原体の吸入によると考えられ，ニューモシスチス肺炎（Pneumocystis pneumonia；PCP）患者や，たまたま定着していた他人から排出されたか，あるいは汚染された環境面から持ち込まれると考えられている。そのため，宿主因子を有する患者には空気感染予防策が必要となるが，宿主因子のない職員などでは感染のリスクが非常に低くなることから，病院の機能や規模によって対応策を検討する必要がある。

PCPは免疫低下宿主において急性に呼吸器症状・全身症状を示すが，HIV/AIDS患者では，亜急性の経過で症状が比較的軽いことがあり，非典型的なことから見逃されやすい。特に呼吸器症状に対してステロイドなどを使用する場合には，考慮に入れて鑑別を進める必要がある。

5. ムーコル菌

従来は接合菌といわれていた。自然界に広く存在しており，病院内の環境にも存在している。宿主因子のない場合に無害である。空調や給水など病院内の設備からの感染の集積も報告されており，重篤な免疫不全患者を有する環境では，厳密な設備の保

守管理が必要となる。

　ムーコル菌に対しては，日本で使用できる薬剤はポリエン系以外に有効な薬剤がなく，また，別系統の薬剤を用いて，ムーコル菌以外の真菌感染症を治療中に新たに感染が証明される，いわゆるブレイクスルー感染を起こすこともあり，注意が必要である。

❖ 感染予防策

　真菌による感染予防策として最も有効な方法は，個々に宿主因子を減少させるか，消失させることである。しかし，医療の発達により，治療に伴う宿主因子の増加は避けられないものとなっており，患者にとって不足のない適切な防御策を実施できるよう日頃から注意しておく。

1. 標準予防策および感染経路別予防策

　真菌感染症であっても，感染予防策として最も重要な対策は標準予防策であることに変わりがない。感染経路の頻度の高いものを列挙すると，①胞子の経気道感染，②接触による伝播，③汚染された異物の体内への挿入——などが挙げられる。

　宿主因子が判明していない段階であっても，標準予防策の遵守によって②や③の多くは避けられる可能性が高い。また，宿主因子がはっきりと示された場合には，推定される感染病原体に「真菌」を考慮に入れ，必要に応じて接触感染予防策や空気感染対策などの感染経路別予防策を実施することが重要である。

2. 適切な防御環境

　CDCガイドライン[2]などでは，特定の防護環境での管理によって侵襲性アスペルギルス症の発生頻度を低下させると報告されているが，推奨されている対象は，同種造血幹細胞移植後の急性期あるいはGVHD期にある患者のみである。ただし，上記以外の対象であっても，免疫能低下宿主の場合には，環境の管理を行うことが有効である可能性がある。

　ここで示す防護環境とは，表4の項目を満たすような環境設備が必要である。さらに設備の設置と維持管理に加えて，表5に示すような環境管理を実施する。

3. 真菌側因子のコントロール

　真菌感染症の特徴として，宿主因子が少ない場合であっても，吸入された真菌の量が増加すると発症リスクが高まるという真菌側の因子が挙げられる。真菌は一般的に塵埃や湿度の高い環境にいることから，これを減少させる取り組みが必要となる（表6）。

　特に建築現場や近接した施設の解体・改築などでは，塵埃が大量に発生し，アスペルギルス症などの真菌感染症の発生リスクが高まることが数多く報告されている。感

2-2 院内で問題となる微生物と感染症 2）真菌感染症

表4 適切な防護環境の要件

- HEPAフィルターの使用
- 十分に密閉されている
- 換気口が適切に作られている
- 隙間がなく，亀裂を認めない
- 換気回数は12回/時間以上
- 清浄な空気が一方から患者ベッドを通って，反対側まで一方向に流れる
- 陽圧は2.5Pa以上
- 日常的にモニタリングを行う設備を有するか，あるいは器具を用いて圧格差などを適切に管理する
- バックアップシステムがある

表5 防護環境の維持管理

- 標準予防策の順守（手洗い，適切な防護具の使用）
- 湿式清掃
- カーペットを敷かない
- 布張りの家具等を置かない
- 植物をエリア内へ持ち込まない
- 掃除機にはHEPAフィルターをつける
- 定期的に隙間やスプリンクラーヘッドの洗浄を行う

表6 真菌側因子のコントロール

- 建築・改築への対策
- 空調や給水設備の点検
- 植物（ドライフラワーなど）の持ち込み禁止
- 適切な方法に基づいた清掃
- HEPAフィルターなどの管理
- 適切な湿度管理
- そのほか塵埃を減少させる取り組み

染防御策としては，宿主因子を有する場合には，これらの環境へ近付かないか，近付く場合には適切な空気感染予防策（N95規格以上のマスクの着用）をとる必要がある。ただし，病院に入院していないような場合，日常的に塵埃を避ける目的で空気感染予防策を実施することは，有用性が示されていないうえに日常の活動を制限するため，推奨はされない。

少なくとも院内では，建築だけでなく，空調・水系の設備の改修にあたっては，感染制御部門や感染対策委員会などに前もって通知し，汚染されうる環境とリスクの評価を受ける必要がある。

❖ おわりに

真菌は多様性が大きく，感染予防にはそれぞれの特徴を考慮しなければならないことから，その対策も多岐にわたる。特に，免疫能低下因子を有する患者の入院が多い

ような病院では前もって対策を検討し，必要であれば専門家に助言を頼んでおくことも必要である。

（栗原　慎太郎，泉川　公一）

【文　献】
1) 深在性真菌症のガイドライン作成委員会：深在性真菌症の診断・治療ガイドライン2014，協和企画，2014.
2) Siegel JD, Rhinehart E, et al.：2007 Guideline for Isolation Precautions：Preventing Transmission of Infectious Agents in Health Care Settings. Am J Infect Control, 35（10 suppl2）：S65-164, 2007.

■2章 感染の知識

2-2 院内で問題となる微生物と感染症
3）ウイルス感染症

> **Point**
>
> ①血液由来ウイルスとしてはB型肝炎ウイルス（HBV），C型肝炎ウイルス（HCV），ヒト免疫不全ウイルス（HIV）が重要である。
>
> ②HBVは感染すると血液中のHBs抗原およびHBV DNAが消失しても，肝臓にはHBVは存在しており，抗がん剤や免疫抑制剤が投与されると再び血液中にHBs抗原およびHBV DNAが出現し，de novo肝炎を発症する。
>
> ③HCVは成人でも感染すると60～80％が持続感染となり，肝硬変，肝がんへと進行する。
>
> ④HIV感染症ではウイルス量とCD4陽性リンパ球数が臨床的に重要である。
>
> ⑤HIV感染症ではCD4陽性リンパ球数が200個/mm^{3}以下になると，種々の日和見感染症を併発する。
>
> ⑥A型インフルエンザ・ウイルスはウイルス表面のHA蛋白とNA蛋白の組み合わせにより流行が起こる。
>
> ⑦高病原性鳥インフルエンザ（H5N1）がヒトに感染しやすいように変異すると，大流行の可能性がある。
>
> ⑧ノロウイルスは感染力がきわめて強い。
>
> ⑨ワクチンによる麻疹，風疹抗体は終生免疫ではない。
>
> ⑩院内感染対策としては，血液由来ウイルス感染に対しては標準予防策で，呼吸器ウイルス感染症および発疹ウイルス感染症に対しては飛沫感染対策あるいは飛沫核感染（空気）対策で，消化器ウイルス感染症に対しては接触感染対策をとる。

❖ はじめに

ウイルス感染症の診断が容易になった現在，その院内感染対策は重要となってきている。ウイルスは感染性が強いため院内感染対策が不必要なウイルス感染症は皆無といっても過言ではない。しかし，すべてのウイルス感染症について述べることは困難であるため，わが国で院内感染対策上問題となるウイルス感染症について述べる。

❖ 血液由来ウイルス感染症

血液由来ウイルス（blood borne virus）は血液に寄生し，血液，体液などを介してほとんど非経口的に感染するウイルスで，ウイルスに持続的に感染しているキャリアという状態があり，症状がまったくない無症候性キャリアも存在している。血液由来ウイルスとして院内感染で問題になるのは，B型肝炎ウイルス（HBV），C型肝炎ウイルス（HCV）およびヒト免疫不全ウイルス（HIV）である。

成人T細胞白血病ウイルス（HTLV-1）も血液由来ウイルスであるが，発症まで感染後約50年を要すること，さらにはわが国では九州地区に偏在していることも考慮し，ここでは省略する。なお，血液由来ウイルスに対する院内感染対策は標準予防策で対応する。

1．B型肝炎ウイルス（HBV）

・感染経路と疫学

HBVの感染経路としては，輸血などの医療行為だけでなく性行為を含むヒトとヒトとの密接な接触でも感染する。HBV感染様式には持続感染と一過性感染がある。免疫機能の未熟な3歳以下の乳幼児がHBVに感染すると，高率に持続感染に移行する可能性があるが[1]，成人では持続感染に移行することはない。

しかし，その後の研究からHBVはいったん感染するとHBV DNAあるいはHBs抗原が血液中から消失しても，肝臓の中にはHBVが生涯存在していることがわかった。そのようなことから，悪性腫瘍あるいは自己免疫疾患（特に関節リウマチ）などに対して免疫を強力に抑制するような治療が行われた場合，急にHBV DNAおよびHBs抗原が陽性となり肝炎を発症する，いわゆるde novo肝炎の存在が明らかとなった。このような例からの感染の報告もあるため[2]，院内感染対策上も重要な問題と考えられる。

HBVのgenotypeとして，わが国ではB型およびC型が主流で，B型のキャリアはC型に比較して，ウイルスの増殖が早期に低下しており，予後が良いものと考えられている[3]。近年，欧米で主流のgenotype A型が男性同性愛者（特にHIV感染者）を中心に増加しているが，このA型に感染した場合は，成人でも持続感染に移行することが指摘されている。

・臨床経過および診断

持続感染者の15～40％が慢性肝炎，肝硬変，肝がんへ進行する。その間血中の

HBs抗原は持続して検出されるが，HBVが野生型からHBe抗原を産生しない変異型に置き換わると，感染初期に検出されたHBe抗原は消失し，HBe抗体が検出されるようになる。一部の持続感染者ではHBs抗原が消失し，HBs抗体が出現する[2,4]。この抗体は感染防御抗体で，HBワクチンにより獲得することもできるので，医療従事者として知っていなければならないHBVマーカーである。HBc抗体はHBVに感染した例では感染初期より終始陽性で，陰性となることはない。すなわち上述したde novo肝炎はHBc抗体陽性者であれば起こり得ることになる。

B型急性肝炎では，一定の潜伏期の後に，黄疸，発熱，消化器症状，倦怠感などが発症し，血液生化学的には，AST，ALT，LDHが著明に上昇し，総ビリルビンも上昇することが多い。

・治療法

B型急性肝炎は，特別な治療を要さず，自然にHBs抗原は陰性化し，肝炎が慢性化することはない。臨床上問題となるのはHBe抗原を産生しない変異型HBVに感染した場合の劇症肝炎である[5]。予後不良であるが，近年，肝移植が良好な成績を収めている。

B型慢性肝炎に対する治療としては，インターフェロン（IFN）あるいは核酸誘導体（エンテカビル，ラミブジンあるいはラミブジン＋アデフォビル）が投与される。これらの治療により患者の60〜80％はウイルス血症および肝機能改善がみられるが[6]，アデフォビルによりFanconi症候群を発症し，骨軟化症を呈することがあるため注意を要する[7]。

・感染対策

血液中に含まれているウイルス量が多いこと，および非生物環境でも安定していることから，血液由来ウイルスのなかではHBVの感染力が最も強い。血液の曝露を受けやすい職種ではHBVに対するHBワクチンの接種が推奨される[8]。曝露後の対策としては，曝露後48時間以内のHBグロブリン投与とHBワクチン接種である。

2. C型肝炎ウイルス（HCV）

・感染経路と疫学

わが国での主な感染経路は輸血だけでなく，注射器などがディスポーザブルでなかった時代の医療行為であったと推定されている[9]。HBVと異なる点は，成人でも感染すると60〜80％は持続感染となり，その大部分が慢性肝炎，肝硬変，肝がんと進行する。わが国の肝がんの70％はHCV感染者である[10]。

・臨床経過および診断

HCV感染者ではHCV抗体が検出されるが，血中のHCV RNAの検出が，現在感染していることの証明となる。HCV感染者のgenotypeは1b型が80％を占めており，次いで2a型，2b型である[11]。

C型急性肝炎の症状，経過は他のウイルス肝炎とほぼ同様であるが，一般にはB型

急性肝炎に比べ軽度で，劇症化はまれである。

・**治療法**

　慢性肝炎には週1回の注射で血中濃度が保たれるペグ化されたIFN-αとリバビリンとの併用療法が行われるが，低HCV RNA量，genotype 2型には有効率が高いが，高HCV RNA量のgenotype1b型には有効率が低い[12]。そのため，さらにHCVのプロテアーゼ阻害薬であるテラプレビルを加えた3剤併用療法[13]，シメプレビルの投与が行われている。IFN療法は肝機能の改善だけでなく，ウイルスの完全かつ持続的排除[13]，さらには肝がん発症の防止効果も報告されている[14]。

・**感染対策**

　曝露後の経過観察と感染成立後のIFN療法である。IFN療法は感染成立後早期にしたほうが有効率が高い[15]。

3. ヒト免疫不全ウイルス（HIV）

・**感染経路と疫学**

　HIV（human immunodeficiency virus）感染者は世界的には4,000万人を超えているが，わが国でも年々増加傾向を示し累計1万人を超え，年間1,000人以上が新規登録されている。わが国では血液製剤による感染者や同性間性行為による感染者が多いが，世界的にみると異性間性行為による感染者が60～70%，同性間性行為によるものが5～10%で，血液によるものが5%，母子感染によるものが5～10%とされている。

・**臨床経過と診断**

　HIVに感染すると数年後にHIV RNA量が増加し始め，CD4陽性リンパ球数が急速に減少し，日和見感染症などを併発し後天性免疫不全症候群（acquired immunodeficiency syndrome；AIDS）となる。

　HIVの感染2週～2カ月後の初期では，伝染性単核球症様症状を2～3週間呈することがあるが[16]，無症状の場合もある。慢性期に移行すると無症候性の時期にもリンパ組織では濾胞樹状細胞などを中心にHIVが大量に存在し，毎日約1億個のウイルスが絶え間なく複製されている。HIV量が多いとCD4陽性リンパ球数の減少が速くなるのみならず，逆転写される量も多いため変異の出現も多くなり，病原性（virulence）の高い変異株が出現し，病状が進行しやすい。

　CD4陽性リンパ球数はその時点の免疫状態を示すのに対し，血中HIV RNA量はその後の病状進行速度の指標といえる。治療の開始時期，治療効果の判定，治療薬変更時期の判断など臨床上の重要な判断はほとんど，これら2つの指標によってなされる[17]。

　CD4陽性リンパ球数が200～350個/mm^{3}では，持続性全身性リンパ節腫脹，発熱，下痢，口腔カンジダ症，体重減少などを伴うAIDS関連症候群を呈する時期に入る。CD4陽性リンパ球数が200個/mm^{3}以下になると，ニューモシスチス肺炎その他のいわゆるAIDSの指標疾患が出現しやすくなる。

HIV感染の確実な診断は，抗原・抗体検査でスクリーニングし，陽性の場合と，判定保留で感染後間もないと考えられる場合（window period）にはPCR法にてHIV RNAの検出を試みる必要がある。

・治療法

抗HIV薬には，基本的にはヌクレオシド系の逆転写酵素阻害薬，非ヌクレオシド系逆転写酵素阻害薬，プロテアーゼ阻害薬，インテグラーゼ阻害薬およびC-C chemokine receptor type 5（CCR5）阻害薬の5種類がある。単剤では耐性ウイルスが出現し，1～2年以内に効果が失われることが多いため，上述した5種類の抗HIV薬のうち3種類以上の組み合わせによる抗レトロウイルス療法（antiretroviral therapy；ART）が行われ，良好な成績が得られている[18]。

・感染対策

感染成立の可能性が考えられる曝露の場合，ただちに逆転写酵素阻害薬2剤とインテグラーゼ阻害薬1剤の1カ月間の予防投与が一般的に行われている。

❖ 呼吸器系ウイルス感染症（インフルエンザ）

乳幼児に肺炎を起こすRSウイルス感染症なども重要であるが，ここではインフルエンザについて述べる。

1．ウイルスの性状と疫学

病原性が強いインフルエンザウイルスはA型とB型である。ウイルスのエンベロープには2種類のスパイク，ヘマグルチニン（hemagglutinin；HA）およびノイラミニダーゼ（neuraminidase；NA）が突き出ており，M2と呼ばれる蛋白も膜に存在する。A型は2種類のスパイクのHA蛋白には1～15およびNA蛋白には1～9の亜型が存在し，その組み合わせで流行が起こっている。また，すべてのA型インフルエンザの起源はカモなどの水禽類と考えられている。

2．感染成立の機序

HA蛋白がプロテアーゼ（蛋白分解酵素）によって，特定の1カ所で2つの蛋白サブユニット（HA1とHA2）とに分解されることにより，宿主細胞に感染が成立する。増殖した感染細胞内ウイルスは，NA蛋白の酵素作用により感染細胞から遊離する。

3．症状および臨床経過

インフルエンザに感染すると，1～3日の潜伏期を経て，悪寒戦慄，38℃以上の発熱，頭痛，関節痛，全身倦怠感などが発症し，続いて咳や鼻水などの呼吸器症状も目立ってくる。発症後3～4日間がウイルス排泄のピークで，他者への感染源となる。高齢者では，しばしば発熱や自覚症状は軽度であるが，傾眠傾向を示したり，肺炎を合併して死亡する例もみられる。

4. 診断および治療

診断は簡便な迅速診断キットが用いられ[19]，治療についてはノイラミニダーゼ阻害薬の経口，吸入，注射がその状況に応じて使用されている。ノイラミニダーゼ阻害薬は，A型およびB型のいずれにも有効であるが，小児での精神症状が問題となっている。

5. 感染対策

飛沫感染予防策であるが，飛沫核（空気）感染予防策の必要性も考えられる。現在のところ，インフルエンザワクチンの接種が最も効果があるとされている。特に，医療従事者は患者からの感染だけでなく，患者への感染事例もあるため，ワクチン接種は必須と考えられる。

6. 高病原性鳥インフルエンザ（H5N1，H7N9）

インフルエンザH5N1が2004年からベトナム，タイ，インドネシアで[20]，H7N9が中国で[21]流行して，ニワトリだけでなく，ニワトリからヒトへ，さらにはヒトからヒトへの感染も少数例であるが認められている。死亡率が高いこともあり重大な問題となっているが，発症初期のノイラミニダーゼ阻害薬投与により重症化は防げると考えられる。ワクチンの製造は，ニワトリの受精卵に感染させるウイルスが高病原性のため，受精卵が死滅し困難となっている。したがって，今のところ予防法としてはマスクの装着が重要であるが，市販されているマスクの大部分はウイルスを防御できない。確実な感染防御効果を得るためには，N95あるいはFSCマスクなどの装着が必要である[22]。

いずれにしろ，このウイルスがヒトからヒトへ感染している事実を考えると，人間社会での大流行に注意する必要はある。

❖ 消化器系ウイルス感染症

消化器系ウイルス感染症は院内感染としてしばしば問題となる。原因ウイルスとしては，アデノウイルス，エンテロウイルス，ロタウイルス，ノロウイルスなどがあるが，その確定診断法は便からのウイルス分離あるいはPCR法によるしかない。そのため，その院内感染対策としては患者の症状を目安とせざるを得ないことが多い。いずれにしても，院内感染対策としては接触感染予防策を行わなければならない。ここでは感染力が強いことから，注目されているノロウイルス感染症について述べる。

ノロウイルスの感染様式は糞口感染である。ヒトからヒトへの感染以外に，汚染された飲料水や食物からの感染（生ガキが最も多い）があり，ウイルス性食中毒の集団発生の原因となる。

臨床症状としては，発熱，嘔吐，下痢，腹痛で，特に嘔吐の頻度が高い傾向にある。ウイルスは糞便中に1週間は排泄され感染源となり得る。ノロウイルス胃腸炎は

通年性にみられるが，わが国における好発季節は11月から1月にピークがある[23]。

治療としては，輸液などにより，下痢による脱水症状の改善を図る。近年，高齢者の死亡報告もあり注意を要する。

❖ 発疹性ウイルス感染症

発疹性ウイルス感染症は，主として小児期の感染症であるが，若年成人での感染も増加しており，臨床上，院内感染対策上重要な問題となっている。

1. 麻疹

麻疹は感染すると10〜12日の潜伏期間後に，発熱，結膜充血，かぜ症状などのカタル期を経て，全身性に発疹が出現し，10日前後で回復する。成人麻疹は肺炎などが合併し，一過性の強い免疫抑制状態になり重症化することがある[24]。

わが国での問題は，重症化する成人麻疹が増加していることである。この理由としては，病後免疫およびワクチン接種後免疫は麻疹の再感染を受け，不顕性感染を繰り返すことで自然追加免疫の効果が得られ，結果的に免疫が長期間持続している[25]。しかし，近年，麻疹の流行が小規模になり，不顕性感染の機会が減少するため，病後免疫もワクチン接種後の免疫も減弱する。これにより，再感染を受けたときに発病を免れることができない成人が増加しているためと考えられる。特に，ワクチンによる獲得免疫は終生免疫ではないため注意を要する。院内感染対策としては空気感染予防策を講じる。

2. 風疹

風疹は21日の潜伏期間の後に発熱，淡いピンク色の発疹，耳介後部から頸部にかけてのリンパ節腫脹が出現するが，3日くらいで治るため，子どもの軽いウイルス感染症と考えられている。しかし，妊娠初期の女性が感染すると，生まれてきた子どもの20%は白内障，心奇形，難聴などの先天異常を来すため，重要なウイルス感染症のひとつである。また，母体の風疹感染を理由とする人工流産が増加し，わが国の少子化問題に拍車をかけている。予防方法は風疹ワクチンの接種である。院内感染対策としては飛沫予防策を講じる。

❖ おわりに

ウイルス感染症は，近年，診断および抗ウイルス薬の開発とともに制御しやすい疾患となってきてはいるが，空気感染などにより流行すると拡大しやすいウイルスや，持続感染を起こし慢性疾患の原因となったり，感染源となったりするウイルスもあり，治療だけでなく他人への感染防止を考えた十分な対応が必要と考えられる。

(林 純)

【文　献】

1) Hayashi J, Kashiwagi S, et al.：Hepatitis B virus transmission in nursery schools. Am J Epidemiol, 125（3）：492-498, 1987.
2) 林純, 古庄憲浩, 他：HBs抗原消失の機序とその後の問題点. 日本臨床, 62（増）：106-111, 2004.
3) Furusyo N, Nakashima H, et al.：Clinical outcomes of hepatitis B virus（HBV）genotypes B and C in Japanese patients with chronic HBV. Am J Trop Med Hyg, 67（2）：151-157, 2002.
4) Furusyo N, Hayashi J, et al.：The elimination of hepatitis B virus infection：changing seroepidemiology of hepatitis A and B virus infection in Okinawa, Japan over a 26 year period. Am J Trop Med Hyg, 59（5）：693-698, 1998.
5) Omata M, Ehata T, et al.：Mutations in the precore region of hepatitis B virus DNA in patients with fulminant and severe hepatitis. N Engl J Med, 324：1699-1704, 1991.
6) Furusyo N, Takeoka H, et al.：Long-term lamivudine treatment for chronic hepatitis B in Japanese patients：A project of the Kyushu University Liver Disease Study. World J Gastroenterol, 12（4）：561-567, 2006.
7) 熊手絵璃, 古庄憲浩, 他：長期のアデホビル投与によりFanconi症候群を来したB型慢性肝炎の1例. 肝臓, 54（3）：187-193, 2013.
8) 林純, 柏木征三郎, 他：医療従事者におけるHBワクチン接種後の長期観察. 感染症誌, 62（9）：805-810, 1988.
9) Hayashi J, Kishihara Y, et al.：Transmission of hepatitis C virus by health care workers in a rural area of Japan. Am J Gastroenterol, 90（5）：794-799, 1995.
10) Hayashi J, Hirata M, et al.：Hepatitis C virus is a more likely cause of chronic liver disease in the Japanese population than hepatitis B virus. Fukuoka Acta Med, 82（12）：648-654, 1991.
11) Hayashi J, Kishihara Y, et al.：Relationship of genotype to level of hepatitis C viraemia determined by competitive polymerase chain reaction. J Infect, 30（3）：235-239, 1995.
12) 林純, 古庄憲浩, 他：C型慢性肝炎に対するペグインターフェロンα-2bとリバビリン併用療法の臨床成績. 消化器科, 49（1）：95-104, 2009.
13) Furusyo N, Ogawa E, et al.：Telaprevir can be successfully and safely used to treat older patients with genotype 1b chronic hepatitis C. J Hepatol, 59（2）：205-211, 2013.
14) Ogawa E, Furusyo N, et al.：Efficacy of pegylated interferon alpha-2b and ribavirin treatment on the risk of hepatocellular carcinoma in patients with chronic hepatitis C：A prospective, multicenter study. J Hepatol, 58（3）：495-501, 2013.
15) Nomura H, Sou S, et al.：Short-term interferon-alfa therapy for acute hepatitis C：A randomized controlled trial. Hepatology, 39（5）：1213-1219, 2004.
16) Furusyo N, Ariyama I, et al.：A patient with primary human immunodeficiency virus infection for whom highly active antiretroviral therapy was successful. J Infect Chemother, 8（4）：361-364, 2002.
17) Ariyama I, Chong Y, et al.：The effectiveness of anti-retroviral drug therapy for HIV-1 is associated with HIV-1 proviral DNA levels and viral selection. J Intern Med Res, 30（3）：289-300, 2002.
18) Cohen MS, Chen YQ, et al.：Prevention of HIV-1 infection with early antiretroviral therapy. N Engl J Med, 365（6）：493-505, 2011.
19) 久保徳彦, 池松秀之, 他：イムノクロマトグラフィーを原理としたインフルエンザ迅速診断キットの成人における有用性についての検討. 感染症誌, 77（12）：1007-1014, 2003.
20) Tran TH, Nguyen TL, et al.：Avian influenza A（H5N1）in 10 patients in Vietnam. N Engl J Med, 350：1179-1188, 2004.
21) Hai-Nv Gao, Hong-Zhou Lu, et al.：Clinical findings in 111 cases of influenza A（H7N9）virus infection. N Engl J Med, 368（24）：2277-2285, 2013.
22) 林純, 古庄憲浩, 他：最新のマスクとうがいの効用. 臨牀と研究, 83（12）：1807-1812, 2006.
23) Inoue S, Yamashita K, et al.：Surveillance of viral gastroenteritis in Japan：Pediatric cases and outbreak incidents. J Infect Dis, 181（Suppl 2）：S270-274, 2000.
24) 達川政文, 澤山泰典, 他：ステロイドパルス, ビタミンA大量及びγグロブリンの併用療法が有効であった成人麻疹肺炎の1症例. 感染症誌, 75（11）：989-993, 2001.
25) 中山哲夫：麻疹の流行と対策. モダンメディア, 48（3）：55-61, 2002.

■2章 感染の知識

2-2 院内で問題となる微生物と感染症
4）輸入感染症

Point

①熱帯・亜熱帯地域では，マラリアやデング熱など蚊が媒介する感染症が存在するため，防蚊対策が重要である。

②海外旅行者が最も罹患する頻度が高い感染症は，経口感染による旅行者下痢症である。

③狂犬病は動物に咬まれることで発症し，いったん発症すればほぼ100%死亡するが，ワクチンによる発症予防が可能である。

④鳥インフルエンザ（H5N1およびH7N9）のヒトへの感染が世界各地で報告されている。

⑤海外より帰国後の感染症患者の場合，渡航先の感染症流行状況や臨床症状をふまえて適切な院内感染対策をすることが重要である。

❖ はじめに

　近年，わが国の海外渡航者数は増え続け，年間1,800万人以上に上っている。交通機関の発達がめざましい今日では，たとえ地球の反対側の地域であっても数日で行くことが可能となった。しかし，便利になった反面，人間の移動とともに病原体の移動も起こり，2003年の重症急性呼吸器症候群（SARS）や2009年のパンデミック（H1N1）2009のような世界規模の感染症が再び発生する可能性は高い。

　感染症の場合，潜伏期があるため海外渡航先で感染し，帰国してから発症するケースも少なくない。また，ペットブームで世界各地から動物が輸入されてきており，これらがもつ病原体も感染症の原因となり得る。世界中には，日本にはない感染症が多く存在しており，飲食物が原因の旅行者下痢症やA型肝炎，ヒト-ヒトで感染するインフルエンザ，蚊の媒介によるマラリアやデング熱，性行為によるB型肝炎，外傷による破傷風，動物咬傷による狂犬病など，さまざまである（図）。渡航先で実際に罹患する日本人も増加傾向にあることから，渡航地で流行する感染症に対する情報収集や予防が大切である。

2章　感染の知識

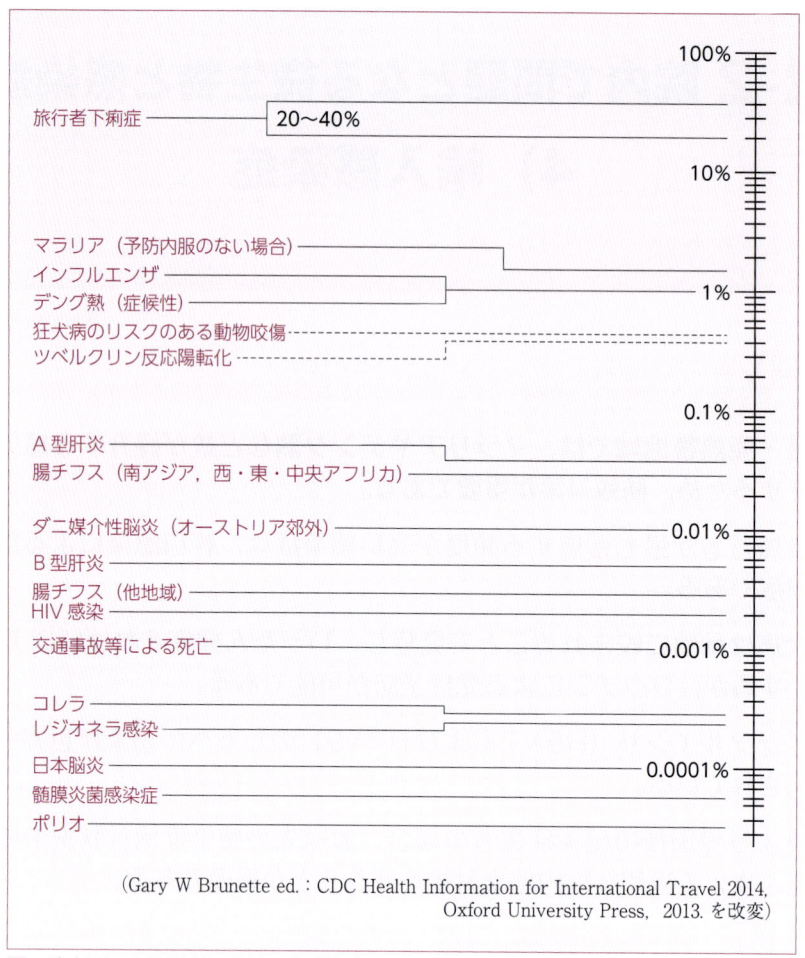

```
旅行者下痢症 ────────── 20〜40%

マラリア（予防内服のない場合）─────┐
インフルエンザ ───────────────┤
デング熱（症候性）──────────────┘  1%
狂犬病のリスクのある動物咬傷 ─────────┐
ツベルクリン反応陽転化 ─────────────┘

                                       0.1%
A型肝炎 ──────────────────────┐
腸チフス（南アジア，西・東・中央アフリカ）─┘

ダニ媒介性脳炎（オーストリア郊外）─────  0.01%
B型肝炎
腸チフス（他地域）
HIV感染

交通事故等による死亡 ──────────  0.001%

コレラ
レジオネラ感染

日本脳炎 ────────────  0.0001%
髄膜炎菌感染症
ポリオ
```

(Gary W Brunette ed.：CDC Health Information for International Travel 2014, Oxford University Press, 2013. を改変)

図　途上国への旅行者における各感染症の1カ月間の推定罹患率

❖ 節足動物が媒介する疾患

　節足動物，特に蚊を介して感染する疾患には，マラリア，デング熱，日本脳炎，チクングニア，黄熱，ウエストナイル熱などがあるが，その中でもマラリア，デング熱は熱帯，亜熱帯地域で広く流行し，患者発生数も多いため十分な注意が必要である。

1．マラリア

　マラリアはハマダラカが媒介する感染症であり，全世界で年間2億人以上が感染し，毎年65万人以上が死亡していると推定されている[1]。流行地域はアフリカ，アジア，中南米などの熱帯，亜熱帯諸国で，①熱帯熱マラリア，②三日熱マラリア，③四日熱マラリア，④卵形マラリア──の4種類があり，地域により流行する種類が異なる。

　症状は発熱，悪寒，筋肉痛，頭痛などである。熱帯熱マラリアは悪性マラリアとも

呼ばれ，治療の遅れなどにより重症化すると，意識障害，ショックや腎不全を伴う重症マラリアとなり，致命的になることもある。診断は十分な問診を行ったうえで，ギムザ染色による感染赤血球の確認が最も有用であるが，近年は抗原を検出する迅速検査やPCR検査も活用される。

　流行地に行く際は，なるべく露出部分の少ない服装で，防虫スプレー，蚊帳あるいは蚊取り線香などを用いる防蚊対策が重要である。予防内服も状況によって考慮され，わが国ではメフロキンに加え，2012年よりアトバコン・プログアニルも使用可能となった。マラリアは針刺しにより感染することがあるため，医療従事者においては，医療行為や血液を扱う際に十分注意が必要である[2,3]。

2. デング熱

　デング熱は，ネッタイシマカやヒトスジシマカが媒介するデングウイルスによる感染症である。東南アジア，アフリカ，中東をはじめ熱帯，亜熱帯地域に広く流行している。潜伏期間は3～14日（多くは4～7日）で，突然の発熱，関節痛，頭痛などで発症し，発熱後3，4日目に発疹がみられる。症状は通常3～7日程度で消失し，自然回復する。デング出血熱は，前述の経過をたどる患者の一部に起こり，解熱傾向の頃に出血傾向と血漿漏出を主症状とするもので，ときに致死的病態をたどる。

　デングウイルス感染の診断には，発症後5日以内はRT-PCRや抗原の検出，7日以後は特異的IgM抗体の検出が有用である。予防法は防蚊対策のみであり，ワクチンは開発中であるが現時点では臨床応用されていない。治療も特異的な抗ウイルス剤はなく，対症療法が主体である。潜伏期間より帰国後に発症することもあり，針刺しにより感染することもあるため，医療行為や血液を扱う際には十分注意が必要である[4,5]。

❖ 経口感染による感染症

　旅行者下痢症は海外旅行者が最も罹患しやすい疾患であり，その多くは経口感染によって引き起こされる腸管感染症である。病原体としては細菌，原虫，ウイルスなどがある。また，A型肝炎も飲食物での経口感染によって起こる，海外旅行者にとっては比較的発症頻度の高い疾患である。渡航地での飲食は必須であるため，経口感染は最も頻度の高い感染症である。

1. 細菌性腸管感染症

　旅行者下痢症の中でも最も頻度が高く，病原性大腸菌，細菌性赤痢，コレラ，ビブリオ，サルモネラ，カンピロバクターなどがあげられる。中でも細菌性赤痢は集団発生を除けば約95％が海外渡航歴を有し，診断が遅れた場合は容易に二次感染する危険性があることを医療従事者は十分理解しておく必要がある[2]。わが国で検出されるコレラも80％以上が海外渡航歴を有し，国内発症例では輸入された食品により感染するケースもみられる。

主症状は下痢であるが，重症の場合は1日10L以上に及ぶこともある。治療は脱水に対する水分・電解質の補給が主体となるが，ニューキノロン系，テトラサイクリンなどの抗生物質が使用される場合もある。細菌性腸管感染症の多くは適切な抗生物質の投与により改善するが，感染性の高い病原体の場合は院内で二次感染することもあるため，特に海外より帰国後の下痢症の場合は注意し，必要に応じて感染予防を十分に行ったうえで，個室管理や吐物・汚物の処理を行う必要がある。

2. 原虫性腸管感染症

発展途上国より帰国後，遷延化する下痢の場合に特に疑われ，ジアルジア症，アメーバ赤痢などがあげられる。治療はメトロニダゾールなどが用いられる。また，クリプトスポリジウム症も激しい水様性下痢と腹痛を主訴とする原虫性疾患であり，健常者が感染すると自然治癒する場合が多いが，免疫が低下した人が感染すると重症化することがあるので注意を要する。

3. ウイルス性腸管感染症

ウイルス性腸管感染症にはロタウイルスやノロウイルスがあげられる。特異的な治療はなく，輸液などの対症療法が主体となる。特に，近年ノロウイルスはわが国でも医療従事者の手指などを介した院内感染が大きな問題となっている。ノロウイルスの感染力は非常に強く，わずかなウイルスが口の中に入るだけで感染を起こす。ノロウイルスは消毒用アルコールに対し抵抗性があるため，擦式アルコール手指消毒では効果が低く，流水による十分な手洗いが勧められる。

❖ 外傷，動物咬傷により感染する疾患

外傷により感染する代表的な疾患としては破傷風があり，動物咬傷により感染する疾患としては狂犬病があげられる。2006年，フィリピンより帰国した日本人2名が狂犬病を発症して亡くなり，衝撃を与えた。日本では飼い犬に狂犬病ワクチンの接種を義務づけており，国内での狂犬病の発症は約50年間なかったが，世界的には狂犬病が存在する国のほうが圧倒的に多く，毎年多くの人が狂犬病で亡くなっている。

狂犬病はイヌだけでなく，ネコ，キツネ，アライグマ，コウモリなどの狂犬病ウイルスに感染した動物に咬まれることにより感染し，緩徐に増殖し，末梢神経から神経，脊髄，脳の順に侵入していく。覚えておかなければならないのは，狂犬病は治療法がなく，発症すればほぼ100％死に至る病気だが，ワクチンで予防可能な疾患であり，潜伏期間が通常1〜3カ月と比較的長いため，動物に咬まれた後もワクチン接種は有効だということである[6]。

❖ 接触，飛沫感染により感染する疾患

　接触，飛沫感染による感染症は，病院内で容易に感染が拡大しやすい。2003年に世界的に大流行した新興感染症のSARSは当初，主として院内感染によって感染が拡大し，多くの医療従事者が感染した[7]。幸いSARSはわが国では発生がなかったが，2009年に世界的に大流行したパンデミック（H1N1）2009は，わが国でも主として学校を中心に感染が広がり，季節性インフルエンザの流行が通常みられる冬ではなく，夏から秋にかけて大流行した。

　近年，世界中で鳥インフルエンザ（H5N1およびH7N9）のヒトへの感染が発生しており，特に東南アジアでの発生例が多いため，地理的に近い本邦でも輸入感染症として注意が必要である。現時点ではヒト-ヒト感染は確認されていないが，元来インフルエンザは変異を起こしやすい。現在の病原性を保ったままヒト-ヒト感染を引き起こす新型インフルエンザが発生すると，SARSより病原性が強く，社会的により大きなダメージを引き起こす恐れがある。現時点では，鳥インフルエンザ（H5N1およびH7N9）が発生している国や地域で鳥がいる農場などに近寄らないことが重要であるが，これらの発生地域より帰国し，インフルエンザ様症状がある患者が来院した場合は，手洗いやマスクなどの接触・飛沫感染対策を徹底することが大切である。

❖ おわりに

　海外旅行者が年々増加している状況下において，今後も輸入感染症は増加していくことが予想される。したがって病院内においても，海外より帰国後に感染症を発症している患者については，渡航先の感染症流行状況を考慮し，臨床症状もふまえて感染経路を推察し，適切な院内感染対策をすることが重要である。

（渡邊　浩）

【文　献】

1) Gary W Brunette ed.：CDC Health Information for International Travel 2014, Oxford University Press, 2013.
2) Hoeprich PD, Jordan MC, et al. ed.：Infectious Disease 5th ed., Lippincott Williams and Wilkins, 1994.
3) 水野泰孝：マラリア．小児科診療，65（12）：2140-2144，2002．
4) 秦亮，渡邊浩：デング熱．診断と治療，98（8）：1337-1343，2010．
5) World Health Organization and the Special Programme for Research and Training in Tropical Diseases：Dengue：Guidelines for diagnosis, treatment, prevention and control. New Edition 2009, Geneva, 2009.
6) 日本渡航医学会　海外渡航者のためのワクチンガイドライン2010作成委員会：海外渡航者のためのワクチンガイドライン2010．協和企画，2011．
7) 渡辺浩：SARS．医学のあゆみ，208（1）：53-56，2004．

■2章 感染の知識

2-2 院内で問題となる微生物と感染症
5）疥癬

Point

①疥癬はヒゼンダニによる寄生性皮膚疾患である。

②ヒゼンダニは角層内に寄生し，雌成虫は4～6週の生涯の間に100個前後産卵する。

③疥癬には通常型疥癬と角化型疥癬とがある。角化型疥癬は，免疫能が低下した患者や通常型疥癬に対し副腎皮質ステロイド外用剤を誤用して発症することが多い。

④疥癬の皮疹は，紅斑，丘疹，水疱，膿疱，小結節など多彩であるため，疥癬を想起しないと診断は難しい。確定診断は皮膚組織のKOH標本の鏡検により虫体，虫卵を同定することによる。

⑤疥癬治療の第一選択はイベルメクチンの内服である。

⑥正しい治療と予防対策を行うことにより集団発生を防ぐとともに，患者への過度の対処や偏見を生じさせない。

❖ 疥癬とは[1]

　疥癬はヒゼンと呼ばれていた。その呼称が示すとおり，疥癬はヒゼンダニがヒト角層内に寄生することによって発症する。ヒゼンダニの虫体，虫卵，排泄物などに対する生体の免疫・炎症反応により皮膚病変が形成される。免疫・炎症反応には自然免疫と獲得免疫の両者が関与していると推定される。

　ヒゼンダニの雌成虫の体長は0.4mm，雄成虫は雌の約2/3の大きさである（図1）。成虫は4対，幼虫は3対の脚を持つ。雌成虫は前脚2対に吸盤，後脚2対に剛毛を，雄成虫は第3脚に剛毛，他の3対の脚には吸盤を持つ点で雌雄を区別できる。

　幼虫，若虫，雄成虫は皮膚表面を歩き回ったり，角層内に潜んだりしている。雄成虫は夜間に雌成虫を探して移動するため，夜間に痒みが強くなるといわれている。角層内で雄は処女雌成虫と交尾し，交尾後の雌成虫は角層内を移動しつつ〔疥癬トンネ

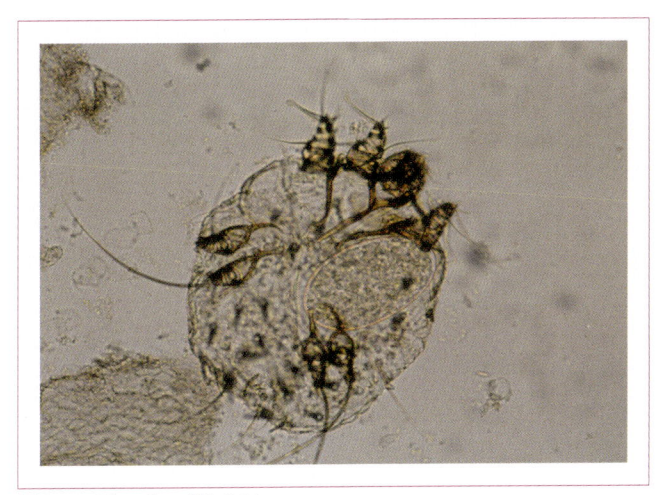

図1　ヒゼンダニ（雌成虫）

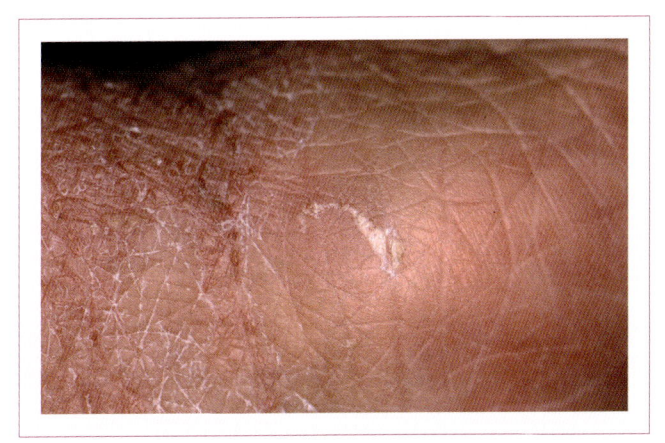

図2　手掌の疥癬トンネル

ル（図2）〕，卵を産み付けていく。産卵数は1日2〜3個で，4〜6週間産卵し続ける。虫卵は3〜4日で孵化し，幼虫となる。幼虫は脱皮を繰り返し，若虫から成虫となる。虫卵から成虫となり再び産卵するまでの期間は10〜14日である。

　ヒゼンダニはヒトを固有宿主とするため，ヒトに終生寄生し続けるが，ヒトから離れると死滅する。それでも，温度25℃・湿度90％で3日間，温度12℃・高湿度では2週間生き続ける。

❖ 感染様式

　ヒゼンダニは体温程度の温もりと高湿度を好む。16℃以下では動かないとされている。
　感染様式には直接感染と間接感染とがある。直接感染は，性行為等により皮膚から皮膚へ直接感染する。最近では高齢者福祉施設等における高齢者とその介護者，および介護者の家族の集団発症例が多い。すなわち，施設では疥癬患者の衣類や寝具等を

一部は融合している

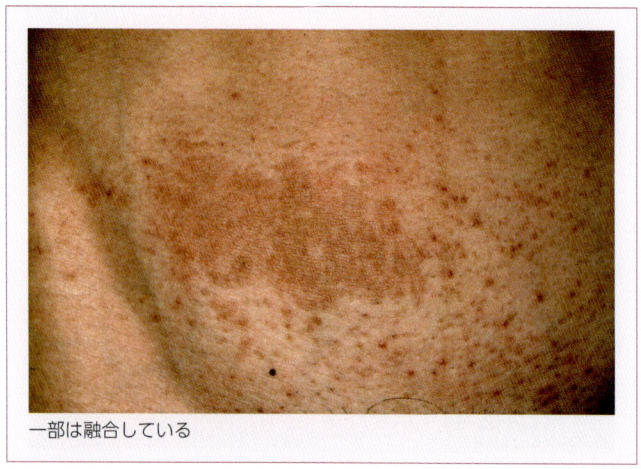

図3　初発疹としての小型の紅斑と丘疹

介して，また，家庭や集団生活（寄宿舎，キャンプ，合宿等）では寝具やこたつなどを介した間接感染が起こる。

間接感染の特殊様式に，角化型疥癬（ノルウェー疥癬）患者の落屑を介するものがある。通常の疥癬では患者1人当たりの疥癬虫数は1,000匹以下だが，角化型疥癬では100万匹を超える。患者の落屑内には多数の疥癬虫が存在し，これが環境中に飛散して非感染者に付着し発症させる。

❖ 病型と感染から症状発現までの期間

病型は，通常型疥癬と角化型疥癬とに分ける。その理由は，両者の感染から症状発現までの期間，臨床症状，感染予防対策が異なるからである。

通常型疥癬は，感染から症状発現までに約1ヵ月を要する。これはダニの増殖と，ダニおよびその排泄物等に対する感作成立までに必要な期間と考えられる。一方，角化型疥癬は感染時のダニ数が多いため，感染から症状発現までの期間は短く，1週間前後で発症することもある。

❖ 臨床症状

1. 通常型疥癬

皮疹は多彩である。初発疹は粟粒大前後の紅斑および丘疹であり（図3），水疱や膿疱を混じることもある（図4）。また，搔破によるびらん，痂皮，鱗屑などの二次的修飾が加わり湿疹病変を呈することもある。皮疹は，頭頸部以外の体幹，四肢，掌蹠，指趾間などのいずれの部位にも生じる。

外陰部，臀部，肘頭，肘窩では小結節を呈することがある（図5）。この小結節は，治療によりダニが消滅しても，数カ月以上残存することがある。

疥癬を疑う根拠となる特異的発疹は疥癬トンネルである（図2）。疥癬トンネルは，ダ

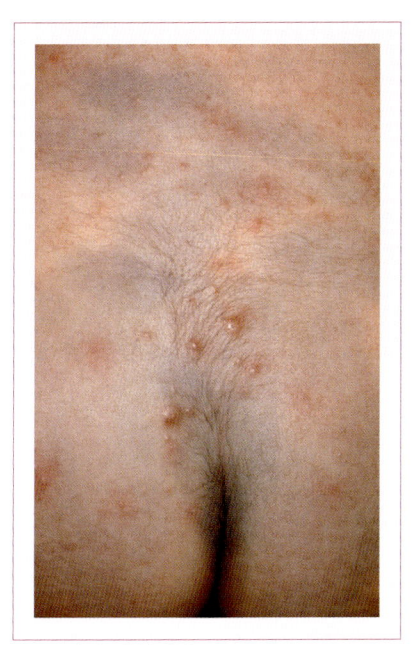

図4 膿疱（乳児例）

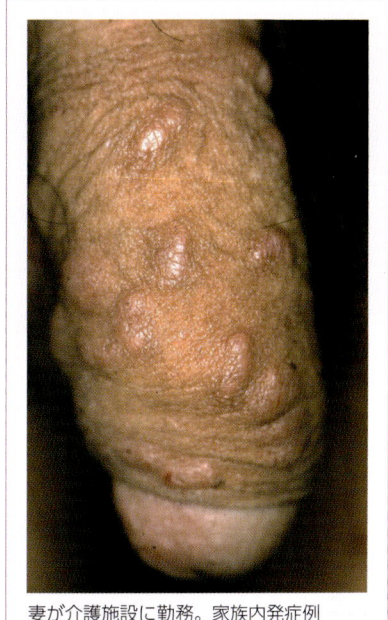

図5 陰茎の小結節
妻が介護施設に勤務。家族内発症例

ニが角層内を移動するときに形成される線状の皮疹で，掌蹠などの角層の厚い部位では角層が線状に浮き上がるため発見しやすい。トンネル先端部分に雌成虫が存在する。

2. 角化型疥癬

本症は，加齢に加えて重症感染症や悪性腫瘍などの基礎疾患を有する患者，副腎皮質ステロイド薬や免疫抑制薬内服中の患者など，免疫反応が低下した状態の患者に発症する。角化型疥癬は発症初期から角化を呈することはまれで，湿疹や紅皮症と誤診され，副腎皮質ステロイド外用剤（皮膚局所の生体防御機構のひとつである免疫・炎症反応を抑制する）を使用しているうちに，通常型から角化型へ移行する例が多い。

臨床症状として，手や骨突出部位に厚い鱗屑（肥厚した角層）が固着しているのが特徴である（図6）。また，通常型では侵されることの少ない頭頸部や爪床にも病変が及ぶ。爪床病変は爪白癬との鑑別を要する。

❖ 診断

疥癬の皮疹は多彩であるため，診断は疥癬を疑うことから始まる。確定診断は鱗屑，水疱，丘疹から皮膚組織を採取してKOH標本を作製し，光学顕微鏡で虫体，虫卵，卵殻を確認することで確定する（図7）。検出率が高い皮疹は疥癬トンネルである。疥癬トンネルを探し，トンネルの先端部分から皮膚組織を採取することが確実な診断への近道である。疥癬トンネルが見つからないときには，複数の皮疹からサンプルを採取して鏡検する。

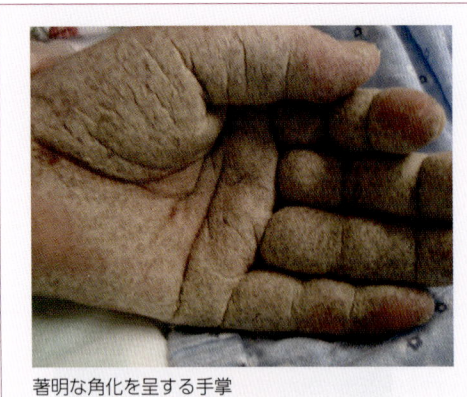

著明な角化を呈する手掌　　　　　多数の疥癬トンネル
図6　角化型疥癬

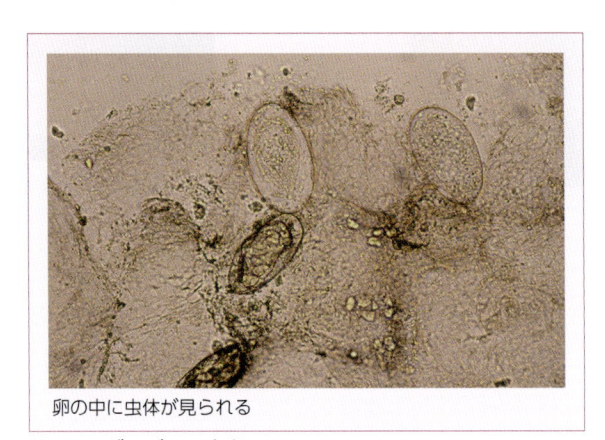

卵の中に虫体が見られる
図7　ヒゼンダニの虫卵

　疥癬が強く疑われるにもかかわらず診断確定に至らない場合には，1週間後に再度受診させて再検査する。

❖ 治療[2]

1. 内服療法

　イベルメクチン（ストロメクトール）は，神経遮断作用を介してヒゼンダニを麻痺させ死滅させる。本邦では2006年から疥癬の治療薬として保険収載された。有効性が高く，比較的安全で，内服方法も簡便であり，疥癬治療の第一選択となっている。ただし，薬剤が病変部に到達しないため，爪部疥癬には無効である。肥厚した角層や爪を物理的に可能な限り除去し，外用療法を行う。

　1回の投与量は200μg/kgで，空腹時に1回投与する（1錠3mgで，体重60kgなら4錠）。虫卵には効かないため，孵化までの期間を考慮して1週間後に再投与する。この再投与は，1週間後に虫体や虫卵を検出，あるいは新たに疥癬に合致し皮疹を確認した場合に行うのが原則だが，完治を期待して2回行うことが多い。角化型疥癬では，2回以上の投与を要することもある。

2. 外用療法

イベルメクチンが登場するまでは，外用療法が唯一の治療方法であった。現在，硫黄製剤のみに保険適用があるが，有効性が高いとはいえない。止痒薬のクロタミトン（オイラックス）含有クリームは，2007年以降から疥癬治療薬として保険診療上も正式に認められている。しかし，その効果は内服治療に比べて高くはなく，2週間以上の長期外用が必要である。なお，副腎皮質ステロイド薬を含有するオイラックスHクリームは疥癬治療には適さない。

γ-BHC製剤（リンデン）や安息香酸ベンジルローションは，試薬を使用した院内製剤である。また，1%γ-BHC含有白色ワセリン軟膏の有効性は高く，頸から下の全身に塗布し6時間後に洗い流す。これを1週間空けて1～2回行うが，使用量が多すぎると中枢神経障害を引き起こすので注意が必要である。ただし，現在は行政指導によりγ-BHCの新規購入はできない。

❖ 感染予防対策[3]

通常型疥癬はダニの数も少ないため，通常の感染予防対策で十分である。患者の隔離，病室への殺虫剤散布は必要ない。これに対して角化型疥癬は，感染力が非常に高いため，個室への隔離，介護時の予防着・手袋の着用，患者が使用した衣類や寝具などの洗濯方法に特別な配慮を要する。疥癬診療ガイドラインで示されている疥癬予防のポイントを以下に挙げる。

1. 隔離

- **角化型疥癬**：個室に隔離のうえ治療を開始し，また，患者はベッド，寝具ごと移動する。隔離期間は治療開始後，1～2週間。なお，隔離にあたっては患者の同意をとり，人権に配慮する。
- **通常疥癬**：隔離は不要。

2. 身体介護

角化型疥癬，通常型疥癬ともに手洗いの励行が必要となる。また，角化型疥癬は隔離期間のみ，予防衣・手袋を着用し，使用後の予防衣・手袋は落屑が飛び散らないようにポリ袋に入れる。

3. リネン類の管理

- **角化型疥癬**：シーツ・寝具・衣類の交換は，①外用剤処置し，洗い流した後，②イベルメクチン内服の翌日――に行う。洗濯物の運搬時には，落屑が飛び散らないようにビニール袋に入れ，ピレスロイド系殺虫剤を噴霧し24時間密封する。また，洗濯は普通に洗濯後乾燥機を使用するか，50℃10分間熱処理後，普通に洗濯する。
- **通常疥癬**：シーツ・寝具・衣類の交換は通常の方法で行う。洗濯物の運搬時には注

意を要するが，洗濯は普通の選択でよい。

4. 居室・環境整備
- **角化型疥癬**：患者がいた居室は2週間閉鎖するか，殺虫剤を1回散布する。また，掃除の際は，落屑を残さないように掃除機で清掃する。布団には，治療終了時に1回だけ熱乾燥またはピレスロイド系殺虫剤散布後掃除機をかける。車椅子，ストレッチャーは患者専用とし，隔離解除時に掃除機をかけるか，ピレスロイド系殺虫剤を散布。立ち回った場所には殺虫剤を1回だけ散布する。
- **通常疥癬**：患者がいた居室への殺虫剤散布は不要で，掃除は通常の方法で行う。また，布団の消毒は不要で，車椅子，ストレッチャーを患者専用とする必要もない。立ち回った場所への殺虫剤散布も不要である。

5. 入浴
- **角化型疥癬**：入浴は最後とし，浴槽や流しは水で流す。また，脱衣所に掃除機をかける。
- **通常疥癬**：特に対策は不要。

6. 接触者への予防的治療
- **角化型疥癬**：同室者は予防的治療を検討する。職員は患者との接触の頻度・密度を配慮して予防的治療を検討する。
- **通常疥癬**：雑魚寝状態なら同室者・家族などには予防的治療を検討する。

　感染の拡大を防ぐには，感染患者の感染経路を明らかにすることである。感染の可能性のある患者，医療関係者およびその家族に対しては，皮膚症状の有無を確認し，有症者は医師が診察する。なお，感染後間もない場合は無症状であるため，皮膚症状に気づいたら直ちに再診するように説明しておく。

❖ おわりに

　疥癬の皮膚症状は多彩であるため，誤診されることが少なくない。通常の湿疹や真菌症の治療を行っても軽快しない，あるいは悪化するような瘙痒を伴う皮膚症状を呈する患者では，疥癬である可能性を想起する習慣を身につけておく。正確な治療と予防の知識により，集団発生を防ぐとともに，患者への過度の対処や偏見を生じさせないことが大切である。

(石川　治)

【文　献】
1) 大滝倫子：疥癬．最新皮膚科学体系16（玉置邦彦・総編集），56-63，中山書店，2003．
2) 朝比奈昭彦，石井則久：疥癬を見逃さないために．診断と治療，99（増）：58-65，2011．
3) 石井則久，朝比奈昭彦，他：疥癬診療ガイドライン（第2版）．日皮会誌，117（1）：1-13，2007．

■2章 感染の知識

2-3 在宅・介護施設における感染の特徴

Point

①在宅や介護施設では，市中感染症に対する標準予防策を講じる体制を整備する。

②ノロウイルスは，微量のウイルスで感染が成立し，85℃・1分間以上の加熱で死滅する。ノロウイルスによる感染性胃腸炎では，症状消失後もウイルスの便中排泄がしばらく続く。

③抗インフルエンザウイルス薬の投与は，発症後できる限り早期に投与を行う。インフルエンザの重篤な合併症は，小児の脳症や高齢者の肺炎である。

④年間2万2千人以上の結核患者が発生し，患者の高齢化も進んでいる。最近の結核治療は，DOTS（短期化学療法による医師の直接観察下の服薬治療）が主流となっている。

⑤角化型疥癬の感染力は非常に強力で集団発生の原因となるため，好発部位の観察を注意深く行い，見逃さないように気を付ける。

⑥レジオネラ属菌による感染症には，ポンティアック熱とレジオネラ肺炎があり，エアロゾル吸入が感染経路となりやすい。

❖ 在宅・介護施設における感染の状況

　　大手術や化学療法，免疫抑制療法が頻繁に行われ，抗菌薬が多用される大学病院や総合病院と，特別養護老人ホームや老人保健施設など，慢性疾患をもつ利用者が生活する介護施設や高齢者らが療養を行う在宅では，流行しやすい感染症の種類は大きく異なる。感染対策の対象疾患としては以下のものが挙げられる。

- 市中感染症：インフルエンザ，結核，疥癬，ノロウイルス感染症，食中毒など
- 耐性菌感染症：MRSA，多剤耐性緑膿菌など
- 血液媒介型感染症：B型・C型肝炎，HIV，梅毒など

1. 市中感染症

　先端的医療を行う病院においては，すべての感染症に対する厳重な対応が求められる一方で，慢性疾患への対応や介護を目的とする施設や在宅では，市中感染症の流行対策が中心となる。ノロウイルス感染性胃腸炎やインフルエンザなどの市中感染症は，施設利用者のみでなく，職員も罹患しやすく，自身が利用者に媒介しないように気を付けなければならない。介護施設においては，市中感染症を職員が持ち込むことにより，施設内流行を来すことがある。

2. 耐性菌感染症

　メチシリン耐性黄色ブドウ球菌（MRSA）や多剤耐性菌については，これらの菌が定着した保菌状態を理由に，介護施設の入所に制限を設ける必然性はなく，入所後も一般清潔動作を行い特別な対応は不必要であるが，喀痰や褥瘡からの排菌量が多い場合は，個室隔離を要する。

　要介護高齢者や在宅療養者は感染症に対してハイリスク者であり，介護施設や在宅においても，あらゆる病原体を念頭においた標準予防策（スタンダード・プリコーション；standard precaution）が重要である。介護職員らによる痰の吸引などの実施が法整備されたが，喀痰吸引の実施範囲は鼻腔内・口腔内・気管カニューレ内であり，咽頭内・気管内は対象範囲外とされている。

3. 血液媒介型感染症

　国は施策として在宅医療を推し進めているが，在宅での感染性廃棄物の適切な取り扱いも重要性が高まっていく。過去には，一般ごみに捨てられたインスリン皮下注射の使用済みの注射針で，ごみ収集業者職員が針刺しを起こしたケースもあり，患者・家族への啓蒙も必要となる。

　職員の針刺しなどによる血液媒介型感染症の対策は，病院より頻度は低いものの介護施設などにおいても必要である。免疫正常者では，B型肝炎ワクチン予防接種者の90～95％に抗体産生がみられ，一度抗体産生を生じていれば，追加接種を行わなくてもウイルスに対する抵抗性は保たれる。

　B型肝炎ワクチン予防接種を計2クール施行後も抗体産生がみられない場合は，ワクチン以外の予防策を講じる。わが国のB型肝炎ウイルス（HBV）既往感染例の頻度は50歳以上の20～25％とされるが，HBVのキャリアや既感染者の免疫抑制療法において，HBV再活性化によるDe novoのB型肝炎を発症し，致死的な劇症肝炎を生じることがある。HBV-DNAのモニタリングや核酸アナログ製剤の発症予防投与により，これらの重篤な肝炎は回避可能である。最近では，介護施設から通院して化学療法を受ける利用者もいるため注意を要する。

　介護施設などにおける集団発生時の対応として，2005年2月に「社会福祉施設等における感染症等発生時に係る報告について」と題し，厚生労働省より表1のような内

表1　通知「社会福祉施設等における感染症等発生時に係る報告について」の主な記載内容

- 社会福祉施設等において，職員が利用者の感染症や食中毒を疑ったときは速やかに施設長に報告する体制を整え，施設長は必要な指示を行う。
- 感染症や食中毒の発生，あるいはそれが疑われる場合は，施設の医師および看護職員は速やかな対応を行い，地域の医療機関等との連携を図る。その際，有症者の状況やそれぞれに講じた措置等を記録する。
- 施設長は，以下に記す状況の場合は速やかに市町村等の社会福祉施設等主管部局および保健所に，有症者の人数，症状，対応状況を報告し，指示を求める。
  ・同一の感染症もしくは食中毒による，またはそれらによると疑われる死亡者または重篤患者が1週間以内に2名以上発生した場合
  ・同一の感染症もしくは食中毒の患者またはそれらが疑われる者が10名以上または全利用者の半数以上発生した場合
  ・通常の発生動向を上回る感染症等の発生が疑われ，施設長が報告を必要と認めた場合
  上記の報告を行った施設は，医師等と連携のうえ，血液，便，吐物等の検体を確保する。
- 社会福祉施設では，職員の健康管理を徹底し，職員や来訪者の健康状態によっては利用者との接触を制限したり，職員および利用者に対して手洗いやうがいの励行等の衛生教育の徹底を図ったりするなど適切な措置を講ずる。また，年1回以上，職員を対象として衛生管理に関する研修を行う。

容の通知が出されている。

4. 認知症と感染症

　そのほか，介護施設や在宅高齢者に関わる課題として認知症がある。わが国における見守りを要する日常生活自立度Ⅱ以上の認知症の今後の推計は，2015年で345万人，2020年で470万人とされ，65歳以上の高齢者に占める割合はいずれも1割を超える。2010年に同様の認知症者280万人のうち半数の140万人の居場所は居宅であり，介護保険3施設では，見守りを要する以上の認知症高齢者が入所者の8〜9割を占めている。

　身体拘束をやむを得ず考慮する必須の3要件は，①切迫性，②非代替性，③一時性と定められている。切迫性は命に関わること，非代替性はどうしても他に替わる手法がないこと，一時性は必ず一時的であることであり，徘徊や静止の困難な認知症高齢者が感染症に罹患した際の対応については，安易に拘束を行ってはならない。高齢者虐待防止法も施行され，実際の医療や介護の現場では感染対策に苦慮している事例もしばしばみられるが，多職種で議論を行うなど個別に慎重に対応していかざるを得ない。どのような対応においても，人権の尊重が損なわれることは決してあってはならない。最後に，徘徊，異食，攻撃的言動などの認知症のBPSD（行動心理的症状）は，良質な認知症ケアを行うほど出現頻度が低下する傾向にあることを追記する。

　以下に，在宅や介護施設でしばしば遭遇する主な感染症について記述する。

❖ ノロウイルスによる感染性胃腸炎

1. ノロウイルスの社会問題化

　1968年に米国オハイオ州ノーウォークの小学校で急性胃腸炎の集団発生があり，その糞便からウイルスが検出されノーウォークウイルスと呼ばれていたが，1972年

に電子顕微鏡下でその形態が明らかにされ，ノーウォークウイルスまたはノーウォーク様ウイルス，あるいはこれらを総称して小型球形ウイルス（Small Round Structured Viruses；SRSV）と呼称していた。

その後，2002年の国際ウイルス学会でノロウイルス（Norovirus）と命名され，日本でも2003年に食品衛生法の一部が改正され，ノロウイルス性食中毒の原因ウイルスである小型球形ウイルスがノロウイルスに改められた。

2005年1月には，高齢者施設における集団発生が全国で相次ぎ大きな社会問題となった。わが国の2012年の食中毒統計では，ノロウイルスによる食中毒は，総事件数1,100件のうち416件（37.8％）を占め，総患者数2万6,699人のうち1万7,632人（66.0％）を占めている。

2. ノロウイルスの特徴

・次亜塩素酸ナトリウムの有効性

ノロウイルスは，ヒトの小腸でのみ増殖し，培養細胞や動物実験で人工的に増殖することができないため不明な点も多い。また，ノロウイルスは85℃・1分間以上の加熱で死滅し，消毒剤では次亜塩素酸ナトリウムが有効である。次亜塩素酸ナトリウムで消毒を行う場合は，対象となる検体や器具などにおいて消毒剤の濃度が異なる。

次亜塩素酸ナトリウムは，60℃以上の高温で失活するため保管環境に気を付ける。消毒用エタノールも無効とは言えないが，流水と普通石鹸または浴用石鹸による20秒以上の徹底的な手洗いでノロウイルスが減少する。手指消毒薬は，これらの代用とはならず補助手段の位置付けとなる。

・感染力

ノロウイルスには40種類以上の多くの遺伝子の型があり，毎年流行を起こしやすく，1シーズンに何回も感染する可能性がある。2001年以降，世界中の集団感染のほとんどはGⅡ.4である。経験的に，同じタイプのウイルスの場合には感染後1〜2カ月間は感染しないといわれている。ノロウイルス感染性胃腸炎患者の糞便や嘔吐物には1gあたり1,000万〜10億個の多量のウイルスが存在する一方，100個以下の少量，わずか18個のウイルスでも感染が成立し得る。

・症状

ノロウイルス感染性胃腸炎の潜伏期は12〜48時間で，非血性の水溶性下痢・嘔吐・吐気・腹痛を主症状として急発症する。通常発症後1〜3日で回復するが，虚弱な高齢者では4〜6日間続くこともある。

高齢者では，脱水や嘔吐物誤飲による窒息に注意する。ウイルスの便中排泄のピークは感染後2〜5日であるが，最大4週間程度排泄が続くため，介護職員らが感染した際の復帰後の職場配置に注意する。特に，厨房職員の場合は，一定期間調理業務から洗浄業務へシフトする工夫も必要となる。また，不顕性感染の割合も最大30％とされ，以前に冬場の流行期に行った厨房職員の抜き打ち検査において，健常者26人中4人から

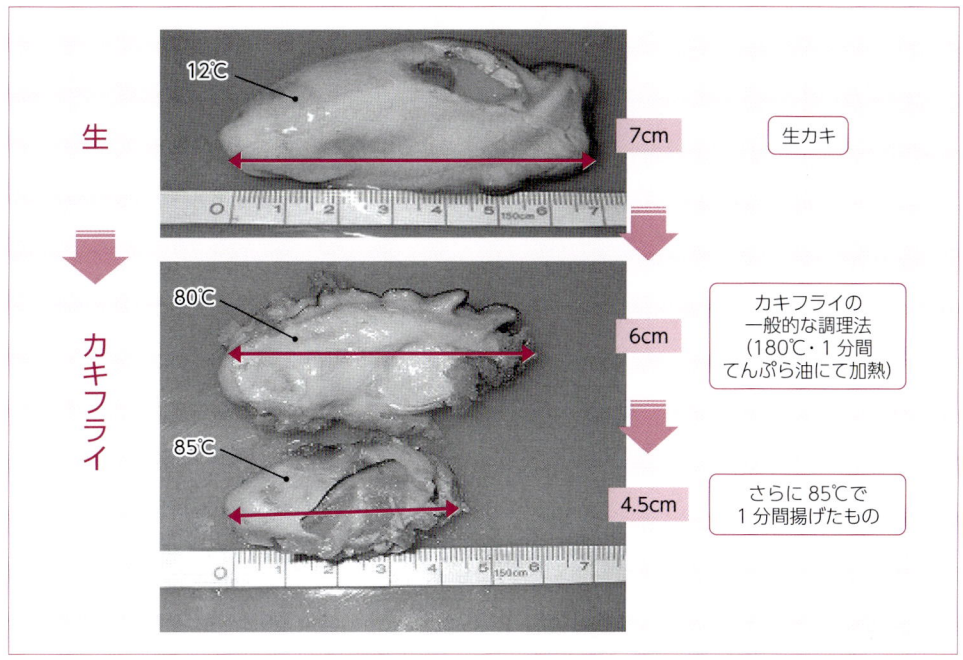

図　調理によるカキの形状変化

ノロウイルスを検出した経験がある。補助診断に用いる免疫クロマト法による迅速キット検査は，3歳未満と65歳以上に保険適用されている。治療は，水分・電解質補給や輸液等の対症療法を行い，ウイルスを排泄させるため止痢剤は用いない。

3. ノロウイルスの感染経路

主な感染経路を以下に示す。

・**食中毒感染**

ノロウイルスに感染した二枚貝など（特に生カキ，その他アサリ，シジミ，ハマグリなど）を十分加熱せずに食べた場合であり，発生件数も11月から増加し始め，1〜2月にピークとなり，生カキを食する時期と一致している。カキの中腸腺と呼ばれる黒褐色をした部分にウイルスが多く存在する。

最近では，ノロウイルスによる感染性胃腸炎は1年中発生しており，冬場の感染症と決めつけないほうがよい。なお，加熱前の生カキを85℃・1分間加熱すると，縦横半分程度のサイズに縮んで中腸腺は凝固する（図）。

・**食材感染**

カキなどの二枚貝を殻から出して洗う際は，まな板などの調理器具をノロウイルスで汚染することがあり，汚染された調理器具を介して感染する。また，ノロウイルスに感染した調理従業者の手指などを介して感染することもある。

・**糞口感染**

ノロウイルス感染者の糞便や嘔吐物には，多量のノロウイルスが含まれており，糞

表2 20世紀のパンデミックインフルエンザ

パンデミック	インフルエンザA型のタイプ	基本再生産数（R0）	推定致死率	世界中での推定超過死亡数	主要な罹患した年齢層
1918～19年 スペインかぜ	H1N1	1.54～1.83	2～3%	2,000～5,000万人	若年成人
1957～58年 アジアかぜ	H2N2	1.5	<0.2%	100～400万人	小児
1968～69年 香港かぜ	H3N2	1.28～1.56	<0.2%	100～400万人	全ての年齢を通じて

便や嘔吐物が感染源となって二次感染を引き起こす。汚染された蛇口，ドアノブ，手すり，トイレの便座なども感染源となる。介護施設などで流行した際には，感染者と非感染者の使用するトイレを区別する。

また，嘔吐物の処理が遅れると，嘔吐物の残りかすが乾燥してウイルス粒子が浮遊したり，嘔吐時の飛沫に含まれるウイルス粒子がエアロゾル化したりして感染拡大する。カーペットや絨毯の嘔吐物の処理の際には，漂白作用のある次亜塩素酸ナトリウムは使用しづらいため，スチームアイロンで100℃・2～3分程度の熱処理を行う。

高齢者施設では，感染対策が不十分なまま介護を行った職員を介して，利用者や職員に感染が次々と広がっていく集団二次感染が発生しやすい。

・接触感染

ノロウイルス感染者との濃厚な接触などによって感染が成立する。家族や感染している介護者の手指を介する場合など，ヒト同士の接触による感染を生じる。

❖ インフルエンザ

1. 新型インフルエンザの流行

20世紀の代表的なパンデミックインフルエンザは，1918～1919年のスペインかぜ（H1N1），1957～1958年のアジアかぜ（H2N2），1968～1969年の香港かぜ（H3N2）であり，いずれも発生当初は，新型インフルエンザとして猛威を振るった（表2）。特にスペインかぜは若年成人を中心に罹患し，世界中での推定超過死亡数は2,000万～5,000万人に上り，致死率は2～3%と推定された。アジアかぜはパンデミック後に終息し，香港かぜは現在も季節性インフルエンザとして流行を繰り返している。

2009年には，ブタ・ヒト・トリ由来の遺伝子をもつインフルエンザ（H1N1）2009による新型インフルエンザが，わが国でも小児を中心に流行した。高齢者には免疫があり，介護施設などでの流行はほとんどみられず，現在は季節性インフルエンザの位置付けとなっている。わが国におけるインフルエンザ（H1N1）2009の被害は世界で最も少なく，医療レベルの違いや発症短時間で抗インフルエンザウイルス薬を服用できる環境によるものであった。一方で，抗インフルエンザウイルス薬を発症48時間以内に服用したにもかかわらず死亡した例も散見されており，注意を要する。

2. 各型の特徴と流行

インフルエンザウイルスには，A型・B型・C型の種類があり，A型はヒト・トリ・ブタの間で流行し，変異を起こしやすく大流行の原因となる。B型はヒトの間で流行し変異は起こりにくく，C型は人に感染するが流行は起こりにくい。

インフルエンザウイルスはRNAウイルスで，表面にHA（ヘマグルチニン）・NA（ノイラミニダーゼ）と呼ばれる蛋白をもっている。大流行を引き起こすA型インフルエンザには，理論的にHA16種類×NA9種類の144種類の亜型が存在する。インフルエンザウイルスはHAの働きにより，気道粘膜細胞表面のシアル酸に吸着し粘膜内に侵入後増殖する。次に，NAの働きによって細胞内で増殖したインフルエンザウイルスのHAとシアル酸の結合が切り離され，新しいウイルスが気道に放出される。ウイルスの増殖は発症後2日をピークに下降していくため，抗インフルエンザウイルス薬の投与は発症後できるだけ早いほうがよく，遅くとも48時間以内とされている。

3. 潜伏期間

インフルエンザの潜伏期は通常1〜4日間で平均2日間であるが，インフルエンザ（H1N1）2009では最大7日間であり，ウイルス排泄期間も発症後7日間の症例もみられた。2012年4月の学校保健安全法施行規則の一部改正では，発症後5日を経過するとウイルスがほとんど検出されなくなるという研究報告を踏まえ，出席停止期間について「発症した後5日を経過し，かつ，解熱した後2日を経過するまで」とした。幼児については，低年齢者ほどウイルス排泄が長期に及ぶという医学的知見を踏まえ，「発症した後5日を経過し，かつ，解熱した後3日を経過するまで」とした。

4. 症状

インフルエンザの症状は，38℃以上の発熱・頭痛・腰痛・関節痛・筋肉痛などの全身症状が急に現れることが多く，これらと同時に，あるいはやや遅れて，鼻汁・咽頭痛・咳などの呼吸器症状や時に悪心・嘔吐・下痢・腹痛が出現する。小児の脳炎・脳症および高齢者の肺炎は重篤な合併症であり，抗インフルエンザウイルス薬を用いても脳症の回避は困難である。

インフルエンザ（H1N1）2009が新型インフルエンザとして流行した際には，一部の症例において，ウイルス性肺炎，ARDS，多臓器不全，サイトカインストームの併発もみられた。その他，不顕性感染も一定割合で存在するため注意を要する。

5. 診断

診断については，流行期に突然の高熱やインフルエンザ類似症状をみたら疑う。臨床の現場では，鼻腔ぬぐい液や咽頭ぬぐい液を検体として迅速診断キットを用いて，20分以内でインフルエンザのA，B型の診断を行う。キットの陽性率は症状出現後1〜2日間が高く，検体の感度は鼻腔吸引液，鼻腔ぬぐい液，咽頭ぬぐい液の順で優れ

ており，陽性となるためには鼻腔後壁からウイルスを含んだ十分な検体量を要する。

　発症初期のインフルエンザの陽性率は半数程度であり，特に発症後6時間以内は陽性となりにくく，陰性であっても感染を否定できない。キットの診断はまれに偽陽性もあるが，特異度は100％に近く，陽性ならインフルエンザの可能性が高い。

6. 治療薬
・種類と特徴

　1998年に，A型インフルエンザウイルスに対して効果のあるアマンタジン（シンメトレルなど）が保険適用となり，国内でも使用できるようになった。アマンタジンは元来，抗ウイルス薬として開発されたものだが，日本ではパーキンソン病の治療薬として用いられていた。通常1日100mgを2回に分けて3〜5日間内服するが，高齢者や腎機能低下者では減量しないと中枢神経系の集中力低下，抑うつ，ふらつき，振戦などがみられやすい。発症から48時間以内に投与を開始すると効果がある。

　その後，インフルエンザの治療薬として高い有用性を示すノイラミニダーゼ阻害薬が認可され，現在のインフルエンザ治療薬の主体となっている。当初のノイラミニダーゼ阻害薬として，2000年12月に1日2回5日間吸入するザナミビル（リレンザ），2001年2月に1日2回5日間内服するオセルタミビル（タミフル）が相次いで発売された。両者ともにインフルエンザのA型・B型両者に対して有効であり，いずれも発症後48時間以内に使用開始する。

　その後，2010年1月に点滴静注1回で治療終了するペラミビル（ラピアクタ），2010年10月に吸入1回で治療終了するラニナミビル（イナビル）のノイラミニダーゼ阻害薬も発売された。その他，5日間を上限として服用するファビピラビル（アビガン）は2014年3月に「新型又は再興型インフルエンザウイルス感染症（ただし，他の抗インフルエンザウイルス薬が無効又は効果不十分なものに限る）」に対して製造承認された。ファビピラビルはRNAポリメラーゼ阻害薬であり，ノイラミニダーゼ阻害薬の耐性株やウイルスの遺伝子変異への有効性が期待されている。耐性については，2007〜2008シーズンおよび2008〜2009シーズンに流行したソ連型（H1N1）の多くがオセルタミビルに耐性を示したが，吸入薬での耐性はみられていない。

・効果

　抗インフルエンザウイルス薬の効果は，有症状期間の短縮，抗菌薬を要する合併症の減少，重症化の防止である。5歳未満の幼児，高齢者，呼吸器疾患・心疾患・肝疾患・糖尿病・免疫不全のハイリスク患者には，できる限り早く投与を開始する。これらの薬剤は比較的安全性が高いと考えられるが，オセルタミビルの小児異常行動や消化器症状，ザナミビルの気管支攣縮など，その他，妊娠中の投与の安全性も確立していないので注意する。解熱する際には，15歳未満のインフルエンザ患者について，アスピリンなどのサリチル酸系解熱鎮痛薬や消炎鎮痛剤のジクロフェナクナトリウム・メフェナム酸は脳炎・脳症の危険リスクを考慮して避けるべきとされ，安全性の高いア

表3 「インフルエンザ病院内感染対策の考え方について（高齢者施設を含めて）」での予防投与の推奨

- 本提言は，病院や特に高齢者施設におけるインフルエンザ流行の被害が依然として大きいわが国の現状に対し，従来から行われてきたワクチン接種や院内・施設内感染対策の一層の徹底化に加えて，抗インフルエンザ薬の曝露後予防投与（本提言での予防投与はpost-exposure prophylaxisを意味します）を早期から積極的に行って被害を最小にしようというものです。
- ただし，病院と高齢者施設とでは院内・施設内の状況が異なることから，職員をも含めてその対応を分けて考えています。
- わが国で予防投与の適応が承認されている薬剤はザナミビルとオセルタミビルの2剤であり，いずれも1日1回，7〜10日間投与します。
- 病院では基本的に，患者間の接触が少なく，医療者が早くからインフルエンザ症例の発生を把握できることから，インフルエンザ患者の発生が1つの病室に留まっている場合は同意取得の上，その病室に限定して抗インフルエンザ薬を予防投与します。
- 病室を越えた発生が見られたら，病棟／フロア全体での予防投与も考慮します。
- 一方，高齢者施設等の集団居住施設では，入所者間の接触が多くてインフルエンザの感染が拡がり易く，加えて高齢者では発症しても症状が不明確なことが多いため，フロア全体や入所者全員の予防投与を病院の場合よりもさらに早期から積極的に実施することを提案しています。
- すなわち，高齢者施設では，インフルエンザ様の患者が2〜3日以内に2名以上発生し，迅速診断でインフルエンザと診断される患者が1名でも発生したら，施設や入所者の実情に応じて同意取得を心がけたうえで，フロア全体における抗インフルエンザ薬予防投与の開始を前向きに考慮する，というものです。
- しかし，このような施設でも，入所者・職員を問わず，ワクチン接種を含めたインフルエンザ予防策の励行が重要であり，特に，外部の感染症専門医や感染制御の専門家に相談できる体制をふだんから作っておくことが必要です。
- 既に米国や英国では2009年以降，本提言と同じように積極的な抗インフルエンザ薬予防投与の指針が示されています。
- 診断や治療の面では世界をリードしながら予防の面では必ずしも進んでいると言えないわが国のインフルエンザ対策の中に，予防投与に関する本提言が生かされることを願います。

セトアミノフェンの使用が推奨されている。

・予防対策

　65歳以上の高齢者やハイリスク者である慢性疾患患者に対して，保険給付対象外であるが，ザナミビル，オセルタミビル，アマンタジンの予防投与が認められている。感染者に接触後，ザナミビルは36時間以内，オセルタミビルは48時間以内に投与開始する。

　日本感染症学会では2012年に「インフルエンザ病院内感染対策の考え方について（高齢者施設を含めて）」を示し，早期から積極的な予防投与の実施を推奨した（表3）。インフルエンザワクチンについては，インフルエンザの罹患率を抑えることはできないものの，重度化・入院・肺炎合併リスクの軽減が期待されるため，近年，高齢者や介護施設の職員の接種率は高まってきた。さらに，肺炎球菌ワクチンも公費助成する自治体が急増したこともあり，全国の推定累積接種率も2割程度と右肩上がりを示している。

　予防の観点から「咳エチケット」も大切であるが，一般社会への浸透はまだ不十分

表4 ガイドラインでの咳エチケットに関する記述

- 医療施設のスタッフ，患者，面会者を教育する
- 適切な言語を用いた教育ポスターを使用する
- 咳のあるときにはティッシュにて口と鼻を覆い，使用したティッシュは迅速に廃棄する
- 咳をしている人は外科用マスクを装着する
- 呼吸器分泌物に触れたら手指衛生を行う
- 待合室では呼吸器感染のある人から空間的距離（約1メートル）を空ける

（CDC：隔離予防のためのガイドライン　医療現場における感染性微生物の伝播の予防，2007.）

と感じる。2007年6月，CDCの「隔離予防のためのガイドライン　医療現場における感染性微生物の伝播の予防」に，呼吸器衛生として「咳エチケット」が取り上げられた。咳のあるときには，ティッシュにて口と鼻を覆い，使用したティッシュは迅速に廃棄するという内容で，咳のある者の感染防止マナーについて言及しており，今後一般社会に定着することを期待している（表4）。

❖ 結核

1. 日本の現状

日本は結核蔓延国であり，結核罹患率は減少傾向にあるものの，いまだ年間2万2千人以上の結核患者が発生している。新登録結核患者の半数以上は70歳以上の高齢者が占めており，結核患者の高齢化も進んでいる。高齢者は結核既感染者が多いため，内因性再燃を来しやすく，さらに，リンパ球T細胞機能の質的・量的低下による免疫力低下や全身状態悪化を来す要因となる基礎疾患，その他，寝たきり，嚥下障害，低栄養等も影響している。

2. 感染経路と診断

感染経路は空気感染および飛沫感染で感染後半年〜2年の発症が多く，症状は咳，痰，微熱，血痰，食欲低下，体重減少などであり，2週間以上続く咳は要注意である。発病者は感染者の1〜2割であり，一生発症しない場合や再燃する場合もある。

診断は画像診断や喀痰検査などを実施して行うが，結核は2類感染症であり，診断した医師は直ちに最寄りの保健所に届け出ることとなっている。最近では，全血から分離させた末梢血単核球において結核菌特異蛋白刺激によって分離したインターフェロン（IFN）-γの検出が結核菌感染の診断の補助として汎用されている。採血管1本のみの血液採取と簡便であり，ツベルクリン接種の影響を受けず，国内臨床試験では特異度99.1％・感度97.5％と高く，判定保留率も2.5％と少ない。結核感染以外に影響する因子には，検体測定までの時間，免疫抑制剤などの服用，リンパ球数などがあり，ごく一部の非結核性抗酸菌にも反応する。

3. 治療と拡大防止策

　治療は複数の抗結核薬を6〜9カ月間服用するが，服用開始後2週間経過すると他者への感染力は低下する。服薬忘れを防ぐことが重要であることから，最近の結核の治療法は，DOTS（Directly Observed Treatment, Short-course；短期化学療法による医師の直接観察下の服薬治療）が主流となっている。また，抗結核薬の効かない多剤耐性結核の場合には，治療に難渋する事例もある。予防には，定期健診や咳エチケットが重要となる。BCG接種は生後6か月までに行うが，その際のツベルクリン検査は不要である。

　結核は空気感染で感染拡大を来すため，排菌している結核患者との接触者は，速やかにリストアップし保健所と連携して対応する。ツベルクリン反応や結核菌特異的IFN-γの結果を参考に感染疑い者を選定し，約2年間，自覚症状の有無や半年に1回の胸部X線検査等のモニタリングを行う。

❖ 疥癬

1. 原因と症状

　ダニの一種であるヒゼンダニが皮膚の角質層内に寄生することによって起こる感染性皮膚疾患で，腹部，腋下，大腿内側等に非融合性の散発する赤い丘疹を認め，かゆみを伴う。特に，外陰部，腋下等の小豆大の赤褐色の結節のかゆみは強い。ヒゼンダニは，卵から成虫までの一生を人の皮膚に寄生して送るが，人の皮膚から離れると比較的短時間で死滅する。また，ヒゼンダニは50℃・10分間の加熱で死滅するため，リネン類の熱処理は有用である。

　疥癬には，通常の疥癬とノルウェー疥癬（角化型疥癬・痂皮型疥癬）の2つのタイプがある。100万匹以上のヒゼンダニが寄生する角化型疥癬の感染力は非常に強力で，床に落下したヒゼンダニからも感染を生じ，しばしば集団感染を引き起こす。角化型疥癬は免疫低下状態になった高齢者，老衰，重症感染症などの基礎疾患がある場合や，副腎皮質ホルモン剤，免疫抑制剤を投与されている場合に発症しやすい。

　同一の病棟・ユニット内で2カ月以内に2人以上の疥癬患者が発生した場合を集団発生とする。角化型疥癬が集団発生の原因となるため，手指・肘頭・膝蓋・頭部・耳介・爪などの角化型疥癬の好発部位の観察を注意深く行う。特に，入所時には，手指や体幹の皮疹，大量の垢様付着物，爪の疥癬，前施設での疥癬の流行状況などについて確認する。

2. 対応と治療

　疥癬はヒトを介して接触感染するが，ヒトの皮膚から離れて増殖や産卵することもなく，治療開始後24時間で感染力が極めて低下することから，適切に対処すれば撲滅可能である。

　疥癬が疑われるときは，すぐに医師の診察を受ける。手や指にしばしばみられる疥

表5　疥癬の治療法

＜通常疥癬＞
- **内服治療：イベルメクチン**
  - 内服後の症状の注意深い観察と記録
  - 確定診断患者のみに投与が望ましい
  - 1週間後に顕微鏡検査を行い再投与の有無検討
  - 全身皮膚症状（アトピー性皮膚炎・水疱症・熱傷）のある症例は優先
- **外用治療**
  - 保険適用外用剤（クロタミトン）のみの治療効果は乏しい
  - 特殊製剤（安息香酸ベンジル・r-BHC）有効
    ➡インフォームドコンセントを文書で取得
- **内服・外用併用治療：イベルメクチン＋クロタミトン**

＜角化型疥癬＞
- **内服・外用併用治療：イベルメクチン＋クロタミトン**
  - 1週間後に顕微鏡検査➡その後も必要に応じて1週間ごとに顕微鏡検査
  - 過剰角質層の外用処置
    ➡サリチル酸ワセリン・亜鉛華軟膏の密封療法
    ➡入浴後ふやけた角質層をブラシなどで除去
  - 爪疥癬：イベルメクチン無効
    ➡外用剤による密封療法（殺ヒゼンダニ外用薬＋サリチル酸含有ワセリン）

疥癬トンネルなどからヒゼンダニの卵や虫体を見つけて確定診断となる。潜伏期間は，ヒゼンダニが増える期間およびヒゼンダニに対する感作が成立しアレルギー反応を生ずる期間の両者を要するため，約1〜2カ月と長い。

　疥癬と診断された場合はすぐに治療を開始するが，通常の疥癬と角化型疥癬で治療法が異なる(表5)。有用性の高い薬物療法として，2006年に駆虫剤イベルメクチン（ストロメクトール）が保険適用となった。本剤は，イベルメクチンとして体重1kgあたり約200μgを1回経口投与するが，疥癬の卵には無効である。卵の時期が3〜5日間程度あることを考慮すると，理論的には1週間隔の2回投与が望ましい。

　治療には殺ダニ作用のある外用剤も使用されるが，頸部以外の皮疹のない部位も含めて全身に塗布する。角化型疥癬には，顔面・頭部も含めて全身に塗布する。国内では，硫黄，クロタミトン，フェノトリン，安息香酸ベンジル，γ-BHCなどが使用可能であるが，硫黄とムトーハップは，効果は弱く皮膚に対する刺激も強いため使用されなくなった。安息香酸ベンジルとエタノールの混合液を頸部から下方全身にハケを用いて塗布する治療も効果的であるが，患者同意を要する。かゆみに対して，抗ヒスタミン剤外用の塗布や抗アレルギー剤の内服を行うが，ステロイド剤外用は用いてはならない。

　1〜2週間隔で2回連続してヒゼンダニを検出できず，疥癬トンネルの新生がない場合に治癒と判定する。治癒判定は，最後の観察より1カ月後に治癒判定を行い，数カ月後まで観察することが望ましい。

❖ レジオネラ症

1. 感染経路

　レジオネラ症は，土壌などに常在するレジオネラ属菌によって発症する感染症である。レジオネラ属菌は一般的には20～50℃の範囲で増殖し，36℃前後で最もよく繁殖し，冷却塔水などの人工環境水には土壌や補給水とともに混入して繁殖する。特に20℃以上の水が停滞または循環する人工環境水には高率で生息する。国の指針では，末端の水道蛇口の湯温は55℃以上が推奨されている。

　レジオネラ属菌が生息する土壌の砂塵や，レジオネラ属菌に汚染されたエアロゾルを吸い込むことによって人に感染する。打たせ湯，シャワー，ジャグジーなどのエアロゾル吸入が感染経路となりやすいため，循環式浴槽水を使用する設備においては，管理を徹底しなければならない。国の指針では，循環式浴槽の浴槽水の遊離残留塩素濃度0.2～0.4mg/Lを24時間保つとされているが，実際には0.4mg/L以上を保つほうが安全性は高い。

　また，室内の加湿器のうち噴射力，超音波振動，遠心力などを加えて水を霧状に散布する方式のものは，補給水がレジオネラ属菌に汚染されている場合にエアロゾルとなり散布されるため，日々の洗浄などの管理を徹底する。給水給湯設備でも配管やシャワーヘッド・蛇口の内側にレジオネラ属菌が定着・繁殖していることがあり，勢いよくお湯を出した場合に直接あるいは洗面台からの跳ね返りで，エアロゾルが飛び散ることもある。また，蛇口から出る最初の湯水は汚染リスクが高く，直接利用しないほうが好ましい。その他，装飾用の噴水から発生するエアロゾルによる感染も報告されている。なお，レジオネラ症はヒトからヒトへは感染しないため隔離は不要である。

2. 分類と特徴

　レジオネラ属菌による感染症は，数日で自然に治癒するポンティアック熱と，症状が急激に重症となって死亡する場合もあるレジオネラ肺炎に分けられる。

　ポンティアック熱は，インフルエンザに似た熱性疾患で，1～2日間（平均38時間）の潜伏期間の後に発熱，頭痛，筋肉痛などがみられるが，一般に軽症で予後は良く，薬物投与しなくても3～5日間で回復することが多い。実際には，インフルエンザに似た症状でもあり，レジオネラ属菌に感染していることを見過ごされることも多い。

　レジオネラ肺炎は，2～10日間（平均4～5日間）の潜伏期間の後，全身倦怠感，悪寒，筋肉痛などの不定症状で始まり，次いで乾性咳嗽，発熱等の症状が出現する。また，下痢，呼吸困難のほか意識障害，傾眠，幻覚，歩行障害などの神経症状も早期からみられる場合もある。これらの症状が急激に重症化を来し，呼吸不全や腎不全を呈し適切な治療が遅れた場合には死亡することがある。死亡例は発病から7日間以内が多い。レジオネラ肺炎は乳幼児や高齢者で発病しやすいが，成人でも抵抗力が低下している場合や疲労などで体力が落ちている場合には発病しやすい。大量飲酒などの生活歴，糖尿病・腎障害・肝障害・免疫不全などの基礎疾患を有する者も要注意である。

3. 診断と治療

　2004年に約15分間で結果が判明する尿中抗原迅速検査キット（BinaxNOWレジオネラ）も保険適用となったが，偽陽性・偽陰性もあり得るので診断の補助として用いる。保険適用を受けていないが，発症時と発症後4週のペア血清で抗体価を測定すると，ほぼ確実に感染の有無を診断できる。レジオネラ症は4類感染症であり，診断した医師は直ちに最寄りの保健所に届け出ることとなっている。

　レジオネラ肺炎と診断された場合には，マクロライド系，ニューキノロン系薬剤が有効である。一般肺炎に有効なセフェム系薬剤やアミノ配糖体剤は効果を示さない。また，重症の場合にはICUでの呼吸管理など集中治療が必要となるため，介護施設などの高齢者施設での対応は一般的に困難であり，専門医療機関で対応する。治療開始が遅れると予後は悪くなる。

（江澤　和彦）

■2章 感染の知識

2-4 感染のメカニズム

Point

①感染症は宿主と病原体との力関係によってその結果が大きく左右される。

②微生物は環境，食物，ヒト，動物，節足動物などからそれぞれ異なる経路を通じて伝播される。

③生体の感染防御機構は，1）皮膚など物理的バリアー等による排除機構，2）好中球やマクロファージなどによる非特異的な自然免疫，3）リンパ球による抗原特異的な獲得免疫に分けられる。

④菌はさまざま病原因子を発揮して発症に関与し，各疾患に関与している。

⑤宿主の感染防御能が障害され，健常状態であれば感染を起こさないはずの弱毒の病原体によって起こる感染症を日和見感染症という。

❖ はじめに

われわれの周囲の環境には多くの微生物（病原体）が存在し，常に曝露されている。また皮膚表面，口腔，腸管内など体内にも多くの微生物を保有している。それにもかかわらず通常，これらの微生物によって感染症を発症しないのは，われわれ宿主が保有している免疫などの防御機構によって病原体を制御しているからにほかならない。

ただし病原体の中には，われわれの防御能をもってしても抑え込むことが難しい強毒の病原体がある。また一方では，われわれ自身もいつも十分な抵抗力を保ち続けられるわけではなく，ときに何らかのきっかけによって感染防御能の障害を引き起こすことがある。感染症の発症は病原体が宿主の防御機構に打ち克った結果として表れるものであり，そこに至るまでにいくつかの段階を経ている。そこで本稿では感染のメカニズムについて，宿主と病原体の両面から解説を行う。

❖ 感染に関連した用語の捉えかた

「感染」という一言ですべての病態を表現すると，逆に混乱を生じる可能性があり，

表1　感染経路別にみた代表的な病原体

感染経路	代表的な病原体	特徴
空気感染	結核菌，麻疹ウイルス，水痘ウイルス	飛沫核として空気中を浮遊
飛沫感染	インフルエンザウイルス，ムンプスウイルス，風疹ウイルス，インフルエンザ菌，髄膜炎菌，百日咳菌，肺炎マイコプラズマ，肺炎クラミジア，レジオネラ	飛沫は通常2m以内に落下
接触感染	黄色ブドウ球菌（MRSA），VRE，緑膿菌，ノロウイルス，アデノウイルス，疥癬	感染者との直接接触，あるいは汚染部位の接触による感染
血液媒介感染	HIV，B型肝炎ウイルス，C型肝炎ウイルス，梅毒トレポネーマ	汚染血液を介して感染
経口感染（食物媒介感染）	ノロウイルス，腸管出血性大腸菌，赤痢菌，サルモネラ，コレラ菌，A型肝炎ウイルス，黄色ブドウ球菌，ボツリヌス菌，カンピロバクター，腸炎ビブリオ	汚染された水や食品を介して感染
性行為感染	HIV，淋菌，クラミジア・トラコマチス，梅毒トレポネーマ	性行為に伴う感染（STD）
垂直感染		親から子どもへ直接病原体が伝播
（1）経胎盤感染	風疹ウイルス，サイトメガロウイルス，ヒトパルボウイルスB19	胎盤を病原体が通過して胎児に感染
（2）経産道感染	B型肝炎ウイルス，単純ヘルペスウイルス1型または2型，HIV	産道通過時に感染
（3）母乳感染	HTLV-1，HIV	母乳中のウイルス感染リンパ球によって伝播
昆虫媒介感染症	マラリア原虫，デング熱ウイルス，ウエストナイルウイルス，日本脳炎ウイルス，リケッチア・ツツガムシ，ライム病ボレリア，日本紅斑熱リケッチア	蚊やダニを媒介として感染。ヒトからヒトへの直接感染はない

　感染に関連した用語は定義を明確にして区別して用いる必要がある。微生物が生体に入ることを「感染」という。さらに感染に伴う何らかの症状を発症した場合には「感染症」という言葉で表される。

　微生物が体内に入っても必ずしも症状を示すとは限らず，何も症状を示さない場合もあり，「不顕性感染」と呼んでいる。一方，感染に伴う何らかの症状を示した場合，「顕性感染」と呼んでいる。通常，「感染」という総括的な表現に対して，「感染症」は「顕性感染」と同義的に何らかの症状を認めた場合に用いられることが多い。

　「保菌」とは，微生物が生体内で感染症を引き起こさないまま存在している状態である。「不顕性感染」と「保菌」は一部重複する場合があるが，「保菌」のほうが，より長期的に病原体が体内に存在し続ける意味合いが強い。実際の診療の場では治療の是非を判断する場合に「保菌」と「感染症」を鑑別することが重要である。

❖ 病原体の感染経路

　感染が成立するには，まず原因となる微生物に遭遇する必要がある。ただし，感染症を起こす病原体は，いつも発症のたびに新たに遭遇するとは限らない。保菌状態であった病原体によって感染症を発症する場合もあり，「内因性感染」と呼んでいる。一方，これまでもっていなかった病原体が入ってきて感染症を発症する場合を「外因性感染」と呼んでいる。外因性感染の場合，病原体は環境，食物，ヒト，動物，節足動物などさまざまな経路を通じて生体内に入ってくる（表1）。

1. 空気感染

　空気感染は，直径5μm以下の飛沫核の状態で病原体が空中を浮遊し，それを吸入することで感染を起こす。屋内であれば部屋全体に病原体が広がる可能性がある。結核菌，麻疹ウイルス，水痘ウイルスが空気感染を起こす病原体の代表である。他の病原体についてもまれではあるが空気感染に相当する事例が起こる場合がある。

2. 飛沫感染

　飛沫感染は，直径5μm以上の大きさをもつ飛沫を介して感染が広がる。患者の咳やくしゃみによって放出された病原体は，飛沫自体の重みでおよそ2m程度の範囲内で落下してしまうため，それより離れた場所にいる患者が感染する確率は低くなる。インフルエンザウイルスや百日咳菌，肺炎マイコプラズマなど呼吸器感染を主体とする病原体が飛沫感染によって広がりやすい。

3. 接触感染

　接触感染は，皮膚同士の直接的な接触や，菌が付着した物体の表面に触れることで感染が成立する。耐性菌として問題となるMRSAや緑膿菌などは主として接触感染で伝播することが多く，疥癬も接触感染によって広がりやすい。

4. 血液媒介感染

　通常，血液内に存在している病原体は，血液に直接接触したり，針刺しなどを介して血液が体内に入ることで感染が成立する。この感染形式を示す病原体は，HIV，B型肝炎，C型肝炎，梅毒などであるが，梅毒は針刺しでは伝播しない。

5. 経口感染

　経口感染は，経口的に微生物が体内に侵入することによる感染であり，その多くは菌などに汚染された食物や飲み水を介して感染するため，食物媒介感染あるいは食中毒とも類義語である。感染患者の糞便の汚染によって経口感染が起これば糞口感染とも呼ばれる。食中毒の場合は，経口的に摂取した病原体が腸管内で増殖して病原性を発揮する感染型と，すでに食品中で病原体が産生した毒素を経口的に摂取して発症する毒素型に分類されている。

6. 性行為感染

　性行為を介してヒトからヒトへ病原体が伝播する感染症を性行為感染と呼び，sexually transmitted diseases (STD) とも呼ばれている。性行為の変化に伴い，性器以外の部位から病原体が検出される場合もある。淋菌，クラミジア・トラコマチス，HIV，梅毒などが性行為感染に含まれる。

7. 垂直感染

　母親から子どもへ直接病原体が伝播する感染を垂直感染と呼び，さらに，経胎盤感染，経産道感染，および母乳感染に分類される。

　経胎盤感染は胎盤を通る血液を通じてパルボウイルス，風疹ウイルス，サイトメガロウイルス（CMV），トキソプラズマなどの病原体が胎児に伝播し，流産や死産あるいは奇形を起こすことがある。経産道感染は胎児が産道を通過する際に，母胎の血液中の病原体や産道に存在していたB群溶連菌（GBS）やクラミジアなどの病原体に感染する。母乳感染はキャリアである母親の母乳中にHTLV-1やHIVなどの病原体に感染したリンパ球が含まれており，それを子どもが飲み込んで感染を起こす。

8. 昆虫媒介感染

　自然界においては，蚊やダニなどの媒介物（ベクター）を通じて感染を起こすものがある。マラリアやデング熱など流行地域においてみられ，国内では輸入感染症あるいは旅行者感染症としてみられるものが多い。ダニなどによる感染症はつつがむし病や日本紅斑熱などのリケッチア感染症などがあり，森林などの自然の中にヒトが入り込んで感染する機会が多い。

❖ 生体の感染防御機構

　ヒトは外界のさまざまな病原体に曝露されるとともに，体内にも数多くの微生物を保持している。それでも感染症を発症しないのは，宿主がさまざまな防御機構を用いて病原体に抵抗し，抑えているためである[1]（表2）。

表2　生体の主な感染防御機構

1. **物理的・生物学的バリアー**
    1) 皮膚などの物理的バリアー
        - 皮膚（角質，脂肪酸，常在菌など）
        - 粘膜（粘液，胃酸，常在菌，線毛運動など）
    2) 抗菌性物質
        - 分泌成分（リゾチーム，ラクトフェリンなど）
        - 抗菌ペプチド（デフェンシンなど）
        - 補体
2. **非特異的感染防御機構（自然免疫）**
    1) 細胞性因子
        - 好中球
        - 単球／マクロファージ
        - NK細胞
3. **特異的感染防御機構（獲得免疫）**
    1) 液性免疫
        - 抗体（IgG，IgM，IgAなど）
    2) 細胞性免疫
        - Tリンパ球（CD4，CD8）
        - NKT細胞

1. 物理的・生物学的バリアーによる排除機構

皮膚は角質で覆われた強固なバリアーであり，また，皮膚表面に存在する常在細菌叢も加わって，病原体の定着や侵入を防ぐ効果をもっている。空気中の病原体は吸入されて気道に付着するが，気道粘膜などの線毛運動によって外部に送り出される。さらに，体液中のリゾチーム，ラクトフェリン，デフェンシン，および補体などは抗菌作用を有している。

2. 非特異的免疫機構

菌が上記の防御機構を突破して，体の深部に侵入し増殖した場合は，好中球やマクロファージなどの細胞により菌は貪食殺菌され，排除される。また，NK細胞は病原体が感染した細胞を直接攻撃して，病原体を排除しようとする。このような防御の仕組みは，特定の病原体に限定されず非特異的に迅速に対応することが可能であり，自然免疫（innate immunity）とも呼ばれている。

なお，自然免疫は対象となる病原体の種類を選ばない非特異的な感染防御システムとしてとらえられていたが，Toll様受容体（Toll-like receptor；TLR）と呼ばれるレセプターを介して各種微生物に特徴的な構成成分（LPS，リポペプチド，鞭毛フラジェリン，ウイルスDNAなど）を認識することで，病原体の大まかな判別を可能にしている。

3. 特異的免疫機構

病原体が排除されず，さらに増殖を続けた場合は，より強固な防御機構を用いて対抗する必要がある。病原体を取り込んだ樹状細胞やマクロファージは，特異的な抗原をTリンパ球に提示する。これによりTリンパ球は活性化し，各種サイトカインを産生し，マクロファージの貪食殺菌能を高めるとともに，Bリンパ球を刺激し抗体の産生を誘導する（液性免疫）。さらに，細胞傷害性T細胞はウイルスなどが感染した細胞に出合うと，それを感知し破壊する作用を示す（細胞性免疫）。これらの防御機構は，病原体の特定の抗原に特異的に対応するため，効率的に病原体を排除できるが，その効果を発揮するまでにある程度の時間を要する。

なお，この仕組みは獲得免疫（acquired immunity）と呼ばれている。生まれてから各種の病原体の抗原に曝露されることで，免疫としての記憶が蓄積していき，同じ病原体に感染しても2度目以降は発症しなかったり，軽い症状で済ませることができるようになる。基本的にワクチンはこの獲得免疫によって感染防御作用を示している。

❖ 菌の病原因子

病原体は宿主側の防御機構から逃れて生体内で増殖できる場を確保するために，さまざまな病原因子を活用している[2]。これらの病原因子は，特定の感染症と深く関わ

表3 黄色ブドウ球菌の主な病原因子とその作用

病原因子	作用および関連疾患
エンテロトキシン	食中毒，スーパー抗原
TSST-1	トキシックショック症候群（TSS），スーパー抗原
表皮剥離毒素（エクスフォリアチン）	ブドウ球菌性熱傷様皮膚症候群（SSSS），伝染性膿痂疹
コアグラーゼ	血漿凝固
ロイコシジン	白血球破壊
PVL*	白血球破壊，上皮細胞障害
ヘモリジン	赤血球破壊
スタフィロキナーゼ	フィブリン分解
ヒアルロニダーゼ	結合織分解
DNA分解酵素（DNase）	核酸分解
プロテアーゼ	蛋白質分解
リパーゼ	脂質分解
プロテインA	抗体の結合阻害
莢膜	貪食抵抗
タイコ酸	組織への付着

＊PVL：パントン・バランタイン・ロイコシジン（Panton-Valentine leukocidin）

りのある病原因子もあれば，感染症の種類にかかわらず広く関与しているものも存在する。以下に，代表的な菌種における病原因子を解説する。

1. 黄色ブドウ球菌

　本菌は，さまざまな感染症の起炎菌となり得るが，各種病原因子の産生がその病態に関与している（表3）。ヘモリジン（hemolysin）は溶血毒素として作用し，赤血球など宿主の細胞の膜に穴を開ける。プロテインA（protein A）は黄色ブドウ球菌の細胞壁に分布し，IgGのFc部位に結合することで抗体の直接的な作用から逃れている。ロイコシジン（leucocidin）は主に白血球の膜を傷害し，その機能を妨げる。市中感染型MRSAはロイコシジンの一種であるパントン・バランタイン・ロイコシジン（Panton-Valentine leukocidin；PVL）の産生が特徴的とされているが，国内の菌株ではまれである。

　さらにトキシックショック症候群毒素（toxic shock syndrome toxin；TSST-1）はトキシックショック症候群を引き起こし，表皮剥脱毒素（exfoliative toxin）は主に小児の熱傷様皮膚症候群（staphylococcal scaled skin syndrome；SSSS）の原因となる。エンテロトキシン（enterotoxins）は食中毒の原因となる。

2. 肺炎球菌

　肺炎球菌は細菌性市中肺炎の最も重要な菌であるが，莢膜が重要な病原因子となっ

ている。好中球やマクロファージなどの貪食細胞が貪食をする際にこの莢膜によって抵抗性を示す。莢膜は多数の血清型があり，抗原性も多様であるため，抗体も各種の抗原に対応したものでなければ有効性を示すことができない。本菌はさらにニューモリシン（pneumolysin）を産生し，宿主の細胞膜を攻撃し，細胞障害性を有する。肺炎球菌は外部からDNAを取り込んで，その遺伝的性質を獲得して莢膜の型を変えたり，新たな病原因子を発揮することも可能である。

3. 緑膿菌

本菌は健常人には通常，感染症を起こさないが，宿主の免疫状態が低下するとさまざまな病原因子を発揮して感染症を発症させる。エラスターゼ，プロテアーゼ，ホスホリパーゼなどは緑膿菌が産生する酵素であり，各部位の細胞を傷害し菌の排除機構を妨げる。また，プロテアーゼはサイトカインの分解作用も有している。ピオシアニンは本菌が産生する代表的な色素の一つであるが，細胞傷害性も有している。さらに，外毒素A（exotoxin A）も細胞傷害性が強く，好中球などの貪食細胞を死滅させる。

Ⅲ型分泌装置（type Ⅲ secretion system）は菌の表面にある注射器のような突起を宿主の細胞に差し込み，そこを通じて各種のエフェクター（毒素や酵素）を細胞内に送り込み，効率的に作用させるシステムである。本システムは緑膿菌に特有なわけではないが，本菌が有するexotoxin Sなどのエフェクターをマクロファージに送り込むと，貪食などの機能を阻害し細胞毒性を示す。

本菌が産生するアルギネートなどの多糖成分は菌周囲にバイオフィルムを形成し，好中球などによる貪食に抵抗を示すだけでなく，抗菌薬の浸透性も悪くなり治療に抵抗性を示す。

4. 大腸菌

ヒトが腸管内の常在菌として保菌している大腸菌は，腸管内にいる場合は病原性を示さないが，各種の病原因子を有する，いわゆる下痢原性大腸菌についてはそれぞれ特徴的な病原因子を有し，腸管内にいるだけでも疾患を発症させる。ベロ毒素はO157に代表される腸管出血性大腸菌が産生する毒素で，VT1とVT2に大別され，腸管上皮の細胞内に取り込まれて蛋白合成を阻害して細胞を死滅させる。

5. 肺炎桿菌

肺炎桿菌も大腸菌と同様に，腸内細菌科の菌として腸管内では病原性を示すことはないが，尿路感染や肺炎などの起炎菌となり得る。本菌の最も重要な病原因子は莢膜であり，他の菌に比べてもかなり厚みのある莢膜を有している。莢膜は補体の活性化を妨げ，抗体の結合を阻害することでオプソニン効果を抑制し，好中球などによる貪食を防いでいる。

なお本菌に限らずグラム陰性菌が菌体表面に有しているリポ多糖体（lipopolysaccharide；LPS）はエンドトキシン（内毒素）として作用し，そのレセプターであるTLR4を介して細胞を刺激し，TNF-αやIL-1などの炎症性サイトカインを誘導する。その量が大量になるとエンドトキシンショックを引き起こす。

6. インフルエンザウイルス

インフルエンザウイルスはA, B, Cの3つの型に分けられるが，通常流行を起こすのはAとB型である。特にA型のインフルエンザウイルスは，ウイルス表面に存在するヘマグルチニン（HA）とノイラミニダーゼ（NA）の変異を起こしやすく，感染によって免疫を獲得した後でも新たな抗原性を有するウイルスが広がると再び感染を起こす。

A型インフルエンザウイルスのHAは16種，NAは9種の亜型が存在するが，基本的にヒトは3種類のHA（H1, H2, H3）にしかレセプターを有しない。しかし，これ以外の亜型として例えばH5，あるいはH7などのインフルエンザウイルスには全く免疫を有しないため，いったん感染が成立すると重症化する可能性が高い。このように，インフルエンザウイルスは特殊な毒素を産生して強毒性を示すわけではなく，遺伝子変異により抗原性を変化させることでヒトの免疫機構をすり抜けるタイプが流行を起こしやすい。

❖ 感染症成立までのステップとその後の経過

感染症が成立するまでには，大きく分けて，定着，侵入および増殖の3つの要因が関連している（図1）。すなわち病原体が体内に入ると，病原体は体内で足がかりとなる場所に接着する必要がある。この過程を定着と呼び，病原体は生体の細胞表面のレセプターに取り付くことでより強固な接着が可能となる。定着後，ウイルスなどは細胞内に侵入し，自らを感染した細胞を増やす工場に作り替えてしまう。また，他の病原体は定着した部位で増殖を行い菌数を増やす。菌量が増えて一定のレベルに達した菌は毒素などの病原因子を産生し，組織にダメージを与える。障害を受けた菌周囲の組織は壊死を起こしたり，血流が障害されるなど，菌にとっては排除されにくい好環境ができあがる。これらの変化は炎症を引き起こし，宿主は感染局所の痛みや腫脹などを訴える。また，感染局所で産生されたIL-1などの炎症性サイトカインは中枢に作用し発熱を起こす。これらの反応は生体が病原体を排除するために起こっている現象であるが，宿主にとっては感染症の症状を発症する原因となり，急性感染の状況を呈する。その後，宿主の防御機構によって病原体が排除されてしまうと感染は終息した状態となる[3]。

一部の病原体は体内で定着後，何ら症状を発症しないまま生き延び続ける状況が起こり得る。これらの病原体は生体内では一定の菌数以下に抑えられ，強い病原性を示すことなく維持される。この状態は潜伏感染あるいは保菌状態と表現されるが，やが

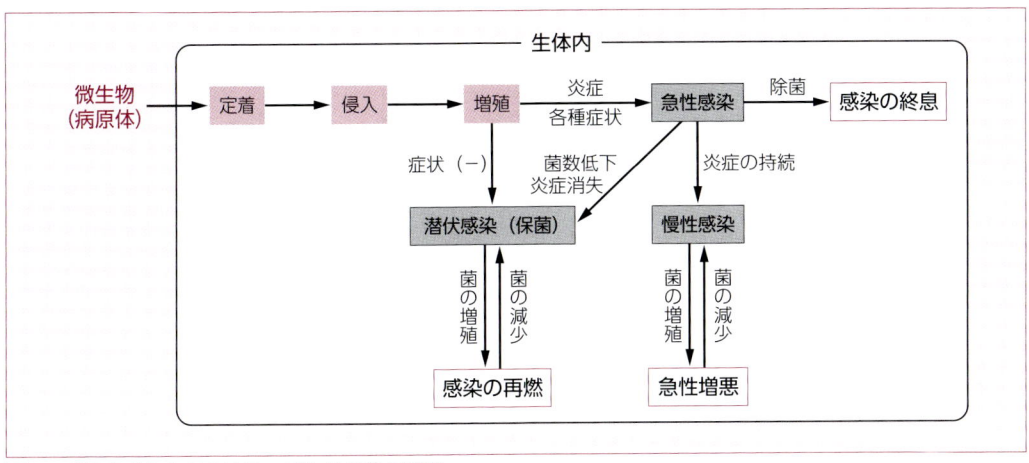

図1 感染症成立までのステップとその後の経過

て何らかのきっかけによって菌が増殖可能な状況になると病原性を発揮し，感染を再燃させることがある。

急性感染の後，多くの場合は菌量が低下し症状も軽快するが，一部の例では十分に菌が排除されず持続的な感染状態が起こる。例えば，医療行為に伴って気管，血管，尿道などに挿入されたカテーテルは，体内異物として生体の自然な生理機構を妨げる。また，気管支拡張症などの疾患では気道の上皮がダメージを受け，繊毛などによる菌の排除は困難となる。逆にカテーテルや障害を受けた気道部位などは菌にとっては格好の定着場所となり，そこに付着した菌はやがて増殖を始め，一定の菌量になると，glycocalixなどの多糖体を産生してバイオフィルムを形成する。バイオフィルムは菌が自分たちにとって都合が良い環境を集合体となって作り上げたものであり，周囲の好中球や抗体，さらに抗菌薬もバイオフィルム内に到達することはできなくなる。こうなると宿主の排除機構がうまく作用しないまま感染が持続する。この状態を慢性感染と呼び，ときに菌がさらに増加すると急性感染に近い症状が認められ，急性増悪と呼んでいる。

❖ 宿主による病原体の排除

1. 細菌感染

細菌が増殖した際に，肺などではすでに肺胞内に存在している肺胞マクロファージが菌を貪食し殺菌を行う。また，感染病巣の細胞から分離されるIL-8などのケモカインによって局所に遊走してきた好中球も同様に菌を貪食し殺菌する。しかし，前述した黄色ブドウ球菌のようにさまざまな毒素を産生する菌の場合，好中球やマクロファージなどの機能が障害されてしまう。そこで，これらの細胞はTNFやIL-1，インターフェロン-γなどのサイトカインを産生し，炎症細胞自らの活性を高め，処理能力を増幅させる。さらにマクロファージや樹状細胞などによって菌の特異的な抗原

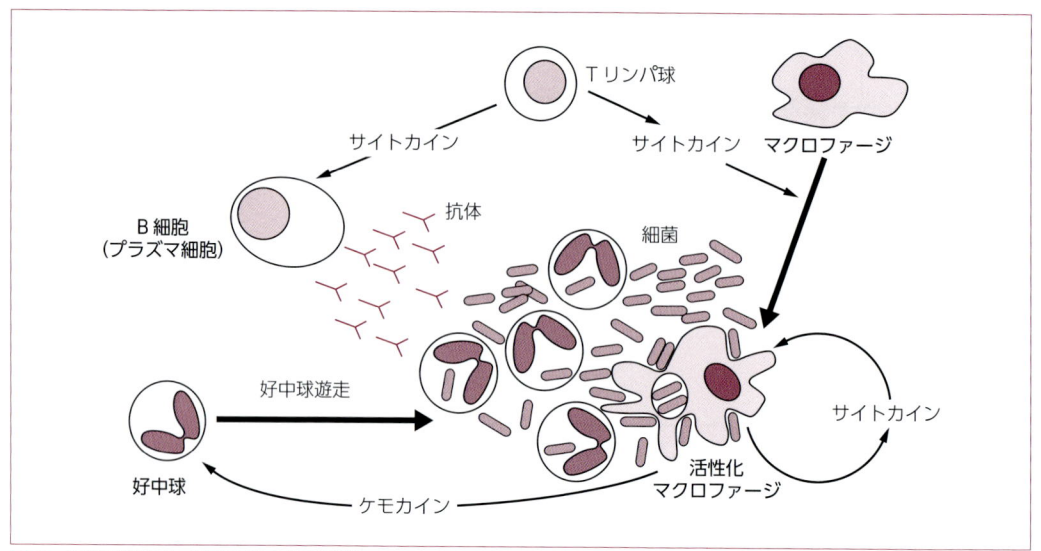

図2 細菌感染時における菌の排除機構

の提示を受けたTリンパ球は活性化し，自ら増殖するとともにB細胞からの抗体産生を促す。産生された抗体は細菌に結合して補体を活性化したり，好中球などによる貪食を容易にする（オプソニン作用）。これらのさまざまなネットワークが功を奏すると，やがて菌は排除され感染が終息する（図2）。

2. ウイルス感染

細菌感染と異なりウイルスの場合は，細胞内に感染しその中で自らを増やすため，ウイルスそのものの粒子を貪食して処理しようとしても，細胞内で増殖しているウイルスを処理することは容易ではない。そこでウイルス感染によって細胞性免疫が活性化するとTh1タイプのリンパ球が反応し，産生されたIL-2，TNF，IFN-γなどのサイトカインによって細胞障害性T細胞やNK細胞が刺激を受け，ウイルス感染細胞そのものを破壊してウイルスを増やす場をなくしてしまう。さらに液性免疫の活性化によってTh2タイプのリンパ球が反応すると，IL-4，IL-5，およびIL-6などのサイトカインが産生され，B細胞による抗体産生が促される。抗体は細胞内のウイルスには無効であるが，細胞から飛び出したウイルス粒子に結合して，他の細胞にウイルスが感染するのを阻止する（図3）。

❖ 易感染状態と日和見感染症

上記の病原体の排除機構がうまく働かなくなった場合，感染症を発症する頻度は高くなる。日和見感染症は，宿主側が有する感染防御能が障害されたために，健常状態であれば感染を起こさないはずの弱毒の病原体によって感染に至る状況である。感染防御能が障害された患者を免疫不全患者，あるいは易感染性宿主やコンプロマイズド

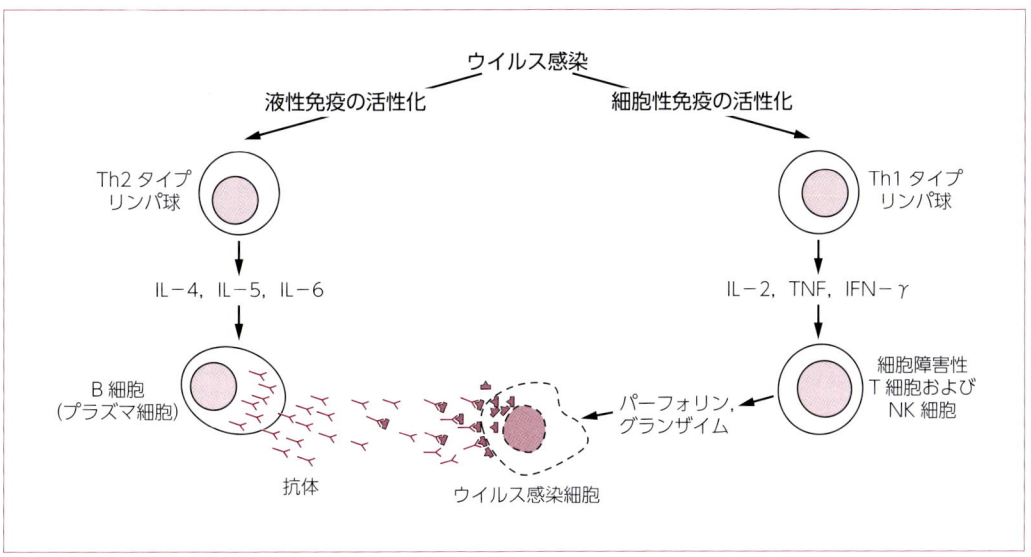

図3 ウイルス感染時における免疫の働き

表4 機能障害別による免疫不全の分類と罹患しやすい病原体

防御機構の障害	一般細菌・抗酸菌	真菌	ウイルス	原虫・寄生虫
好中球（食細胞）機能異常	黄色ブドウ球菌 腸内細菌 緑膿菌	カンジダ アスペルギルス	―	―
補体欠損症	髄膜炎菌 淋菌 肺炎球菌 黄色ブドウ球菌	―	―	―
液性免疫不全	肺炎球菌 インフルエンザ菌 緑膿菌	―	―	―
細胞性免疫不全	結核菌 非結核性抗酸菌 レジオネラ リステリア	カンジダ アスペルギルス クリプトコッカス	*P. jirovecii** サイトメガロウイルス 単純ヘルペス 水痘・帯状疱疹ウイルス EBウイルス	トキソプラズマ 糞線虫

＊*Pneumocystis jirovecii*：以前のニューモシスチス・カリニ

ホスト（compromised host）と呼んでいる．免疫不全患者は，各種基礎疾患や医原性要因などさまざまな原因によって感染抵抗性が減弱しているが，好中球やマクロファージの障害，抗体の産生低下（液性免疫不全），細胞性免疫不全など障害を受けた機能の種類によって，それぞれ異なる種類の病原体による感染を起こしやすい傾向が認められる[4]（表4）．以下に日和見感染症の代表的な基礎疾患と起こりやすい感染症について解説する．

1. 先天性免疫不全

　先天性に生じる狭義の免疫不全，つまり液性および細胞性免疫不全については多くの種類があり，T，B細胞のいずれかあるいは両方が障害を受けてさまざまな形態の免疫不全を発症させる。慢性肉芽腫症，Chediak-Higashi症候群を代表とする食細胞機能異常症では，黄色ブドウ球菌やカンジダなどによる反復性感染を起こしやすい。無γ-グロブリン血症のように液性免疫不全の例では肺炎球菌やインフルエンザ菌などによる呼吸器感染を起こしやすい。

　DiGeorge症候群は胸腺の低形成のためにTリンパ球の分化・増殖が障害される疾患であり，各種奇形とともにウイルス，真菌などによる感染が問題となる。T，B細胞ともに障害を受けた重症複合免疫不全症（severe combined immunodeficiency；SCID）は生後早期より皮膚，呼吸器などの反復感染を起こし，さらに感染が重症化しやすい点が特徴的である。SCIDのように重度に免疫機能が低下した例では，サイトメガロ，単純ヘルペスなどのウイルス，カンジダ，ニューモシスチス・イロベチ（*Pneumocystis jirovecii*）などの真菌，結核菌，非定型抗酸菌および一般細菌など，さまざまな病原体による感染が起こり，難治性で重症化しやすい。

2. HIV感染

　HIVはCD4陽性の細胞，特にヘルパーT細胞を主な標的として感染し，これらの細胞を障害することによって細胞性免疫を中心に免疫不全状態を招く。免疫機能の低下が高度になるとAIDSを発症するが，その段階では末梢血のリンパ球数は200/mm^{3}以下となっている場合が多い。このような状態では各種ウイルス，真菌，結核菌など多彩な感染症を合併しやすい（表4）。ただし最近ではHAARTと呼ばれる抗HIV療法の進歩に伴い，HIV感染のコントロールが容易になってきており，従来のように典型的な日和見感染症をみることは少なくなってきている。

3. 血液悪性疾患

　白血病，悪性リンパ腫などの血液悪性疾患においては，原疾患によって造血幹細胞が抑制され，正常な免疫細胞が数的にも機能的にも抑制される。Hodgkin病では細胞性免疫不全を高率に合併し，ニューモシスチス肺炎やサイトメガロウイルス肺炎を発症する頻度が高くなる。また急性リンパ性白血病における小児の水痘などでは重症化することも多い。さらにこれらの原疾患に加えて，化学療法や放射線療法による二次的な免疫機能の低下によって免疫不全がより高度になり，日和見感染症を合併しやすい。

4. 臓器移植

　臓器移植の際は，移植後の拒絶を抑えるために免疫抑制剤が投与される。免疫抑制剤は臓器の拒絶の中心となる細胞性免疫を主として抑えることでその効果をもたら

す。すなわち，臓器移植後は防御機構の中でも細胞性免疫の障害に伴う日和見感染が発症しやすい。中でもニューモシスチス肺炎やサイトメガロウイルス感染などさまざまなウイルス感染を発症する頻度が高く，結核の再燃なども認められる。さらに，拒絶反応の予防には副腎皮質ステロイドなども投与されることがあり，それに伴って引き起こされる日和見感染もある。

5. 熱傷

熱傷患者では皮膚の強固なバリアーが破壊され，それに伴って皮膚表面に付着した菌が容易に増殖しやすい環境ができ，感染を起こしてしまう。さらに広範囲の熱傷では過度のストレスに伴って免疫能の障害が起こり，皮膚以外の臓器でも感染が起こりやすい状態となっている。

6. 糖尿病

糖尿病では高い血糖に伴い好中球の機能が低下し，貪食殺菌が抑制される。さらに動脈硬化による血流障害が進行すると下肢など末梢組織の壊死が出現し，局所の感染を起こしやすくなる。

7. 肝障害

肝硬変などの肝障害を有する患者では，低栄養によって免疫細胞の機能が低下するとともに，肝臓内のクッパー細胞の機能も障害されているため，ビブリオ・ブルニフィカスなど健常人ではまれな感染症が重篤な感染にまで発展し発見されることがある。

8. 抗がん剤投与，免疫抑制剤投与

一般的に抗がん剤は骨髄抑制が強いものが多く，その結果として白血球数の著明な減少を引き起こす。例えばシクロフォスファミドなどを投与すると，約2週間後に"nadir"つまり極端に落ち込んだ状態となり，白血球数は1,000/mm^{3}以下となることが多い。このように好中球が著明に減少した状態では，比較的早期から緑膿菌などの一般細菌による感染症を合併しやすく，好中球減少性発熱（febrile neutropenia），肺炎や敗血症に至ることもまれではない。シクロフォスファミドは好中球のみならずリンパ球も抑制することが知られており，その結果さまざまな感染が惹起される。

9. 体内異物

日和見感染症の原因は全身性の要因だけとは限らない。中心静脈カテーテルを含む血管カテーテルの挿入や，尿道カテーテル，気管内挿管チューブなどは体内異物として，菌を排除する仕組みを妨げ，局所での菌の増殖を可能にしている。

10. その他

　　放射線療法は，骨髄抑制などにより白血球数の減少が起こり感染症のリスクを高める。抗菌薬の長期間の投与はそれ自体は生体側の防御能には直接的な影響は与えないが，生体にとって大切な常在菌が減少し，菌相互の抑制が取れてしまう。そうなると抗菌薬に耐性を有する少数の菌が増殖し，耐性菌によるリスクが高まる。

❖ おわりに

　　感染症のメカニズムは，単純にとらえると宿主と病原体の戦いであり，宿主が強ければ発症せず，病原体が上回れば発症する。しかし実際には，宿主の側も抵抗性を減弱させる要因を抱えていたり，病原体の病原因子は条件が揃った場合に発揮されるなど複雑であり，感染症の病態を一つの側面だけからみることは危険である。ただし，実際に感染症の患者を診療する際には，必ず宿主の免疫状態と病原体の種類を考慮しながら治療方針を決めていくことが基本となっている。病院感染においてはこれらの要因が複雑に絡んだ状況が常に起こり得るため，多角的な視点に立って感染症をとらえる必要性があると思われる。

（松本　哲哉）

【文　献】

1) 光山正雄：生体防御と感染．標準微生物学 第11版（平松啓一 監，中込治，神宮茂 編），pp21-38，医学書院，2012．
2) 朝野和典：微生物の病原性．イラストレイテッド微生物学 第2版（山口惠三，松本哲哉 監訳），pp11-19，丸善，2011．
3) Madoff LC, Kasper DL 著，一山智 訳：感染症序論：宿主病原体の相互作用．ハリソン内科学 第4版（福井次矢，黒川清 監），pp881-896，メディカル・サイエンス・インターナショナル，2013．
4) 亀田秀人：生体防御能の異常・免疫障害で見られる感染症の特徴とメカニズム　総論．化学療法の領域，29(2)：2413-2418，2013．

■2章 感染の知識

2-5 院内・在宅で問題となる処置と感染
1）手術部位感染

Point

① 手術部位感染（SSI）の原因は基本的に術中の細菌汚染である。
② SSIが発症するかどうかは，術中から術後数時間の間に決まる。
③ SSI対策としては，術中に細菌汚染が起こりにくいようにする対策と，患者の抵抗力を高めて多少の細菌汚染が起こってもSSIが発症しないようにする対策がある。
④ さまざまなガイドラインで推奨されている各種対策とその背景にあるエビデンスを理解して，各施設の事情に応じた対策を導入するのが適当である。
⑤ SSIサーベイランスを行ってはじめてSSI発生の実態が把握可能となり，また導入した各種対策の効果が判定可能となる。

❖ はじめに

　　各医療機関の感染対策に関する姿勢が厳しく評価される時代となっている。外科治療の場で，社会の求める安全で質が高く，かつ適正なコストの医療を提供するためには，手術部位感染（Surgical Site Infection；SSI）予防対策を含めた周術期感染対策に関する体制を十分に整えることが必要である。

❖ 周術期感染症の分類

　　周術期感染症は大きく術野感染症と術野外感染症の2つに分けられる（表1）。術野感染症は創感染や腹腔内，胸腔内感染など，手術操作を直接加えた部位に発生する感染症で，SSIと同義である。術野外感染症は肺炎，尿路感染，血流感染，抗菌薬関連腸炎などを指し，遠隔部位感染とも呼ばれる。

　　これら2つは原因が異なり，SSIの原因は基本的に術中の細菌汚染であり，その起因菌のほとんどは術野の皮膚常在菌や腸管内細菌（消化器手術の場合）であるのに対して，遠隔部位感染の原因は病院内汚染菌の交差感染であり，医療スタッフの手を介

表1　周術期感染症の分類と原因菌

周術期感染症の分類	原因菌
術野感染＝手術部位感染（SSI） 創感染や腹腔内膿瘍，膿胸など手術部位・臓器における感染症	皮膚の常在菌 消化管内の常在菌 　＝内因性感染 (術中の汚染が原因)
術野外感染＝遠隔部位感染 肺炎，腸炎，尿路感染，カテーテル感染など直接手術侵襲が及ばなかった部位に生じた術後の感染症	病院環境の汚染菌 　＝外因性感染 (交差感染が原因)

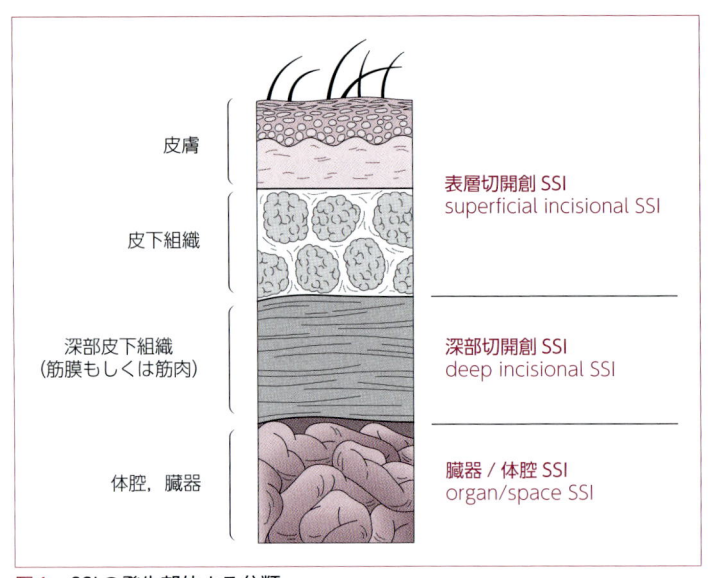

図1　SSIの発生部位よる分類

して感染する場合が多い。したがって，SSIの防止には外科医や手術に関与するスタッフの役割が重要であるのに対して，遠隔部位感染の防止にはスタッフ全員の手指消毒と手袋着用を含めた標準予防策の遵守が重要である。

❖ SSIの定義と分類

　SSIは前述のように，術中の細菌汚染を原因として，術後30日以内に，手術操作を直接加えた部位に発生する感染症と定義される。その深さにより，表層切開創SSI，深部切開創SSI，臓器／体腔SSIに分類される[1]（図1）。炎症所見，培養結果，医師の判断，画像診断を組み合わせた判定基準が定められている[2]。なお，人工関節や人工弁などの人工物を埋入する手術での深部切開創SSI，臓器／体腔SSIについては術後1年までの発症が含まれる。

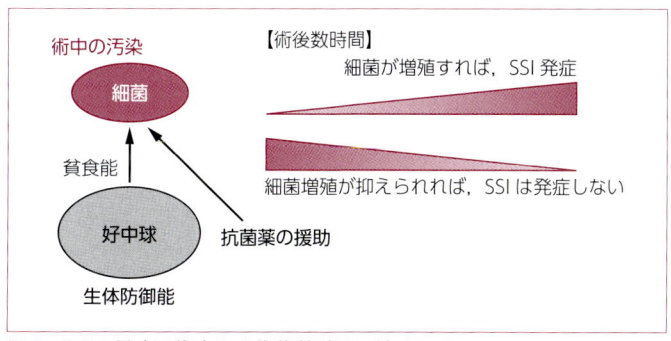

図2 SSIの発症は術中から術後数時間で決まる！

表2 SSI防止対策（手術中の汚染が原因）

- 手術中に汚染が起こりにくいように術前準備する
  ➡ 感染症治療，除毛，入浴，入院期間，腸管前処置
- 手術中の術野の汚染を防ぐ（減少させる）
  ➡ 手洗い，ガウン，リネン，手術室環境，消毒，止血，手袋交換，縫合糸，異物，死腔，皮下洗浄，ドレーン
- 多少の汚染があっても，SSIが発症しないように，患者の抵抗力を高める
  ➡ 予防的抗菌薬，禁煙，血糖値コントロール，保温
  （周術期高濃度酸素投与）

〔SSI防止のためのCDCガイドライン（1999）より〕

❖ SSI 発生のメカニズム

　手術中に術野の細菌汚染が起こると，生体防御能の担い手である好中球が動員され，貪食にて細菌の増殖を抑えようと働く．抗菌薬は好中球の貪食能の強力な援軍となる．多少の術野の細菌汚染があっても，この好中球の働きにより初期の段階で細菌増殖が抑えられれば，SSIは発症しない．

　一方，この時期に細菌増殖が抑えられないと，数日後に炎症所見が明らかとなり，臨床的にSSIが発症する．すなわちSSIが発症するかどうかは術中から術後数時間の間に決まることになる（図2）．

❖ SSI を防ぐための対策

　SSIの原因は基本的に術中の細菌汚染なので，①術中の汚染が起こりにくいように術前準備する対策，②実際に術中の汚染が起こりにくいように手術環境を整え，手技に細心の注意と工夫を行う対策，③多少の汚染があったとしても患者の抵抗力を高めて，感染症が発症しないようにする対策——がそれぞれ重要である[1]（表2）．これらを時系列でまとめると表3のようになる．

表3 SSIを防ぐための対策

手術前（外来スタッフ）
禁煙（IB）　　　　　感染症治療（IA）　　　術前入院期間の短縮（Ⅱ）

手術直前（病棟スタッフ）
血糖値管理（IB）　　　腸管前処置（IA）　　　入浴，シャワー浴（IB） 適切な除毛（IA）

手術中（手術室スタッフ）
予防的抗菌薬初回投与（IA）　　適切な手術手技と止血など（IB） 保温（低体温予防）　　　　　　閉鎖式ドレーンの使用（IB） 適切な手術時手洗い（IB）　　　創縁保護ドレープの使用 手術室空調（IB）　　　　　　　吸収性縫合糸（抗菌薬含有を含む） 手術室清掃（IB）　　　　　　　手袋交換 入室人数の制限（Ⅱ）　　　　　腹腔内洗浄 適切な服装（IB）　　　　　　　皮下洗浄 適切な術前皮膚消毒（IB）　　　閉腹セットの導入 適切な術前皮膚消毒手技（Ⅱ）　適切な手術器械の洗浄，滅菌（IB） 予防的抗菌薬追加投与（IA）

手術後（病棟スタッフ）
高濃度酸素投与　　　血糖値管理（IB）　　　適切な手術創管理（IB） SSIサーベイランスの施行（IB）

SSI防止のための周術期管理はCDCガイドライン（1999）を参考に行われる。CDCガイドラインは，①IA（実施を強く勧告），②IB（実施を勧告），③Ⅱ（実施を推奨），④（勧告なし，未解決問題）の4段階に分けられている。

表4 禁煙後の創感染，創哆開の比較

	創感染		創哆開	
	喫煙継続	禁煙	喫煙継続	禁煙
1週目	—	—	—	—
4週目	4/16	1/29[#]	0/16	0/29
8週目	3/15	0/29[#]	1/15	2/29
12週目	3/15	0/29[#]	0/15	0/29
総計	10/46	1/87[#]	1/46	2/87

[#]喫煙継続者との間で有意差（$P<0.05$）あり
4週間の禁煙で喫煙者の創感染発症率は有意に低下した。
〔Sorensen LT, Karlsmark T, et al.：Abstinence from smoking reduces incisional wound infection：a randomized controlled trial. Ann Surg, 238（1）：1-5, 2003.〕

❖ 各種対策のエビデンス

1. 禁煙

　米国での健常人を対象とした試験にて，喫煙者は非喫煙者と比較して創感染や創哆開率の高いことと，4週間の禁煙により創感染率は非喫煙者と同じ程度まで減少することが示された[3]（表4）。30日以上の禁煙が勧められるが，手術決定から手術まで30日以上の間隔がない場合も多いので，手術予定が決まり次第，外来で禁煙を勧めることになる。

　喫煙は，組織酸素分圧低下に伴う好中球の貪食能低下，線維芽細胞の機能低下など

表5 除毛方法よるSSI発症率の変化

[A] SSI発症率（561症例）
剃毛なし　vs　脱毛剤使用　vs　剃毛あり
0.6%　　　　0.6%　　　　5.6%
(1/155)　　(1/157)　　(14/249)

〈術前剃毛時間によるSSI発症率〉
術直前　vs　前24h以内　vs　術前24h以上
3.1%　　　7.1%　　　　20%

〔Seropian R and Reynolds BM：Am J Surg, 121, 251-254, 1971〕

[B] SSI発症率（10年間，62,939例）
剃毛なし　vs　電動クリッパー除毛　vs　バリカン除毛　vs　剃刀剃毛
0.9%　　　　1.4%　　　　　　　　　　1.7%　　　　　　2.5%

〔Cruse PJ, Foord R：The epidemiology of wound infection. A 10-year prospective study of 62,939 wounds. Surg Clin North Am, 60（1）：27-40, 1980.〕

を起こして，SSI発生率を上昇させると考えられる。

2. 適切な除毛

かみそりによる剃毛を行うと，剃毛なしと比較して，有意にSSI発症率が高いことが報告されている[4,5]（**表5**）。以前は体毛があると感染の原因となるとされ，剃毛が行われていたが，剃毛を行うと皮膚の表面に小さな傷ができ，逆に細菌増殖が促進される。現在は剃毛は禁忌とされ，体毛が手術の妨げになる場合のみ，電動クリッパーによる除毛が推奨されている。

3. 手術前夜，当日朝のシャワー浴や入浴

皮膚切開部位の消毒効果を高めるには，可能な限り洗浄により汚れや異物を除去し，物理的にきれいにしておくことが重要なので，手術前夜，当日朝のシャワー浴や入浴が推奨される。

クロルヘキシジンなどの生体消毒薬を使用してシャワー浴や入浴を行うと皮膚に付着する細菌数が減少することが報告されているが，実際にSSI低下に寄与するかどうかは明らかにされていない。

4. 血糖管理

糖尿病患者はSSIのリスクが2.76倍となる。特に術後48時間以内の血糖値上昇とSSI発症の関連が明らかにされているので[6]，術後早期に積極的に血糖値を管理することが重要である。インスリンを持続静注して血糖値を80〜110mg/dLにコントロールする方法（強化インスリン療法）が，術後の感染性合併症の減少を含め生存率向上に効果があることが2001年に報告されている[7]。しかし，その後のNICE-SUGAR trialによる追試では逆に，同法で生存率が低下することが示され[8]，現在のところ，病棟での血糖コントロールの目標値は200mg/dL以下が適当と考えられている。

5. 手術時手洗い

　手術時手洗いの目的は，たとえ手術中に手袋が破損しても，術野が汚染される細菌数を最小限とすることである。一般に手指には通過菌と常在菌を含めて10^4～10^6程度の細菌がいるが，手術時手洗いでは特に通過菌を減少させて10^2～10^3程度の細菌数にすることが目標である。

　手術時手洗い法としては，従来の指先から肘上までブラッシングするスクラブ法に対して，ブラシを使わずに擦式消毒用アルコール製剤（0.5～1.0％クロルヘキシジン含有アルコール製剤など）を手指から前腕に十分に擦り込むラビング法が推奨されるようになっている。ブラシによる皮膚のダメージはかえって手あれの原因となり，手指細菌数を増加させ，SSIのリスクを高める危険があるためである。手あれの心配が少なく，短時間で済み，医療者の遵守率の高いラビング法が普及しつつある。

6. 術前皮膚消毒薬

　術前皮膚消毒の目的は，手術予定部位の皮膚の汚れおよび細菌を除去してSSIのリスクを減らすことである。術前皮膚消毒にクロルヘキシジンアルコールを使用すると，ポビドンヨードを使用した場合よりもSSIの発生率が低いとの報告があるが[9]，逆にポビドンヨードを使用したほうがSSI発生率は低いとの報告もあり[10]，最適な術前皮膚消毒薬は未解決の問題である。

7. 予防的抗菌薬投与（種類，初回投与，術中追加投与，投与期間）

　予防的抗菌薬投与の目的はSSIの発生頻度を低下させることであり，術野外感染の予防は含まれていない。したがって，予防的抗菌薬は術野を汚染する危険性の高い菌を対象として選択する。具体的には，心臓血管外科，整形外科，脳外科などの清潔手術では，皮膚に付着する菌を対象としてセファゾリン（CEZ）やペニシリン系抗菌薬が推奨され，また，下部消化管手術ではグラム陰性桿菌や嫌気性菌を対象として，セフメタゾール（CMZ）やフロモキセフ（FMOX）が推奨される。

　予防的抗菌薬投与では，手術開始時に血中濃度と組織内濃度が上昇していることが必要なので，初回投与は手術開始前60分以内に投与する。

　抗菌薬の有効血中濃度を維持するため，必要ならば術中に追加投与することが推奨される。通常，抗菌薬の血中半減期の2倍程度を目途に，3～4時間ごとに追加投与するのが適当と考えられる。

　投与期間は，手術の種類にもよるが，手術日を含めて原則24時間以内とすることが推奨される。心臓血管手術では術後48時間投与が推奨される場合もある。投与期間が長くなると，耐性菌を誘導する危険が高くなる。

表6 *S. aureus* 感染とムピロシン予防投与

	Mupirocin			Placebo		
	All pts (N=1,933)	*S.aureus* carriers (N=444)	*S.aureus* noncarriers (N=1,489)	All pts (N=1,931)	*S.aureus* carriers (N=447)	*S.aureus* noncarriers (N=1,484)
Nosocomial Infection	11.3%	12.8%	10.8%	11.4%	16.1%	10.0%
Nosocomial *S.Aureus* Infection	2.4%	4.0%#	1.9%	2.9%	7.7%# (p=0.02)	1.5%
SSI	7.9%	9.9%	7.3%	8.5%	11.6%	7.5%
S.aureus SSI	2.3%	3.7%	1.8%	2.4%	5.9%*	1.4%* (p<0.001)

〔Perl TM, Cullen JJ, et al.: Intranasal mupirocin to prevent postoperative Staphylococcus aureus infections. N Engl J Med, 346（24）：1871-1877, 2002.〕

8. 清潔器械と汚染器械の峻別，手袋交換，創縁保護ドレープ，腹腔内洗浄，皮下洗浄，閉腹専用器械セットの導入など

術中の術野汚染を最小限とすること，また，たとえ汚染があったとしても感染症が発症しないレベルまで細菌数を減少させることは，SSIを防止するうえで重要である。これらの対策は理論的に有用なので，多くの施設で施行されている。

9. MRSAに対する監査培養と除菌

黄色ブドウ球菌の保菌者にムピロシン鼻腔内投与による除菌を行うと，黄色ブドウ球菌感染症の発症が減少する[11]（表6）。ただし，ムピロシンを広範に使用すると耐性菌が増えることが知られている[12]。現在のところ，清潔手術である心臓血管外科，整形外科，脳外科手術では術前にMRSAのスクリーニングを行い，陽性者に対してムピロシンによる除菌を行うことが勧められるが，準清潔手術である消化器系手術に関してはMRSAスクリーニングやムピロシンによる除菌は推奨されていない[13]。

10. 周術期低体温予防

周術期に低体温となるとSSI発生率が上昇することが報告されている[14]（表7）。低体温になると，体温調節のために末梢血管が収縮し，皮下組織の酸素分圧が低下する。好中球が貪食能を発揮するためには組織酸素分圧が高いことが必要なため，細菌に対する抵抗力が低下し，また，線維芽細胞によるコラーゲン産生には組織酸素分圧が高い必要があるため，創傷治癒も遅延することとなる。

11. SSIサーベイランス

SSIサーベイランスはSSIの発生を常時監視し，その情報を手術に関係するスタッフで共有して，SSI対策に役立てる積極的な感染対策の活動である。各施設のSSI発

表7 術中低体温とSSI

結腸直腸がん	正常体温群 36.6±0.5℃ (n=104)	低体温群 34.7±0.6℃ (n=96)	
SSI	6 (6%)	18 (19%)	(p=0.009)
術後在院日数	12.1±4.4日	14.7±6.5日	(p=0.001)
コラーゲン産生 (μg/cm)	328±135	254±114	(p=0.04)
抜糸までの日数	9.8±2.9日	10.9±1.9日	(p=0.02)

〔Kurz A, Sessler DI, et al.：Perioperative normothermia to reduce the incidence of surgical-wound infection and shorten hospitalization. Study of Wound Infection and Temperature Group. N Engl J Med, 334（19）：1209-1215, 1996.〕

生率をわが国の標準値と比較することにより，その施設でのSSI対策の優先順位を決めることになる．各施設で導入したSSI対策の効果もSSIサーベイランスを行ってはじめて評価可能となる．

❖ おわりに

SSIの予防には，良いと考えられる対策を束にして導入する"バンドル（Bundle）"やベストプラクティスによる対応が重要である．

（針原　康）

【文　献】

1) Mangram AJ, Horan TC, et al.：Guideline for prevention of surgical site infection, 1999. Infect Control Hosp Epidemiol, 20（4）：247-278, 1999.
2) CDC.（http://www.cdc.gov/nhsn/psc_pa.html）
3) Sorensen LT, Karlsmark T, et al.：Abstinence from smoking reduces incisional wound infection：a randomized controlled trial. Ann Surg, 238（1）：1-5, 2003.
4) Seropian R, Reynolds, et al.：Wound infections after preoperative depilatory versus razor preparation. Am J Surg, 121（3）：251-254, 1971.
5) Cruse PJ, Foord R：The epidemiology of wound infection. A 10-year prospective study of 62,939 wounds. Surg Clin North Am, 60（1）：27-40, 1980.
6) Latham R, Lancaster AD, et al.：The association of diabetes and glucose control with surgical-site infections among cardiothoracic surgery patients. Infect Control Hosp Epidemiol, 22（10）：607-612, 2001.
7) Van den Berghe G, Wouters P, et al.：Intensive insulin therapy in critically ill patients. N Engl J Med, 345（19）：1359-1367, 2001.
8) Finter S, Chittock DR, et al.：Intensive versus conventional glucose control in critically ill patients. N Engl J Med, 360（13）：1283-1297, 2009.
9) Darouiche RO, Wall MJ Jr, et al.：Chlorhexidine-Alcohol versus Povidone-Iodine for Surgical-Site Antisepsis. N Engl J Med, 362（1）：18-26, 2010.
10) Swenson BR, Hedrick TL, et al.：Effects of preoperative skin preparation on postoperative wound infection rates：a prospective study of 3 skin preparation protocols. Infect Control Hosp Epidemiol, 30（10）：964-971, 2009.
11) Perl TM, Cullen JJ, et al.：Intranasal mupirocin to prevent postoperative Staphylococcus aureus infections. N Engl J Med, 346（24）：1871-1877, 2002.
12) Miller MA, Dascal A, et al.：Development of mupirocin resistance among methicillin-resistant

Staphylococcus aureus after widespread use of nasal mupirocin ointment. Infect Control Hosp Epidemiol, 17 (12) : 811-813, 1996.
13) Kallen AJ, Wilson CT, et al. : Perioperative intranasal mupirocin for the prevention of surgical-site infections : systematic review of the literature and meta-analysis. Infection Control & Hospital Epidemiology, 26 (12) : 916-922, 2005.
14) Kurz A, Sessler DI, et al. : Perioperative normothermia to reduce the incidence of surgical-wound infection and shorten hospitalization. Study of Wound Infection and Temperature Group. N Engl J Med, 334 (19) : 1209-1215, 1996.

■ 2章 感染の知識

2-5 院内・在宅で問題となる処置と感染
2）血管内留置カテーテル

Point

① カテーテルの使用は必要最小限にするように努める。
② 中心静脈カテーテル挿入時には，マキシマルバリアプリコーションを行う。
③ 中心静脈カテーテルの定期的な交換は推奨されていない。
④ 血液製剤や脂肪製剤を投与しない場合の通常の輸液セットの交換は4〜7日ごとに行う。
⑤ 血管内カテーテル感染の起炎菌としては，黄色ブドウ球菌，コアグラーゼ陰性ブドウ球菌，腸球菌，カンジダなどが重要である。
⑥ カテーテルケアには，透明フィルムドレッシングが基本である。

❖ はじめに

　医療現場で行われる処置の中で，血管内カテーテル留置は最も頻繁に行われる処置の一つである。血管内留置カテーテルの種類にも，末梢静脈カテーテル，中心静脈カテーテル，末梢挿入型中心静脈カテーテル（PICC），完全埋め込み型カテーテル（ポート）などが存在する（表1）。
　不適切な血管内カテーテル管理は，血流感染の最も重要なリスクファクターであり，感染予防のために細心の注意が必要である。そこで本稿では，血管内留置カテーテルに伴う血流感染に関する基礎知識について述べる。

❖ 血管内留置カテーテル感染の発生機序を理解する

　カテーテルに菌が付着して血流感染を起こすが，感染形式は一つではない[1]（図1）。

1．輸液の汚染

　点滴製剤の汚染が原因となる。特に，中心静脈カテーテルを用いて点滴する輸液製剤の調製には十分な配慮が必要である。栄養価が高く，輸液時間も24時間に及ぶものが

表1 血管内留置カテーテルの主な種類と挿入部位・交換時期

	カテーテルの種類	挿入部位	交換時期	備考
末梢静脈	末梢静脈カテーテル	前腕または手の静脈など	72〜96時間より頻繁にする必要はない（小児は定期的に交換しない）	長期使用での静脈炎血流感染はまれ
中心静脈	非皮下トンネル型中心静脈カテーテル（CVC）	中心静脈（鎖骨下，内頸，大腿静脈）に留置	定期的に交換しない	多くのCRBSIの原因
	肺動脈カテーテル	中心静脈（鎖骨下，内頸）から肺動脈に留置	定期的に交換しない	CVCと同じ感染率
	末梢挿入型中心静脈カテーテル（PICC）	尺側皮，橈側皮，上腕の静脈を通して上大静脈に留置	定期的に交換しない	非トンネル型CVCより感染率は低い
	皮下トンネル型中心静脈カテーテル	皮下に埋入され，中心静脈に留置	定期的に交換しない	非トンネル型CVCより感染率は低い
	完全埋め込み型カテーテル（ポート）	皮下トンネル，皮下ポートあり鎖骨下または内頸静脈に植え込む	定期的に交換しない	CRBSIのリスク低い。カテーテル抜去には手術が必要

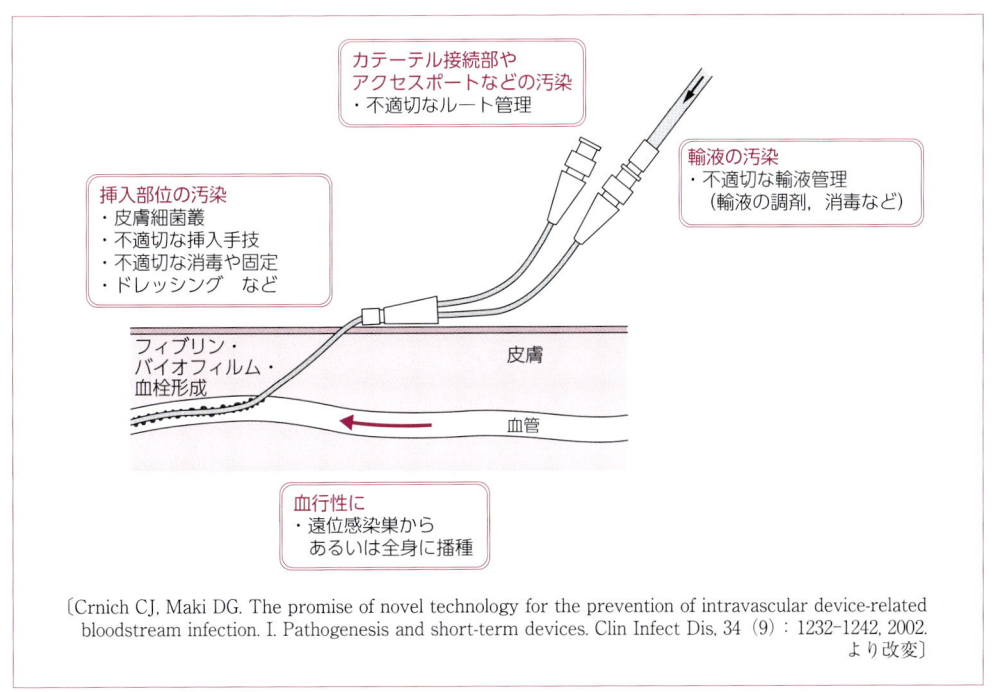

〔Crnich CJ, Maki DG. The promise of novel technology for the prevention of intravascular device-related bloodstream infection. I. Pathogenesis and short-term devices. Clin Infect Dis, 34（9）: 1232-1242, 2002. より改変〕

図1 カテーテル感染のパターン

多いので，いったん病原菌に汚染してしまうと，輸液内で増殖してしまう危険性が高い。
　ヘパリンロックや生食ロックなども用いられるが，ロック製剤の汚染にも注意が必要である。可能な限りロックの機会を減らすのが望ましいが，たとえ行う場合でも，作り置きのヘパリン生食液などは汚染しやすいので，プレフィルドシリンジ製剤の使用が望ましい。

2. ハブやカテーテル内腔への細菌の定着

カテーテルのハブや三方活栓などのアクセスポート，ルートなどの取り扱いには注意が必要である．集中治療室などでは多くのルートを用いる場合があり，処置の最中に汚染し，細菌が定着する危険性が高まる．

3. カテーテル挿入部位からの細菌の侵入

皮膚を貫いて血管内にカテーテルを挿入するために，皮膚の常在菌などがカテーテル経路に侵入したり，カテーテルの表面に沿って入り込んだりして，カテーテルの先端などでコロニーを形成する．挿入時の清潔操作や，挿入後の適切な管理が必要である．

4. 他部位から血行性に運ばれた細菌がカテーテルに付着する場合

他の感染部位から血中に混入した細菌が一過性の菌血症を起こし，その菌がカテーテルに付着・増殖してしまう場合がある．菌血症がコントロールできていない状態下でカテーテルを挿入した場合にも，同様に，後から菌が付着してしまう．

❖ カテーテル関連血流感染症の症状と起炎菌

症状や検査所見としては，一般的な菌血症と大きな違いはなく，①発熱，②悪寒・戦慄，③白血球増多，④核の左方移動，⑤耐糖能低下，⑥血液培養陽性——などが挙げられる．カテーテル抜去により症状が改善する場合も指標となる．前述の機序を考えても，カテーテルの刺入部に発赤や腫脹が認められないからといって，カテーテル関連血流感染を否定してはいけない．疑う場合には必ず血液培養が必要となる．

カテーテル関連血流感染症の起炎菌としては，黄色ブドウ球菌，コアグラーゼ陰性ブドウ球菌，腸球菌，カンジダなどが重要である．起炎菌がカンジダの場合には，眼内炎を併発し，重篤な場合には失明することもあるので，特に注意が必要である．

❖ カテーテル関連血流感染の予防

1. カテーテル挿入にあたっての適応

まずはカテーテル挿入が必要かを考える（図2）．中心静脈カテーテルでなく末梢静脈カテーテルではいけないのかも確認すべきである．また，カテーテルのルーメン数も少ないほうが感染しにくいため，必要最小限のルーメン数を選択すべきである．材質としては，ポリテトラフルオロエチレン（テフロン）製またはポリウレタン製のカテーテルが望ましい．

海外では抗菌薬または抗菌物質がコーティングされているカテーテルが使用されているが，本邦では使用されていない．

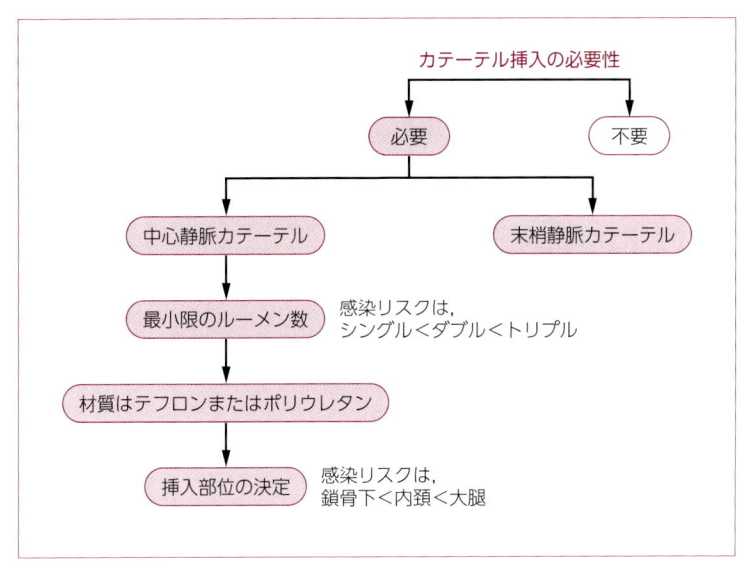

```
カテーテル挿入の必要性
    ├─ 必要
    │   ├─ 中心静脈カテーテル
    │   │   ↓
    │   │   最小限のルーメン数  感染リスクは，シングル＜ダブル＜トリプル
    │   │   ↓
    │   │   材質はテフロンまたはポリウレタン
    │   │   ↓
    │   │   挿入部位の決定  感染リスクは，鎖骨下＜内頚＜大腿
    │   └─ 末梢静脈カテーテル
    └─ 不要
```

図2　カテーテル挿入にあたって

2. カテーテル挿入時の注意

　末梢であれ中心静脈であれ，カテーテル挿入時には手指衛生が必須である。挿入部位の皮膚の剃毛はせず，除毛が必要な場合には，医療用電気バリカンなどを用いて行う。予防的抗菌薬の投与は不要である。

　挿入時の皮膚消毒は，末梢では70％アルコールを使用することが多い。比較研究では，2％クロルヘキシジン製剤が最適とされる[2,3]。2011年のCDCガイドラインでは，0.5％以上のクロルヘキシジン入りアルコールが第一選択となっており，本邦では1％クロルヘキシジンエタノールが使用可能である[4]。中心静脈カテーテル挿入時には10％ポビドンヨードが用いられることが多いが，効果発現までに時間がかかるので，消毒した部分が乾く程度の時間（2分間以上）を待つ必要がある。

　末梢静脈カテーテル挿入時には，使い捨ての非滅菌手袋を使用して，挿入する部分を直接手で触れない「ノータッチ」操作が望ましい。挿入部位の皮膚に炎症所見がないことを確認し，できるだけ上肢の静脈を利用する。

　中心静脈カテーテル挿入時には，マスク，帽子，滅菌手袋，滅菌ガウンおよび全身を覆える大型の滅菌ドレープを用いたマキシマルバリアプリコーションを実施することが重要である。図3のようにセットを作り，滅菌しておくことが望ましい。挿入部位として，感染対策上は鎖骨下静脈が望ましく，大腿静脈は避けるべきである。血栓形成したカテーテルには菌が付着しやすく[5]，大腿静脈は深部静脈血栓を作りやすいために，この点からもできるだけ避けるべきである。内頚静脈は，鎖骨下静脈に劣るとされているが，挿入時に気胸や血胸を起こしにくいというメリットがある。鎖骨下静脈の場合には，挿入時の合併症を避けるため，エコーガイド下で行うなどの配慮が必要である。

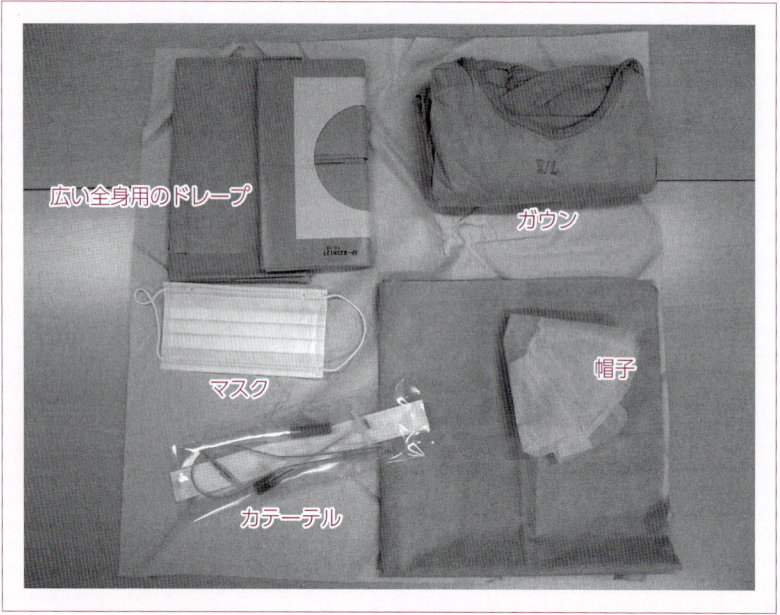

図3 マキシマルバリアプリコーションのためのセット

表2 ドレッシングの種類と交換時期・利点

	滅菌ガーゼ	フィルムドレッシング
交換時期	毎日～2日（適宜）	7日
利点	血液や浸出液を吸収する	挿入部の観察が容易
注意点	発汗や血液・浸出液がある場合にはその都度交換する	発汗などによって剥がれやすい場合や，浸出液などがある場合にはガーゼドレッシングに交換する

3. カテーテル挿入部位のドレッシング（表2）

挿入部位の被覆には，滅菌の透明・半透過性のポリウレタンドレッシングを使用する。常時カテーテル挿入部の発赤などが観察できるのがメリットである。フィルムドレッシングは7日ごとの交換が一般的であるが，汚れたり，剥がれたりした場合には交換する。発汗や浸出液が多かったり，出血したりする場合には，ガーゼドレッシングを用いる。ガーゼの場合には，湿ったり汚染したりするごとに交換する。ドレッシングを交換した日付はドレッシングの上に記載して，次の交換などに役立てる。

クロルヘキシジン含侵ドレッシングは，穿刺部位の細菌叢の低減に寄与するとされるが，接触性皮膚炎に留意すべきである。

挿入部の皮膚の処置に用いる消毒薬としては，1%クロルヘキシジンエタノール，ヨードチンキ，10%ポビドンヨードなどが用いられるが，抗菌薬含有軟膏やポビドンヨードゲルなどはかえって不潔となるため使用しない。

4. カテーテルの交換

・末梢カテーテル

　成人患者において，2002年のCDCのガイドラインでは感染および静脈炎の発症予防のために，72時間以内での定期的な交換が推奨されていたが，2011年のガイドラインでは，72～96時間以内で交換する必要はないとしている[4]。さらには定期的な交換は感染予防に役立たないとする報告もある[6]。また，小児患者では，末梢カテーテルに関しては，臨床的に必要な場合のみの交換が推奨されている。

　いずれの場合にも，挿入部位に発赤・腫脹・疼痛などの静脈炎の徴候を認める場合には，速やかにカテーテルを抜去しなければならない。

・中心静脈カテーテル

　感染防止のうえで，中心静脈カテーテルを定期的に交換することは推奨されていない。発熱している場合には，他の発熱原因などを検討したうえで，発熱原因としてカテーテルが疑わしいと判断した場合には抜去を考慮する。

5. 薬剤の調製，取り扱いなど

　高カロリー輸液や末梢用のアミノ酸加総合電解質製剤あるいは脂肪乳剤では，細菌や真菌の増殖が速いため，これらの混入には細心の注意を払う必要がある。少なくとも高カロリー輸液などの輸液製剤は，薬剤部で無菌的に調製されるべきである。

　しかしながら，実際には病棟で輸液調製が行われている場合が少なくない。その際には，汚染区域と離れた専用の場所で，作業台を70％アルコールなどで消毒したのちに行い，薬剤調製の作業に専念するのが望ましい。手洗いを行った後に，サージカルマスク，非滅菌手袋を着用して調製を行う。調製した高カロリー輸液は，混合後28時間以内にすべて投与されるように計画する。

6. 輸液ラインの管理と交換（表3）

　輸液ラインとカテーテルハブのコネクター部分，三方活栓などアクセスポートの側注部分の消毒には70％エタノールを使用する。集中治療室などでは，アクセスポートの埋め込まれた一体型の閉鎖式輸液システム（クローズドシステム）が用いられる

表3　血管カテーテル関連物品の交換時期

品名	交換の間隔
輸液セット	96時間以上～1週間
血液・血液製剤，脂肪乳剤の投与に使用したチューブ	24時間以内
輸液がデキストロースやアミノ酸のみ含んでいる時の輸液セット	96時間以上～1週間
プロポフォールを含んだ輸液を注入したチューブ	6～12時間ごと

場合もある。閉鎖式は開放式に比べて感染防御の面では優れている。針刺し予防のために，ニードルレスシステム用のカフを用いる場合もあるが，感染を起こしにくいということはないので，消毒に関しては同じように注意が必要である。いずれにせよ，薬物注入，血液検体採取などに用いられる三方活栓など側注部分はその都度しっかり消毒して，厳重な管理を行わなければ，感染につながってしまう。最も理想的なのは，閉鎖式システムでかつ輸液ルートからの側注も極力少なくすることである。

持続して使用する一般的な輸液ラインは，4〜7日ごとに交換する。血液，血液製剤や脂肪製剤を使用した輸液ラインは点滴開始から24時間以内に交換する。これは，血液製剤や脂肪製剤が微生物の増殖に適しているからである。脂肪製剤であるプロポフォール注入液を使用した場合，輸液ラインは6〜12時間以内に交換する。

7. カテーテルロック法

感染防止の面からは，ヘパリンなどによるカテーテルロックは極力避けるのが望ましい。やむを得ずロックする場合には，プレフィルドシリンジ製剤を用いて行う。作り置きのヘパリン生食などではセラチアなどが増殖し，感染する事例が報告されている[7,8]。

❖ カテーテル関連血流感染の治療

治療の基本はカテーテルの抜去である。細菌や真菌はカテーテルにバイオフィルムを形成する。いったんバイオフィルムを形成すると，通常の薬剤量では作用しにくくなる。

昨今，完全埋め込み型のポートの利用などが増加していることもあり，抜去が困難な場面にもよく遭遇する。軽症のカテーテル関連血流感染症で，かつ起炎菌がMRSAを含む黄色ブドウ球菌以外あるいはカンジダ以外の場合に限っては，抗菌薬の全身投与に加えた抗菌薬ロック治療などの有用性も報告されている[9]。コアグラーゼ陰性ブドウ球菌によるカテーテル関連血流感染症の場合には，グリコペプチドによるロックセラピーが有効だったという報告が多いが[10,11]，たとえ実施するにしても，常に抜去が可能かを検討すべきである。

（下野　信行）

【文　献】

1) Crnich CJ, Maki DG. The promise of novel technology for the prevention of intravascular device-related bloodstream infection. I. Pathogenesis and short-term devices. Clin Infect Dis, 34 (9)：1232-1242, 2002.
2) Maki DG, Ringer M, et al.：Prospective randomized trial of povidone-iodine, alcohol, and chlorhexidine for prevention of infection associated with central venous and arterial catheters. Lancet, 338 (8763)：339-343, 1991.
3) Mimoz O, Pieroni L, et al.：Prospective, randomized trial of two antiseptic solutions for prevention of central venous or arterial catheter colonization and infection in intensive care unit patients. Crit Care Med, 24 (11)：1818-1823, 1996.

4) O'Grady NP, Alexander M, et al.: Guidelines for the prevention of intravascular catheter-related infections. Am J Infect Control, 39 (4 suppl1): S1-34, 2011.
5) Timsit JF, Farkas JC, et al.: Central vein catheter-related thrombosis in intensive care patients: incidence, risk factors, and relationship with catheter-related sepsis. Chest, 114 (1): 207-213, 1998.
6) Rickard CM, Webster J, et al.: Routine versus clinically indicated replacement of peripheral intravenous catheters: a randomised controlled equivalence trial. Lancet, 380 (9847): 1066-1074, 2012.
7) Tanaka T, Takahashi H, et al.: A nosocomial outbreak of febrile bloodstream infection caused by heparinized-saline contaminated with *Serratia marcescens*, Tokyo, 2002. Jpn J Infect Dis, 57 (5): 189-192, 2004.
8) Vonberq RP, Gastmeier P: Hospital-acquired infections related to contaminated substances. J Hosp Infect, 65 (1): 15-23, 2007.
9) Lebeaux D, Fernandez-Hidalgo N, et al.: Management of infections related to totally implantable venous-access ports: challenges and perspectives. Lancet Infect Dis, 14 (2): 146-159, 2014.
10) Fernandez-Hidalgo N, Almirante B, et al.: Antibiotic-lock therapy for long-term intravascular catheter-related bacteraemia: results of an open, non-comparative study. J Antimicrob Chemother, 57 (6): 1172-1180, 2006.
11) Del Pozo JL, Garcia Cenoz M, et al.: Effectiveness of teicoplanin versus vancomycin lock therapy in the treatment of port-related coagulase-negative staphylococci bacteraemia: a prospective case-series analysis. Int J Antimicrob Agents, 34 (5): 482-485, 2009.

■ 2章 感染の知識

2-5 院内・在宅で問題となる処置と感染
3）尿道カテーテル

Point

① 尿路へのデバイスの挿入，留置が原因の尿路感染をカテーテル関連尿路感染（Catheter Associated Urinary Tract Infection；CAUTI）という。

② CAUTIサーベイランスは近年，尿道留置カテーテルに限定し，無症候性細菌尿（ASB）は除外されるようになった。

③ 予防の基本は，尿道カテーテルを適切な適応患者だけに施行し，できる限り早期に抜去することである。

④ 尿道カテーテルの閉塞は急性増悪の大きな原因となる。

⑤ 尿道カテーテル留置症例では，単純性尿路感染症に比し，グラム陽性球菌の分離頻度が高くなり，緑膿菌やMRSAなどの耐性菌の分離頻度も高くなる。

❖ はじめに

　　　尿道カテーテルの留置は泌尿器科治療のみならず，周術期管理，ICUなどの重症患者管理および介護施設においても頻繁に用いられる排尿管理法である。それに伴って発生するカテーテル関連尿路感染（Catheter Associated Urinary Tract Infection；CAUTI）は，耐性菌の誘導と交差感染の温床となり，感染制御上，重要な院内感染症の一つとなっている。

　　　尿路感染症は院内感染の約40％を占めるといわれ，その約80％が尿道留置カテーテルによるものである。また，留置期間が長くなれば，その発生頻度は増加し，留置30日後には，ほぼ100％の患者に細菌尿を認めることとなる[1]。しかも，いったん発生すれば，留置を継続したまま完治させることは困難である。

　　　よって，尿道カテーテルを適切な患者に適切に使用し，できる限り短期間で抜去することが最大の予防法であるが，高齢患者の増加および病態の複雑化に伴い，また看

護や介護のマンパワー不足があり，十分に実行できていない。
　本稿では，CAUTIの定義，感染制御策，分離菌の動向，問題点，現状について述べる。

❖ CAUTIの定義とサーベイランス

　CAUTIとは，尿路へのデバイスの挿入，留置が原因の医療関連感染を意味しており，尿道留置カテーテル以外に間歇導尿や恥骨上カテーテル留置（膀胱瘻）も含まれる[2]。また感染の形態も，症状を有しない無症候性細菌尿（ASB）と，発熱などの感染症状を有する症候性尿路感染症（SUTI）が含まれている。しかし，この定義の曖昧さが研究のエビデンスを低下させる要因となっていたため，近年，全米医療安全ネットワーク（NHSN）をはじめとして，多くのサーベイランス事業がCAUTI発生率を尿道留置カテーテルによるものに限定し，かつASBの取り扱いを廃止している[3]。

❖ 尿道留置カテーテルの管理

　CAUTI予防策としては，CDCの「カテーテル関連尿路感染予防のためのガイドライン」[2] が2009年に発表され，多くの施設が取り入れている。以下に，同ガイドラインの内容を中心に述べる。

1. 尿道カテーテルの挿入

　閉鎖式尿道カテーテルを使用し，無菌的な手技（手指衛生，滅菌手袋着用）で行う。尿道口の消毒には10％ポビドンヨード（イソジン）や0.02〜0.05％ベンザルコニウム塩化物（オスバン）を使用する[4]。

2. 尿道留置カテーテルの管理

　「良好な尿流」，「尿道口および採尿バッグ排出口の清潔」，「カテーテルセットの閉鎖性の維持」の3点に留意して管理する。
　カテーテルは移動や尿道の圧迫を来さないよう固定し，尿流が良好となるようカテーテルの屈曲・閉塞をチェックする。採尿バッグは膀胱より低い位置に固定し，床に触れてはいけない。尿道口周囲の消毒は不要であり，シャワーや陰部洗浄など日常的衛生管理で十分である。
　尿の廃棄に際し，尿排出口は未滅菌の集尿容器に接触しないようにする。カテーテル抜去前に"膀胱訓練"と称して行われてきたクランピングは，感染のリスクが高くなり有益性はない。膀胱洗浄は血尿などによる閉塞がなければ行わない。また，抗菌薬によるルーチンの膀胱洗浄は耐性菌を誘導するため推奨されない。
　尿検査または培養のための検体が必要な場合は，採尿ポートをアルコール消毒し，滅菌シリンジで吸引採取する。カテーテルの交換時期については個人差があり，閉塞が起こった場合，または起こる兆しがある場合に交換する。閉塞を来しやすい患者で

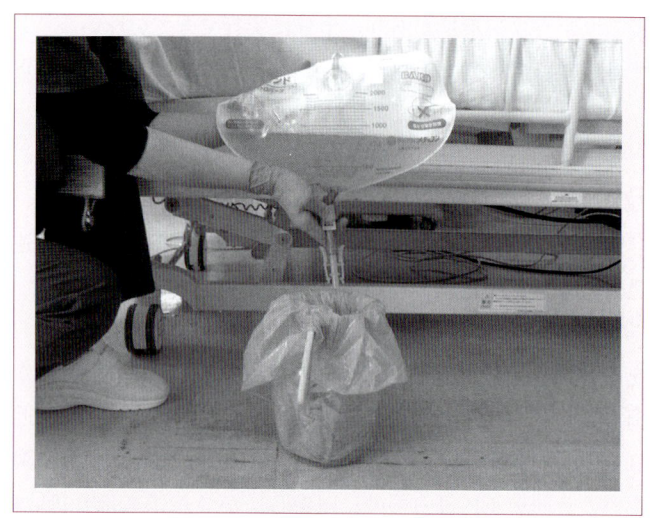

図1　ビニル袋を利用した尿の廃棄

は、1週間に1、2回交換することもある。ただ、2カ月以上、同一カテーテルを留置し続けることはしない[1]。

3. 尿廃棄時の感染制御策

病棟で頻繁に行われていた蓄尿は院内感染の温床になることが多く、現在では必要症例に限定されるようになってきた。採尿バッグはある程度の閉鎖性が保たれているとはいえ、一種の蓄尿状態にあり、不適切な管理は交差感染の原因となり得る。特に、尿の廃棄時の行程は重要である。

CDCガイドラインでは尿廃棄のポイントとして、①標準予防策の適用、②患者ごとに別々の清潔な集尿容器を用いて、定期的に空にする、③尿の飛散を防ぎ、尿排出口が集尿容器に接触しないようにする——の3点を記している。

しかし、②を行うためには、ディスポーザブルの集尿容器を使用するか、集尿容器をその都度、洗浄・乾燥することが必要である。さらに、耐性菌対策など消毒が必要な場合には、フラッシャーディスインフェクターによる蒸気消毒や0.1％次亜塩素酸ナトリウムで30分以上の浸漬消毒を行う[5]。しかし、コストおよび労力など、施設の事情により統一は困難である。そこで、一般的方法ではないが、集尿容器にビニル袋を敷いて集尿し、ビニル袋と尿を廃棄することで、ディスポーザブル集尿容器の代用とするのも一工夫である（図1）。

❖ 尿路感染症の分離菌

尿路感染症（Urinary Tract Infection；UTI）は、尿路に基礎疾患のない単純性UTIと、基礎疾患を有する複雑性UTIに大別されるが、CAUTIは複雑性UTIに含まれる。単純性尿路感染症では大腸菌を中心としたグラム陰性桿菌が過半数を占める

急性単純性膀胱炎の分離菌（1,317例）

複雑性膀胱炎の分離菌（643例）

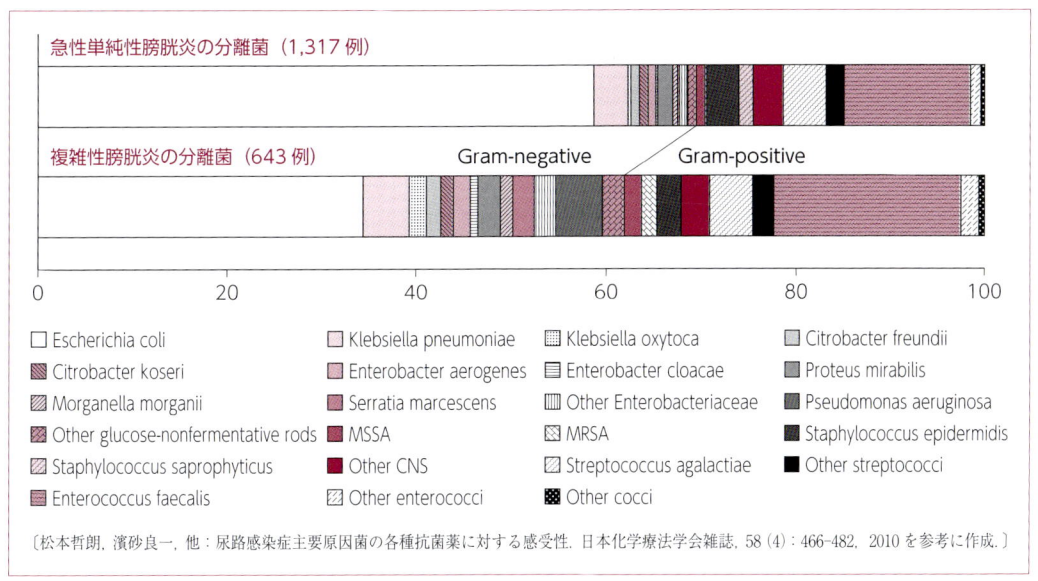

Gram-negative　Gram-positive

- □ Escherichia coli
- □ Klebsiella pneumoniae
- □ Klebsiella oxytoca
- □ Citrobacter freundii
- ▧ Citrobacter koseri
- ▦ Enterobacter aerogenes
- ▩ Enterobacter cloacae
- ▨ Proteus mirabilis
- ▨ Morganella morganii
- ▪ Serratia marcescens
- ▥ Other Enterobacteriaceae
- ▦ Pseudomonas aeruginosa
- ▩ Other glucose-nonfermentative rods
- ▪ MSSA
- ▨ MRSA
- ▧ Staphylococcus epidermidis
- ▥ Staphylococcus saprophyticus
- ■ Other CNS
- ▨ Streptococcus agalactiae
- ■ Other streptococci
- ▦ Enterococcus faecalis
- ▧ Other enterococci
- ▦ Other cocci

〔松本哲朗, 濱砂良一, 他：尿路感染症主要原因菌の各種抗菌薬に対する感受性. 日本化学療法学会雑誌, 58（4）：466-482, 2010 を参考に作成.〕

図2　急性単純性膀胱炎と複雑性膀胱炎の分離菌

が, 複雑性尿路感染症ではその分離頻度は低下し, 黄色ブドウ球菌や腸球菌に代表されるグラム陽性球菌の分離頻度が高くなる[6]（図2）。カテーテル留置症例ではその傾向がさらに強まり, 緑膿菌やMRSAなどの耐性菌の分離頻度も高くなる[7]。また, 尿路感染症にキノロン系抗菌薬や第三世代セファロスポリン系薬が多用されてきた影響か, 近年, キノロン耐性大腸菌や基質特異性拡張型 β ラクタマーゼ（Extended spectrum β lactamase；ESBL）産生菌の増加が臨床的に問題となっている。

　CAUTIの多くは無症状であり, 重篤化することなくカテーテル抜去により軽快する。しかし, 易感染状態や尿流の停滞が生じれば, 急性増悪し腎盂腎炎となり, 重症化することもある。診断は, 腎盂腎炎による発熱以外の特異的症状に乏しく, 長期留置の場合は尿検査も根拠とはならないため, 除外診断によることが多い。

　複雑性腎盂腎炎の急性増悪例に対する治療は, 起炎菌不明であれば, まずスペクトラムの広い強力な抗菌活性を有する抗菌薬が選択されることになる。その後, 起炎菌および薬剤感受性が判明したのち, 適切な薬剤へ切り替えるde-escalationを行うことが重要である。よって, 普段から各施設あるいは各地域における分離菌および薬剤感受性の動向を把握しておくことが有用である。

❖ 長期留置の問題点

　長期留置の問題点として, バイオフィルムならびに感染結石の形成があげられる。両者とも, 感染の難治性化, 耐性菌の発生およびカテーテル閉塞の要因となるためである。

　バイオフィルムはカテーテルや結石などの異物に形成され, いったん形成されれば

表 尿道留置カテーテル管理についての実態調査
尿道カテーテル留置患者に対するケア

陰部洗浄の実施頻度	
毎日	88.6%
隔日・週3回	5.9%
行っていない	2.3%
その他	3.3%
膀胱洗浄の実施頻度	
行っていない	48.6%
カテーテル閉塞を疑うとき	35.4%
尿路感染を疑うとき	4.9%
定期的に実施	4.6%
その他	6.6%
入浴時の対処方法	
クランプをせずにバッグを接続したまま入浴する	53.9%
カテーテルと尿バッグの接続を一時的にはずす	28.8%
クランプをしてバッグを接続したまま入浴する	12.6%
その他	4.8%

尿の排液方法

手袋の使用状況	
患者ごとに取り替える	65.7%
患者ごとに取り替えない	31.8%
その他	2.5%
尿回収容器の使用状況	
患者ごとに取り替える	48.6%
患者ごとに取り替えない	49.5%
その他	1.8%

〔西田真由子,内海桃絵,他:全国の病院における感染管理体制と尿道留置カテーテル管理についての実態調査.環境感染誌,25(1):41-46,2010.〕

除菌は困難であり,治療はカテーテルを抜去するしかない。

　留置が長期となれば感染の悪化,尿量減少などに相まって,アルブミンやフィブリノーゲンを主体とする蛋白質や血塊がカテーテルを閉塞することがある。また,*Proteus*属や*Klebsiella*属などのウレアーゼ産生菌では,尿中尿素の分解により尿pHが上昇し,塩類析出や結石を形成するという現象がよくみられる。いったんカテーテルが閉塞すれば,尿路内圧が上昇し腎盂腎炎となり,敗血症(urosepsis)となることもまれではない[8]。

　カテーテル閉塞の対処法は,CDCガイドラインに従えばカテーテルの交換であり,閉塞回避のための膀胱洗浄は泌尿器科手術後の血尿などによる閉塞以外では推奨されない処置である。しかし,閉塞の原因を除去できなければ,頻回に閉塞することになり,カテーテルを径の大きいものに変更し,膀胱洗浄もやむを得ぬ処置となる。全国実態調査[9]でも,膀胱洗浄を行っていない施設は48.6%という結果が出ており,半数

以上の施設が何らかの理由によって膀胱洗浄を施行している。

このカテーテル閉塞を予防するための治療薬が求められるが，決定的なものはない。ガイドラインでは酸性化溶液やウレアーゼ阻害剤の経口アセトヒドロキサム酸の有用性が示唆されているが，未解決の問題である。その他，国内では尿の酸性化を目的として，クランベリージュースやアスコルビン酸を使用している施設もある。

❖ ガイドラインの遵守

CAUTI予防のために，ガイドラインに沿って管理をすることは重要であるが，すべての施設で，組織的に，確実に実行するのは容易ではない。尿道留置カテーテル管理に関する1,650病院を対象とした全国実態調査[9]の結果の一部を抜粋して示す（表）。ここには，膀胱洗浄，入浴時の対処方法，尿の排液方法など，その遵守率は施設間でばらつきが大きいことが示されている。

❖ おわりに

近年の地域連携推進によって医療は地域完結型となり，自宅退院のできない患者は施設間を移動することになる。その間，施設ごとのカテーテル留置の適応および管理手法の違いにより，CAUTIは患者とともに施設間を移動することがあるため，院内感染というより地域内感染の観点でみていく必要がある。よって，各施設の耐性菌発生状況，細菌分離菌および感受性の動向の情報共有を行い，ICT連携を密にして施設間格差の小さい感染対策が求められる。

（城甲　啓治）

【文　献】

1) 日本泌尿器科学会泌尿器科領域における感染制御ガイドライン作成委員会：泌尿器科領域における感染制御ガイドライン．日本泌尿器科学会雑誌，100（4）：1-27，2009．
2) Carolyn VG, Craig AU, et al.：Guideline for Prevention of Catheter-Associated Urinary Tract Infection 2009（http://www.cdc.gov/hicpac/pdf/CAUTI/CAUTIguideline2009final.pdf#search）．
3) 日本環境感染学会JHAIS（Japanese Healthcare Associated Infections Surveillance）委員会：医療器具関連感染サーベイランス部門（http://www.kankyokansen.org/modules/iinkai/index.php?content_id=6）．
4) 大久保憲 監：消毒薬テキスト，pp34-35，ヨシダ製薬，2005．
5) 林幹也：次亜塩素酸ナトリウムを用いた尿器の消毒法の検討．日本病院薬剤師会雑誌，48（7）：865-868，2012．
6) 松本哲朗，濱砂良一，他：尿路感染症主要原因菌の各種抗菌薬に対する感受性．日本化学療法学会雑誌，58（4）：466-482，2010．
7) 上原慎也：カテーテル関連尿路感染症の予防と抗菌薬投与．化学療法の領域，27（9）：167-173，2011．
8) 石原哲，出口隆：尿路性敗血症．日本化学療法学会雑誌，51（7）：435-438，2003．
9) 西田真由子，内海桃絵，他：全国の病院における感染管理体制と尿道留置カテーテル管理についての実態調査．環境感染誌，25（1）：41-46，2010．

■2章　感染の知識

2-5 院内・在宅で問題となる処置と感染
4）人工呼吸器に関連する感染制御

Point

①人工呼吸器の装着は，肺炎の頻度を増加させる重要なリスク因子の一つである。

②人工呼吸器の呼吸回路や気管挿管時に用いられる機器はセミクリティカル機器であり，一患者が使用するごとに高水準消毒を要する。

③人工呼吸器回路の頻回交換は感染リスクを増加させるため，機能が損なわれない限り48時間以内の交換は行わない。

④人工気道はカフを用いても，上気道貯留液の下気道への流入経路となり，微量かつ無症状の誤嚥が常に生じている。

⑤気管内吸引操作に用いる吸引カテーテルは，外部から下気道に病原体を持ち込むリスクが高いため，使用ごとに廃棄するべきである。

⑥吸入療法に用いる加湿用水や吸入用液剤は薬効成分の有無にかかわらず「無菌の体内（下気道）に投与される薬剤」と認識する必要がある。

⑦人工呼吸中の鎮静と鎮痛および人工気道の留置は，生理的気道防御の機能を障害するため，可能な限り使用期間の短縮を図るべきである。

❖ はじめに

　　機械的人工呼吸療法は，呼吸機能が障害された呼吸不全患者において，一時的あるいは継続的に呼吸（換気あるいは酸素化）を補助する目的で行われるが，極めて感染リスクの高い医療技術の一つである（図1）。

　　近年，機械的人工呼吸の方法は非侵襲的方法と侵襲的方法に分類されるが，重症の患者には後者が用いられる場合が多い。侵襲的方法では，本来無菌である下気道に人工気道（気管内チューブなど）を挿入，留置して気道を確保し，人工呼吸器を接続して行われる。その際に用いられる機器類は下気道への病原体侵入の門戸となり得るた

2-5 院内・在宅で問題となる処置と感染　4）人工呼吸器に関連する感染制御

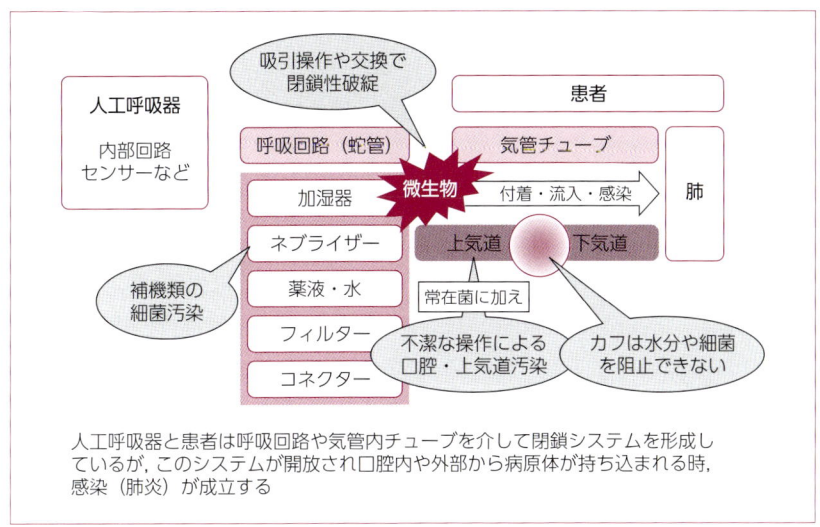

図1　患者-人工呼吸器システムと感染リスク

め，特に清潔に扱われる必要がある。

　また，人工呼吸中に用いられる鎮静薬や鎮痛薬，吸入薬や加湿用水なども感染症の発生に重要な影響を与えることがある。

　以上のような問題点を十分に理解し，エビデンスに基づいた感染ケアが行われるよう，感染症の治療や人工呼吸療法，消毒薬のケアなどに関わる薬剤師は適切な知識を身に付けておく必要がある。

❖ 人工呼吸器に関連する感染ケアに必要な基本事項

　人工呼吸器の装着は医療機関か在宅かを問わず，医療関連肺炎（特に人工呼吸器関連肺炎）の頻度を増加させる重要なリスク因子の一つであり，発生の防止により予後の改善が期待できる。したがって，人工呼吸器の感染ケアに際しては，次のような事実や基本概念を理解しておくことが推奨される。

　下気道は本来無菌であり，下気道を対象とする操作は無菌的に行うことが原則である。一方，上気道には嫌気性菌を含む多種多様な常在菌が存在するうえ，病原菌繁殖の場となりうる。したがって，下気道はもちろん，上気道における操作の際にも十分な手指衛生と適切な個人用防護具の選択，および使用後の確実な廃棄が求められる。

　侵襲的人工呼吸の前提として実施される気管挿管時には，しばしば喉頭鏡が用いられるが，喉頭鏡のブレードや気管内チューブ（人工気道），スタイレットなどは直接かつ侵襲的な状態で粘膜に接する機器（セミクリティカル機器）であり，使用前に高水準消毒が必要である。さらに，使用するまで無菌的に保管する必要がある。

　人工気道の留置や人工呼吸中に行われる鎮静と鎮痛，および人工気道そのものが，気道の加湿，咳嗽反射，気道分泌物の排出など，本来の生理機能（気道防御の機能）

を障害するため，喪失した気道防御の機能を補う目的で「加温加湿」や「気管内吸引操作」が行われる。その際に用いられる吸引カテーテルは，外部から下気道に病原体を持ち込む可能性が高い医療機材であり，極めて感染リスクが高いため無菌的に扱う必要がある。

さらに，人工気道自体が上気道貯留液の下気道流入の経路となるため，気管内チューブのカフを十分に膨らませている状態であっても，微量かつ無症状の誤嚥が常時生じているといわれている。一方，上気道の無菌化は生理・解剖学的に困難であり，微細な誤嚥（micro aspiration）による肺炎を誘発する可能性が排除できない。

人工呼吸器の内部回路，および呼吸器と患者をつなぐ呼吸回路は下気道の延長であり，加湿器，ネブライザー，フィルターなどの補機類も呼吸回路の一部として扱わなければならず，それらの細菌汚染は肺炎のリスクを増大させる。

吸入療法に用いる加湿用水や吸入用液剤は，薬効成分の有無にかかわらず「無菌の体内（下気道）に投与される薬剤」と認識する必要がある。鎮静および鎮痛薬や筋弛緩薬など，人工呼吸中に投与される薬剤については，人工呼吸療法の実施期間短縮を治療目的の一つとすることで，合併症の防止や生命予後改善が期待できる。また，感染症の治療薬選択は耐性菌の抑制に配慮して選択する必要がある。

在宅環境では，人工呼吸に関連する医療機器や材料の多くが個人専用であることから，前述のリスクのうち複数患者の機器共用や医療担当者の手による病原体の媒介など，いわゆる交叉感染のリスクは比較的軽減されると考えられる。したがって，高水準消毒などに関しては代替的な方法が許容される場合がある。

しかし，在宅ケアの医療チームが複数の家庭を巡回するシステムをとっている場合には，医療機関内と同様の交叉感染リスクを伴う事に留意する必要がある。

❖ 人工呼吸器関連肺炎（VAP）

人工呼吸器関連事象として発生する人工呼吸器関連肺炎（ventilator associated pneumonia；VAP）は医療関連肺炎の一病態であり，呼吸不全患者において頻度の高い合併症である。在宅環境における発生頻度は必ずしも明らかでないが，急性呼吸不全の代表的病態である成人呼吸窮迫症候群（ARDS）では発生率60％という報告がある[1]。肺炎の合併は呼吸不全患者の予後を悪化させるが，呼吸不全患者においては人工呼吸が行われる以前に胸部レントゲン写真の異常が存在することが多いため，臨床所見のみによる診断はしばしば困難である[2,3]。また，多くの場合，原因微生物は治療薬剤に耐性であり，いったん発生すると難治である。

VAPの典型的な臨床所見は，「人工呼吸器装着後に新たに出現した進行性の浸潤影」に加え，発熱，膿性痰（下気道分泌物），白血球増多，呼吸数の増加，1回換気量の減少，分時換気量の増加，酸素化の悪化のうち1項目以上が存在することである[4]。患者は鎮静下にあるか気管挿管や気管切開下にあるため，一般に自ら訴えることは困難だが，意思疎通が可能な場合は呼吸困難や胸部充満感を訴える。

VAPの臨床診断とは別に，サーベイランスのための基準が設けられている。従来，多くの基準は胸部レントゲン所見を診断の条件としていたが，最近，米国CDCのサーベイシステムである医療安全ネットワーク（NHSN）から，新たなVAPサーベイランス基準が公表され，2014年から施設ごとに新たな枠組みに基づくサーベイが開始される。

新しい判定アルゴリズムは以下の患者を対象とし，基準を満たした症例はVentilator Associated Events（VAE；人工呼吸関連事象）サーベイランスのアルゴリズム[5]と呼ばれ，以下の条件で使用される。

(1) 18歳以上である
(2) 気管挿管下の人工呼吸ケアが2日以上実施されている
(3) 急性期病院や入院リハビリ施設で 人工呼吸ケアが実施されている

なお，蘇生のために人工呼吸ケアを実施している症例は除外される。また，小児のサーベイランス基準は未発表である。

米国における新しいVAP判定基準と現行の肺炎（PNEU）基準の違い

新たなアルゴリズムには以下の特徴がある。

(1) 人工呼吸器関連事象とVAPを含む合併症を広く検出する
(2) 最低限の人工呼吸実施期間を前提とする
(3) 既に実施され入手可能な客観データによる診断に焦点が絞られた
(4) 胸部レントゲン写真所見は判定に含まれない

また，これまでのエビデンスから，胸部レントゲン写真所見はVAPを合併する患者の発見における信頼性が低いことが明らかになり，レントゲン写真の指示手順や撮影技術，解釈，報告にはばらつきがあるため，サーベイランス基準アルゴリズムのための客観所見としては，あまり適していないと述べられている。

VAPに対する経験的抗菌薬選択

診断の遅れに伴う，抗菌薬投与の遅れは予後の悪化に繋がる。そのため，診断後には，原因菌と推定される細菌（グラム陰性桿菌を含む）に効果のある，広域スペクトラムの抗生物質を早期に十分に投与開始することが必要である[6]。しかし，原因細菌は施設ごとに異なるため，抗菌薬の選択は各施設の分離細菌情報に基づいて決定される必要がある。

本稿はVAPの治療について解説することを目的としていないが，薬剤師の立場では治療薬に関する基本的知識を求められる場面も多いと推定される。そこで，経験的抗菌薬選択について表1に簡単に記す。表1に加え，難治例ではアミノグリコシド系

表1 VAPに対する経験的抗菌薬選択

○多剤耐性菌のリスクが低い患者
- セフトリアキソン [ceftriaxone] 2g　1日1回　静脈内投与
- アンピシリンスルバクタム [ampicillin-sulbactam]（3g　6時間ごとに静脈内投与）
  ※本邦では6gを2回に分割投与とされているが，時間依存性の薬剤であるため，筆者は十分量の4回投与が妥当と考える。
- レボフロキサシン [levofloxacin]（750mg　1日1回　静脈内投与）
  または
  モキシフロキサシン [moxifloxacin]（400mg　1日1回　静脈内投与）
  ※患者が内服可能な場合は，いずれかの薬剤の静注と同一の量を内服投与してもよい。
- エラペネム [ertapenem]（1g　1日1回　静脈内投与）
  ※日本未発売
- 上記の推奨薬に耐性の可能性があるグラム陰性桿菌（Enterobacter spp, Serratia spp, Pseudomonas spp）が想定される場合
  ピペラシリンタゾバクタム [piperacillin-tazobactam]（4.5g　6時間ごとに静脈内投与）または，セフェピム [cefepime]，緑膿菌に感受性があるカルバペネム薬（例：イミペネム [imipenem]，メロペネム [meropenem]，ドリペネム [doripenem]）が選択肢に入るが，各施設の分離菌情報に基づいて選択する必要がある。

○多剤耐性菌のリスクが高い患者：
- 緑膿菌に感受性があるセフェム薬
  セフェピム [cefepime]（2g　8時間ごとに静脈内投与）
  または
  セフタジジム [ceftazidime]（2g　8時間ごとに静脈内投与）
- 緑膿菌に感受性があるカルバペネム薬
  イミペネム [imipenem]（500mg　6時間ごとに静脈内投与）
  または
  メロペネム [meropenem]（500mg　6時間ごとに静脈内投与）
  または
  ドリペネム [doripenem]（1g　8時間ごとに4時間かけて静脈内投与）
- 緑膿菌に感受性があるペニシリン薬
  ピペラシリンタゾバクタム [piperacillin-tazobactam]（4.5g　6時間ごとに静脈内投与）
- ペニシリンアレルギーやβラクタムアレルギーのある患者には
  アズスレオナム [aztreonam]（2g　6~8時間ごとに静脈内投与）

注：薬用量は海外の例であることに注意

　薬剤の初期併用やコリスチンの使用，吸入投与，通常容量を超える投与などが試みられている。さらに，MRSAに対しては，種々の抗MRSA薬が使用される。
　なお，表1中の薬用量は，海外で用いられている量であるが，あくまで筆者の個人的推奨であり，日本において一般的に用いられていない量である場合があるので，使用にあたっては，患者の状況を踏まえた医師の判断を要する。いずれの治療法においても，施設内でのさらなる耐性菌の出現を抑制するために，デ・エスカレーション（抗菌スペクトラムを狭域に変更する）方針を堅持する。具体的には，48~72時間目には培養や臨床的反応を評価し，より狭いスペクトラムの薬剤への変更を行う。

❖ VAPの予防戦略

　呼吸不全患者は栄養状態も十分ではなく，免疫機能の障害を有していることが多い

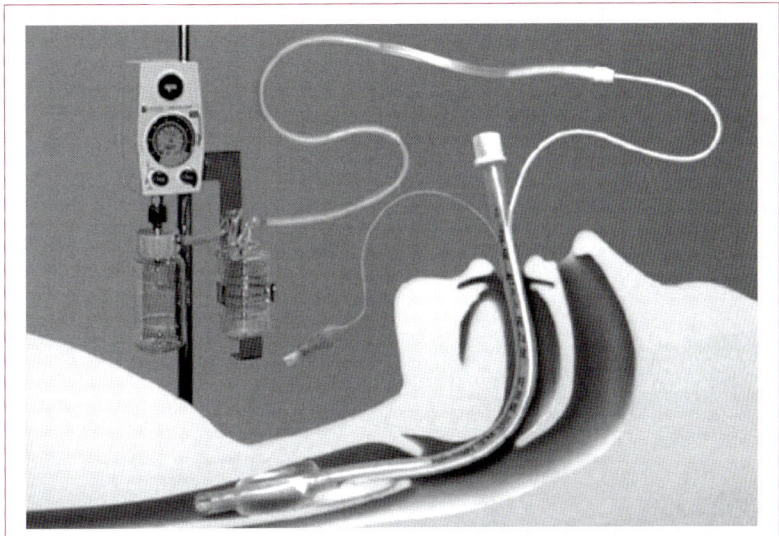

気管内チューブのカフ上部（喉頭下部にあたる）に貯留する病原微生物を含む分泌物を，専用の吸引ラインを有する気管チューブを介して持続的に吸引する方法である

図2　喉頭下部持続吸引（continuous subglottic aspiration）

ためVAPの予防は必ずしも容易でないが，治療にもまして重要である。

　VAPをはじめとする院内肺炎の発生率を減少させるべく，種々の予防戦略が提示されている[7]。例えば，消化管に対する抗菌薬の投与がVAPを減少させるとの報告があるが，耐性菌の出現リスクがあるうえに医療経費の増加に繋がる[8]。経腸栄養を受けている患者では，仰臥位を避けることによってVAPの頻度は減少すると報告されている[9]。また，喉頭下部（subglottis）の持続吸引（図2）は，緑膿菌や腸球菌以外の細菌による肺炎の発生頻度を抑制する可能性がある[10]。

　その他，抗菌薬使用の適正化や口腔ケアの実施が挙げられ，また，人工呼吸器からの離脱を早めるために，過剰な鎮静を避ける。あるいは，感染防止を目的とする人工呼吸器回路の定期的な交換を避け，定期的な回路内の結露除去を行わないことも重要である[6]。これらは，表2のようなベンチレーターバンドルとして紹介されている。

　日本集中治療医学会とICU機能評価委員会は，表2のバンドルを背景とする独自のバンドルを提案している[11]。同バンドルでは「手指衛生を確実に実施する」，「人工呼吸器回路を頻回に交換しない」という推奨が加わり，消化性潰瘍や深在性血栓症の予防，クロルヘキシジンによる口腔ケアは省かれている。

❖ 呼吸ケア機器に関連する感染事例

　人工呼吸器やネブライザーなどの呼吸ケア機器は湿潤状態にあることから，緑膿菌，セラチアなどのグラム陰性菌による汚染が問題となる[12,13]。実際に汚染した呼吸ケア機器に起因する感染事例が国内外で報告されている[14-18]。したがって，医療機関

表2 IHIの人工呼吸器ケアバンドル

- ベッドの頭部を挙上する
  仰臥位でのケアを避ける
- 毎日鎮静を休止し，抜管の可能性を評価する
  過鎮静を避け，Richmond Agitation-Sedation Scale：RASSなどの客観的評価を用いて鎮静ケアを行う。
- 消化性潰瘍を予防する
  消化管出血は院内肺炎と関連するうえ，過剰な胃酸度の低下は以内の細菌増殖を促すリスクである。
- 深在性血栓症を予防する
  直接的な関係性は不明だが，同時に実施することにより肺炎の頻度が減少するとされている。
- 毎日クロルヘキシジンによる口腔ケアを実施する
  0.12%のクロルヘキシジンを用いた口腔ケアにより，歯垢などに存在するバイオフィルムを除去し，肺炎の発生率を低下させるとしている（ただし，わが国では粘膜へのクロルヘキシジン使用は認められていない）。

解説部分は筆者
(Institute for Healthcare Improvement：IHI Ventilator Bundle.〈http://www.ihi.org/resources/Pages/Changes/ImplementtheVentilatorBundle.aspx; accessed at 02/2014〉)

か在宅かを問わず，呼吸ケア機器の洗浄・消毒・滅菌・乾燥を確実に実施する必要がある。

❖ 呼吸ケア機器の清潔度

健康な気道内面は粘膜で覆われているが，医療機器に要求される清浄度を規定するスポルディング（Spaulding）の分類では，粘膜または創のある皮膚と接するものはセミクリティカル機器に分類され，口腔体温計以外の物品は高水準消毒が必要とされている（表3）。

滅菌や高水準消毒を行うのが困難な物品を再使用する場合は，熱水消毒（70℃・30分，80℃・10分で高水準消毒の代替）を行う[19]。熱に影響を受ける器具は消毒薬を用いるが，高水準消毒薬（グルタラールやフタラール）の残留毒性に十分な配慮が必要である。

ネブライザーなどの吸入器具は，緑膿菌などのグラム陰性菌に有効で残留が少ない低濃度の次亜塩素酸ナトリウム（100ppm，1時間）やアルコール系消毒薬を用いて中水準消毒[20]を行うことがあるが，交叉感染のリスクを回避するため，患者ごとに別の容器を用いて消毒する必要がある。また，呼吸ケア機器の消毒後は十分な量の滅菌水ですすぎを行う。家庭では，直前に煮沸した水あるいは水道水ですすぎ，その後にアルコールでリンスして強制乾燥を行う。

❖ 呼吸ケア機器の交換・消毒頻度

人工呼吸器の呼吸回路（いわゆる蛇管）は，48時間ごとの交換と24時間ごとの交換では微生物汚染の頻度に差がなく[21]，24時間ごとの頻繁な交換は感染のリスクを

表3 スポルディングの分類

器材の分類	対象	物品	処理方法
クリティカル	無菌の組織や血管系に挿入する	手術用器械・インプラント器材・針	滅菌
セミクリティカル	粘膜または創のある皮膚と接触するもの	人工呼吸器回路・麻酔関連器材・内視鏡・ネブライザ・アンビューバッグ飲食用物品	高水準消毒
		体温計（口腔）	中水準消毒
ノンクリティカル	医療機器表面	モニター・ポンプ類	清拭清掃
	傷のない正常な皮膚に接触	便器・尿器・血圧計のカフ・聴診器	低水準消毒 アルコール清拭
	ほとんど手が触れない	水平面（床）	定期清掃，汚染時清掃 退院時清掃
		垂直面（壁・カーテン）	汚染時清掃 汚染時洗浄
	頻繁に手が触れる	ドアノブ・ベッド・ベッド柵・床頭台・オーバーテーブルなど	1日1回以上の定期清掃または定期消毒

人工呼吸器やネブライザーなどの呼吸ケア機器は，呼吸回路や薬液槽を通過する空気や加湿水，薬液などの飛沫が呼吸器粘膜に直接到達するため，セミクリティカル器具に分類される。したがって，これらの呼吸ケア機器を患者間で再使用する際には，オートクレーブ等による高圧蒸気滅菌または高水準消毒が必要である

高める可能性があると報告されている[22]。したがって，感染予防の目的で48時間以内の定期的交換は行わないほうがよい[23]。つまり，汚れや機能の障害がない場合は交換の必要はないが，どの程度の期間で交換不要かについて推奨はない。加湿により生じた結露水を回路への開放によって除去することは，回路の細菌汚染に繋がるので最小限にすべきである。

また，吸入療法に用いられるネブライザーは汚染しやすく，使用ごとの洗浄で微生物汚染の頻度が減少したとの報告がある。米国ではネブライザーの洗浄・消毒は使用ごとに行うべきとされ[24]，家庭においても使用ごとに洗浄と週に2回の消毒が推奨されている[25]。一方，日本では同一患者に継続使用する場合，少なくとも24時間ごとに熱水消毒（65℃・2分，70℃・30秒，80℃・5秒）あるいは次亜塩素酸ナトリウム（100ppm，1時間）による浸漬消毒を行うことが推奨されている[21,26,27]。

❖ 吸入用薬液と加湿器に用いる水

ネブライザーで気道内に投与する薬剤は，単回使用バイアル製品を推奨するが，個人使用を前提に家庭用ネブライザーの吸入液は8℃以下で保管し，開封後14日間程度で使い切る[21]。人工呼吸器の加湿用水は，閉鎖回路で滅菌精製水を供給するものが望ましい。

❖ 呼吸ケア機器のフィルター

麻酔用の呼吸回路にフィルターを組み込むことで微生物汚染が減少するとの報告は

あるが，長期間使用する人工呼吸器において実際に感染率が低下することを確認した報告はまだみられず，感染対策を目的としたフィルター使用の有用性は未解決である[20]。

❖ 気道吸引操作に関わる清潔度

わが国の代表的な気管吸引の手引き[28]においては，「一患者における一連の吸引中に用いる洗浄水を滅菌水とすること，未滅菌清潔手袋の使用，滅菌水容器と個人用防護具については，そのつど使い捨てることを推奨しているものの，患者のための感染対策に関する具体的記述はない。スポルディングの基準では気管吸引用カテーテルはセミクリティカル物品であり，使用ごとに高水準消毒を行う必要がある。また，実施者の感染対策については，"感染症患者"においてはマスクとゴーグルを使用し，スタンダードプリコーションを実施する」という表現に留まっているが，在宅環境であっても全ての"感染症（患者）"を事前に検出することは困難であり，原則として常時接触感染および飛沫感染を含む感染経路予防策が推奨される。

閉鎖型吸引システム（図3）は，実験的検討ではVAPの頻度を減少させると報告されたが，最新のメタ解析では発生率，死亡率，ICU滞在期間に差はないと報告されている[29]。しかし，開放型の問題点であるカテーテル部分への病原体付着のリスクは軽減されるため，カテーテルの単回使用ができない施設や在宅環境では導入を検討する価値があるだろう。

気管吸引に用いる物品は使用前に高水準消毒が施され，使用後はそのつど使い捨てる必要がある。吸引チューブを低水準消毒液（クロルヘキシジン溶液など）に浸漬して保管する例がみられるが，グラム陰性桿菌による汚染例が報告されており，仮に高水準消毒薬を用いて保管した場合には残留毒性が問題となるため，セミクリティカル

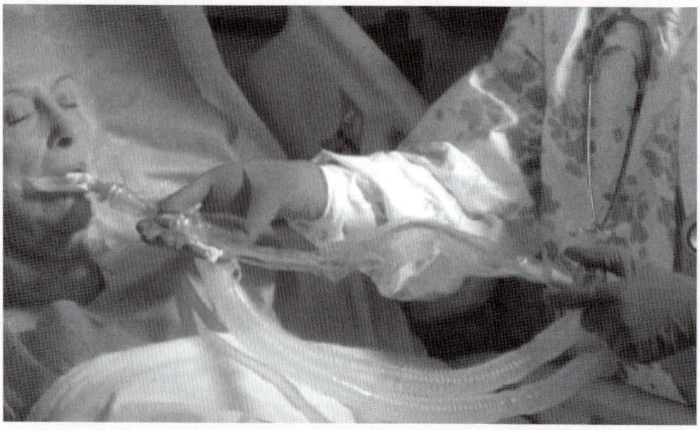

（写真はトラックケアー™。Kimberly-Clark 社の好意による）

図3　閉鎖型吸引システムの一例

レベルの清潔度を保ってベッドサイドに保管することは困難であり，行うべきでない。

❖ おわりに

　人工呼吸器に関連する日本の感染制御の手引きの多くは，米国のCDCないしAARCのガイドラインに準拠する形で編纂されている。しかし，集中治療室と在宅環境に関する記述を混用するなど，原典とは異なる改変もみられる。また，伝統的に行われている管理方法を容認する「現状に配慮した記述」が随所にみられることも問題点である。可能ならば原典により確認することが望ましい。

　しかし，どのような場面でも，現状をより適切に変化させるための工夫や努力が重要であり，特に感染対策にかかるコストは，発生する感染症に係るコストに見合うものであること。さらに，高度な医療が医療機関のみでなく在宅環境に持ち出される現状を考えるとき，より安全な感染対策のもとで呼吸ケアが行われる必要がある。

（櫻井　滋）

【文　献】

1) Delclaux C, Roupie E, et al.：Lower respiratory tract colonization and infection during severe acute respiratory distress syndrome：incidence and diagnosis. Am J Respir Crit Care Med, 156（4 Pt 1）：1092-1098, 1997.
2) Sutherland KR, Steinberg KP, et al.：Pulmonary infection during the acute respiratory distress syndrome. Am J Respir Crit Care Med, 152（2）：550-556, 1995.
3) Fagon JY, Chastre J, et al.：Evaluation of clinical judgment in the identification and treatment of nosocomial pneumonia in ventilated patients. Chest, 103（2）：547-553, 1993.
4) Meduri GU：Diagnosis and differential diagnosis of ventilator-associated pneumonia. Clin Chest Med, 16（1）：61-93, 1995.
5) Identifying Healthcare-associated Infections（HAI）in NHSN.（http://www.cdc.gov/nhsn/pdfs/pscmanual/6pscvapcurrent.pdf; accessed at 02/2014）
6) American Thoracic Society, Infectious Diseases Society of America：Guidelines for the management of adults with hospital-acquired, ventilator-associated, and healthcare-associated pneumonia. Am J Respir Crit Care Med, 171（4）：388-416, 2005.
7) Kollef MH：Prevention of hospital-associated pneumonia and ventilator-associated pneumonia. Crit Care Med, 32（6）：1396-1405, 2004.
8) Verwaest C, Verhaegen J, et al.：Randomized, controlled trial of selective digestive decontamination in 600 mechanically ventilated patients in a multidisciplinary intensive care unit. Crit Care Med, 25（1）：63-71, 1997.
9) Drakulovic MB, Torres A, et al.：Supine body position as a risk factor for nosocomial pneumonia in mechanically ventilated patients：a randomised trial. Lancet, 354（9193）：1851-1858, 1999.
10) Vallés J, Artigas A, et al.：Continuous aspiration of subglottic secretions in preventing ventilator-associated pneumonia. Ann Intern Med, 122（3）：179-186, 1995.
11) 日本集中治療医学会ICU機能評価委員会：人工呼吸関連肺炎予防バンドル2010改訂版.（http://www.jsicm.org/pdf/2010VAP.pdf；accessed at 02/2014）
12) Craven DE, Lichtenberg DA, et al.：Contaminated medication nebulizers in mechanical ventilator circuits. Source of bacterial aerosols. Am J Med, 77（5）：834-838, 1984.
13) Petersen NJ, Carson LA, et al.：Microbial contamination of mist therapy units on six pediatric wards. Health Lab Sci, 12（1）：41-46, 1975.
14) Cobben NA, Drent M, et al.：Outbreak of severe Pseudomonas aeruginosa respiratory infections due to contaminated nebulizers. J Hosp Infect, 33（1）：63-70, 1996.

15) 瀧川圭一，藤田次郎，他：免疫抑制患者におけるネブライザー嘴管を介したPseudomonas cepacia呼吸器院内感染．感染症学雑誌，67(11)：1115-1125，1993.
16) Ringrose RE, McKown B, et al.：A hospital outbreak of Serratia marcescens associated with ultrasonic nebulizers. Ann Intern Med, 69(4)：719-729, 1968.
17) Hartstein AI, Rashad AL, et al.：Multiple intensive care unit outbreak of Acinetobacter calcoaceticus subspecies anitratus respiratory infection and colonization associated with contaminated, reusable ventilator circuits and resuscitation bags. Am J Med, 85(5)：624-631, 1988.
18) Schloesser RL, Laufkoetter EA, et al.：An outbreak of Acinetobacter calcoaceticus infection in a neonatal care unit. Infection, 18(4)：230-233 1990.
19) CDC：Guidelines for Preventing Health-Care-Associated Pneumonia. MMWR, 53(RR-3)：1-36, 2003.
20) 尾家重治：在宅医療の感染対策．エビデンスに基づいた感染制御 第2集―実践編（小林寛伊，吉倉廣，他 編），pp97-114，メヂカルフレンド社，2003.
21) Craven DE, Connolly MG Jr, et al.：Contamination of mechanical ventilators with tubing changes every 24 or 48 hours. N Engl J Med, 306(25)：1505-1509, 1982.
22) Craven DE, Kunches LM, et al.：Risk factors for pneumonia and fatality in patients receiving continuous mechanical ventilation. Am Rev Respir Dis, 133(5)：792-796, 1986.
23) 平潟洋一：呼吸器感染対策．エビデンスに基づいた感染制御 第2集―実践編（小林寛伊，吉倉廣，他 編），pp40-57，メヂカルフレンド社，2003.
24) Craven DE, Lichtenberg DA, et al.：Contaminated medication nebulizers in mechanical ventilator circuits. Source of bacterial aerosols. Am J Med, 77(5)：834-838, 1984.
25) American Association for Respiratory Care：A Guide to Aerosol Delivery Devices for Respiratory Therapists--3rd Edition.（http://www.aarc.org/education/aerosol_devices/; accessed at 02/2014）
26) Petersen NJ, Carson LA, et al.：Microbial contamination of mist therapy units on six pediatric wards. Health Lab Sci, 12(1)：41-46, 1975.
27) Oie S, Makieda D, et al.：Microbial contamination of nebulization solution and its measures. Biol Pharm Bull, 29(3)：503-507, 2006.
28) 日本呼吸療法医学会コメディカル推進委員会気管吸引ガイドライン作成ワーキンググループ：成人で人工気道を有する患者のための気管吸引のガイドライン．（http://square.umin.ac.jp/jrcm/contents/guide/page04.html；accessed at 02/2014）
29) Siempos II, Vardakas KZ, et al.：Closed tracheal suction systems for prevention of ventilator-associated pneumonia. Br J Anaesth, 100(3)：299-306, 2008.
30) Institute for Healthcare Improvement：IHI Ventilator Bundle.（http://www.ihi.org/resources/Pages/Changes/ImplementtheVentilatorBundle.aspx; accessed at 02/2014）

2章 トレーニング問題

（解答は346頁）

Q1 病院感染について正しいものを選びなさい

①入院中に発症すれば，全て病院感染である
②病院感染と対比される言葉として，市中感染がある
③病院感染は医療関連感染の範疇に含まれる
④免疫不全の患者でなければ病院感染は起こさない
⑤医療従事者が院内で感染した場合は，病院感染には含まない

Q2 皮膚のバリアーの低下を起こしやすい原因を選びなさい

①熱傷　　②白血病　　③糖尿病
④経管栄養　⑤血管カテーテルの留置

Q3 好中球機能の障害を起こしやすい原因を選びなさい

①糖尿病　　②血液透析　　③抗がん剤投与
④抗菌薬投与　⑤人口呼吸器管理

Q4 細胞性免疫の障害を起こしやすい原因を選びなさい

① HIV 感染症　②糖尿病　　③副腎皮質ステロイド投与
④熱傷　　⑤広域抗菌薬投与

Q5 抗菌薬の投与によってリスクが高まる感染症を選びなさい

①インフルエンザ　② MRSA 感染症　③肺炎球菌感染症
④緑膿菌感染症　⑤ *Clostridium difficile* 感染症

2章 感染の知識

Q6 MRSAは下記のうちどれにあてはまるか，選びなさい

①グラム陽性球菌　②グラム陽性桿菌　③グラム陰性球菌
④グラム陰性桿菌　⑤グラム陰性短桿菌

Q7 多剤耐性緑膿菌，多剤耐性アシネトバクター（MDRP，MDRA）の判定基準となる抗菌薬として正しいものを3つ選びなさい

① ST合剤　② IPM　③ AMK　④ PIPC　⑤ CPFX

Q8 下記のうち，プラスミドを介して伝播する耐性遺伝子でないものを選びなさい

① IMP　② CTX-M　③ *mecA*　④ *vanA*　⑤ NDM

Q9 真菌について誤った記述を1つ選びなさい

①一部の真菌では，菌糸形と酵母形の間で形態変換を行うことがある
②胞子を介した感染以外には認められない
③真菌は感染症だけでなく，毒素やアレルギーによる疾患も認められる
④宿主-病原体相互関係が重要である
⑤酵母の出芽が連続すると一見菌糸のように見えることがある

Q10 以下の各真菌について誤った記述を1つ選びなさい

①カンジダ属は，口腔内や皮膚などに常在している
②アスペルギルス属の胞子は，塵埃が多いところに多く認められる
③クリプトコックスは，健常人であっても感染しうる
④ニューモシスチスは，種特異性が低い
⑤ムーコル菌は，宿主因子のない場合には無害である

Q11 真菌感染症に対する感染予防策について誤った記述を1つ選びなさい

①標準予防策が重要である
②宿主因子の改善が有効である
③真菌側因子のコントロールはできない
④防護環境対策で，侵襲性アスペルギルス症を減らすことができる
⑤防護環境は，適切に維持管理することが重要である

Q12 血液由来ウイルスで感染力が最も強いものを選びなさい

①B型肝炎ウイルス　②C型肝炎ウイルス　③ヒト免疫不全ウイルス
④成人T細胞白血病ウイルス　⑤いずれのウイルスにも差がない

Q13 インフルエンザに関して，正しいものを選びなさい

①ヒトの間で流行するのはB型インフルエンザのみである
②A型インフルエンザの起源は鳥である
③A型インフルエンザは核蛋白の変異により流行が起こる
④B型インフルエンザは重症化しやすい
⑤どのようなマスクでも感染予防効果がある

Q14 ウイルス感染症に対する院内感染対策として，正しいものを選びなさい

①インフルエンザに対しては接触感染予防策
②B型肝炎ウイルスに対しては接触感染予防策
③風疹に対しては接触感染予防策
④麻疹に対しては空気感染予防策
⑤ヒト免疫不全ウイルスに対しては空気予防策

Q15 蚊が媒介する感染症を選びなさい

①破傷風　　②ジアルジア症　　③マラリア
④インフルエンザ　　⑤狂犬病

Q16 動物に咬まれることで発症する感染症を選びなさい

①コレラ　　②SARS　　③破傷風　　④マラリア　　⑤狂犬病

Q17 次のうち，海外旅行者が罹患する頻度が最も高い感染症を選びなさい

①腸チフス　　②B型肝炎　　③デング熱　　④ポリオ　　⑤旅行者下痢症

Q18 体重60kgの疥癬患者の治療において，イベルメクチンの1回内服量（錠数）はどれか，選びなさい

①1錠　　②2錠　　③3錠　　④4錠　　⑤5錠

Q19 通常型疥癬の皮疹が生じにくい部位をえらびなさい

①顔面　　②躯幹　　③四肢　　④掌蹠・指趾　　⑤外陰部

Q20 疥癬の確定診断法を選びなさい

① Tzank test
② KOH標本の鏡検
③ 皮膚病理組織検査
④ 血清特異抗体測定
⑤ 水疱内容物のギムザ染色

Q21 次のうち，正しいものを選びなさい

① MRSA や多剤耐性菌を保菌している場合は，介護施設へ入所してはならない
② 介護職員の痰の吸引などが法整備され，所定の研修をクリアした介護職員は咽頭内の喀痰吸引が実施できることとなった
③ B 型肝炎ウイルス既感染者に免疫抑制療法を行っても再活性化することはない
④ 介護施設の施設長は，同一の感染症もしくはその疑いのある者が 10 名以上施設内発生した場合には，保健所に報告し指示を求める
⑤ 頻回に徘徊している認知症高齢者がインフルエンザに罹患した場合は，速やかに身体拘束の措置を講じるべきである

Q22 次のノロウイルスに関する記述のうち，誤っているものを選びなさい

① 85℃で 1 分間以上加熱すると死滅する
② 100 個以下の少量のウイルスでも感染が成立する
③ 感染性胃腸炎発症後，症状が回復すると便中のウイルス排泄も認めなくなる
④ 感染しても不顕性感染の場合もある
⑤ 主な感染経路は，食中毒感染，食材感染，糞口感染，接触感染である

Q23 次のインフルエンザに関する記述のうち，誤っているものを選びなさい

① インフルエンザウイルスには A 型，B 型，C 型の種類があり，A 型は大流行を来しやすい
② 学校保健安全法施行規則の改正により，出席停止期間は「発症後 5 日間の経過，または，解熱後 2 日間の経過」に変更された
③ 診断に用いる迅速診断キットは，発症後早期は陽性となりにくいため注意する
④ 基礎疾患を有する高齢者や免疫不全者は，できる限り早く抗インフルエンザ薬の投与を開始する
⑤ 予防投与の開始は，感染者に接触後，ザナミビル 36 時間以内，オセルタミビル 48 時間以内とされている

2章 感染の知識

Q24 常在菌の存在部位として誤っているものを2つ選びなさい

①皮膚表面　②髄腔内　③口腔　④尿路　⑤腸管内

Q25 抗原特異的な防御機構を選びなさい

①皮膚バリアーによる防御
②補体によるオプソニン作用
③マクロファージによる貪食殺菌
④好中球による貪食殺菌
⑤抗体の菌体への結合

Q26 生体の感染防御機構について正しいものを2つ選びなさい

①自然免疫は，感染の初期に速やかに対応できる
②獲得免疫は，抗原に非特異的な免疫システムである
③好中球は，獲得免疫の重要な役割を担っている
④自然免疫は，Tリンパ球が中心となって働いている
⑤ワクチンの効果は，獲得免疫によってもたらされる

Q27 病原体と病原因子の組み合わせで誤っているものを選びなさい

①黄色ブドウ球菌　——————　エンテロトキシン
②肺炎球菌　——————　莢膜
③緑膿菌　——————　ピオシアニン
④大腸菌　——————　ベロ毒素
⑤肺炎桿菌　——————　ロイコシジン

Q28 インフルエンザウイルスの免疫に重要な役割を果たす抗原はどれか，2つ選びなさい

①エラスターゼ　②ノイラミニダーゼ　③ヘマグルチニン
④ヘモリジン　⑤リポポリサッカライド（LPS）

Q29 ウイルス感染細胞に対する攻撃性を示す細胞はどれか，2つ選びなさい

①好中球　②マクロファージ　③樹状細胞
④細胞障害性T細胞　⑤NK細胞

Q30 ニューモシスチス肺炎を合併しやすい基礎疾患はどれか，2つ選びなさい

①HIV感染　②悪性リンパ腫　③肝硬変
④糖尿病　⑤熱傷

Q31 次の中から誤っているものはどれか，選びなさい

①周術期感染症は術野感染と術野外感染に分けられ，術野感染は手術部位感染（SSI）と同義である
②術野外感染には，肺炎，尿路感染，血流感染，抗菌薬関連腸炎などが含まれる
③SSIの原因は基本的に術中の細菌汚染であり，多くは手術室の落下細菌や手術器械の滅菌不良による細菌汚染で起こる
④術野外感染の原因の多くは医療スタッフの手を介した病院内の汚染菌の交差感染である

2章 感染の知識

Q32 次の中から誤っているものはどれか，選びなさい

①手術中に細菌汚染が起こっても，好中球の貧食能などの生体防御能で増殖が抑えられれば，SSIは発症しない
②SSIが発症するかどうかは，術中から術後数時間の間に決まる
③創部の発赤，痛みなど，SSIが臨床的に明らかになるのは，術後数日経ってからである
④喫煙とSSI発症には明らかな関係は認められない

Q33 次の中から誤っているものはどれか，選びなさい

①体毛はSSIの原因となるので，術前にしっかりと剃毛を行う
②予防的抗菌薬は手術開始時に十分な血中濃度，組織内濃度が得られるように投与する
③術後早期に血糖値が上昇すると，SSIのリスクが高くなる
④周術期に低体温となると，好中球の貧食能が低下して，SSIのリスクが高くなる
⑤SSIサーベイランスは単なる調査ではなく，SSIを減少させるための積極的な感染対策の活動である

Q34 中心静脈カテーテルの交換に適した期間を選びなさい

①1週間ごと　②2週間ごと　③1カ月ごと　④定期的には交換しない

Q35 カテーテル関連血流感染で，必ずカテーテルを抜去しないといけない起炎菌はどれか，2つ選びなさい

①緑膿菌　②黄色ブドウ球菌　③カンジダ
④大腸菌　⑤エンテロバクター

Q36 感染対策上，最も望ましい中心静脈カテーテルの挿入部位を選びなさい

①鎖骨下静脈　　②内頸静脈　　③大腿静脈

Q37 尿道留置カテーテル管理について正しいものを選びなさい

①操作時には標準予防策を講じることが重要である
②カテーテルの無菌的挿入後は，閉鎖システムを維持することが重要である
③カテーテルは感染予防のため，できる限り太いほうがよい
④尿道口の清潔はシャワー浴や入浴など，日常的な衛生管理でよい
⑤カテーテルは定期的に交換したほうがよい

Q38 尿道留置カテーテル管理について正しいものを選びなさい

①尿道カテーテルシステムは耐性菌の温床になることがある
②いかなるときも膀胱洗浄をしてはいけない
③尿の廃棄には，患者ごとに別々の集尿容器を用いる必要はない
④集尿容器の消毒には，蒸気消毒や0.1％次亜塩素酸ナトリウムで30分以上の浸漬消毒を行う
⑤地域のICT連携を密にした，施設格差の少ない感染制御策が必要である

Q39 カテーテル関連尿路感染（CAUTI）について正しいものを選びなさい

① CAUTIは単純性尿路感染に位置づけられる
②カテーテルに形成したバイオフィルムは，治療を困難にする
③細菌培養の検体は，採尿バッグの排出口から採取する
④ CAUTIの原因菌は，50％以上が大腸菌である
⑤急性増悪の場合，まずスペクトラムの広い抗菌薬を選択し，その後de-escalationを行うことが多い

Q40 呼吸ケア用具の交換や消毒について正しいものを1つ選びなさい

①人工呼吸器の呼吸回路は12時間ごとに交換する
②気管内チューブは滅菌あるいは高水準消毒後に使用する
③ネブライザーは使用ごとに洗浄し，週に2回以上消毒する
④喉頭鏡のブレードはアルコール綿により使用ごとに清拭消毒する
⑤気道吸引用カテーテルはクロルヘキシジン液に浸漬保存して再使用する

Q41 人工呼吸器関連肺炎の予防策について正しいものを1つ選びなさい

①深い鎮静状態を維持する
②人工呼吸の機種を変更する
③人工呼吸中は仰臥位を維持する
④気管チューブのカフを大きく膨らませる
⑤下気道用の吸引カテーテルを単回使用にする

Q42 人工呼吸器中の薬物吸入と加湿について正しいものを1つ選びなさい

①吸入用薬剤は無菌的に保管する
②飲用できる水道水ならば，人工呼吸器の加湿用水に用いる
③加湿により生じた回路内の結露水は，2時間ごとに除去する
④吸入器具に高水準消毒薬を用いる場合，水道水でリンスする
⑤清潔なシリンジを用いて分注し，吸入用薬剤容器自体は共用する

3章

感染対策の知識

3-1 感染予防策

Point

①衛生的手洗いには速乾性擦式アルコール製剤を使用する。目に見える汚れがある場合には流水と石鹸で汚れを落としてから速乾性擦式アルコール製剤を使用する。

②血液または体液の曝露が予想される場合には個人防護具（personal protective equipment；PPE）を着用する。

③疫学的に重要な病原体の感染や定着がみられる患者については，標準予防策に加えて，感染経路別予防策を適用する。

④造血幹細胞移植患者などの易感染患者は，環境中の真菌への曝露を減少させるために，防御環境（protective environment；PE）に収容する。

⑤空気予防策を必要とする患者は空気感染隔離室（airborne infections isolation room；AIIR）に収容する。

❖ はじめに

　2007年6月に米国疾病管理予防センター（Centers for Disease Control and Prevention；CDC）は，『Guideline for isolation precautions：Preventing transmission of infectious agents in healthcare setting（隔離予防策のためのCDCガイドライン：医療現場における感染性病原体の伝播の予防）』を発表した。これは，かつての『病院における隔離予防策のためのガイドライン』の改訂である。

　標準予防策の概念と感染経路別予防策に加えて，空気感染隔離（airborne infections isolation；AII）および免疫不全患者への防御環境（protective environment；PE），呼吸器衛生／咳エチケットなどの概念が説明されている。さらに，これまでの感染制御が急性期病院を主な対象として実施されてきた点に対して，在宅医療，外来医療，独立した専門医療現場，長期ケアなどの医療現場へとシフトしてきている。そのため「院内感染／病院感染」という用語は「医療関連感染（healthcare associated infections；HAIs）」に変更された。

表1 速乾性擦式アルコール製剤を用いる場合のポイント

①速乾性擦式アルコール製剤を手掌にとる場合に，消毒したい範囲が15秒以内に乾かない十分量とする
②速乾性擦式アルコール製剤が手掌に十分残っている早いタイミングで指先を消毒する
③消毒したい範囲を速乾性擦式アルコール製剤が乾燥するまで擦る

　本稿では「隔離予防策のためのCDCガイドライン」の勧告事項に記載されている項目について述べる。

❖ 感染予防策

1. 手指衛生

- 環境表面からの清潔な手への汚染と，汚染した手から表面への病原体の伝播の両者を防止するために，患者周辺の環境表面への不必要な接触を避ける[1,2]。
- 手に目に見える汚れがあるか，蛋白性物質で汚染されている時または，*Clostridium difficile*，ノロウイルスなどの汚染が考えられる場合には，非抗菌石鹸と水，または抗菌石鹸と水で手を洗う[3]。
- 手に目に見える汚染がなければ，または非抗菌石鹸と水で目に見える物質を除去した後であれば，速乾性擦式アルコール製剤による手指衛生を行う。

次の場合には手指衛生を実施する[3]。

①患者と接触する前
②血液，体液，排泄物，粘膜，健常でない皮膚，または創傷被覆材に接触した後
③患者の健常な皮膚との接触（例えば，脈拍や血圧測定，患者を持ち上げた時）の後
④患者のケアにおいて，体の汚染部位から清浄な部位へと手が触れる場合
⑤患者に隣接する環境表面（医療器具を含む）に接触した後
⑥手袋を外した後
⑦細菌芽胞（例えば，*Clostridium difficile*または*Bacillus* spp.）による汚染が疑われる場合には，非抗菌石鹸または抗菌石鹸と水で手を洗う。アルコール類，クロルヘキシジン，ヨードホールなどは芽胞に対して効果が弱いため「すすぎ」という物理的除去が推奨される
⑧感染リスクが高い患者（例えば，ICUや手術室の患者）と直接接触する可能性のある場合には，人工爪や長い爪としない

　速乾性擦式アルコール製剤を用いる場合のポイントを表1に示す。
　流水と石鹸を用いた衛生的手洗いの場合には，時間をかけて十分洗浄することが大切である。消毒薬の効果が期待できない微生物（バチルスの芽胞など）を対象とする場合には，流水による手洗いで物理的に除去することが基本となる。

2. 個人防護具（personal protective equipment；PPE）

　個人防護具に関しては，下記の使用原則を遵守する[4]。

- 血液または体液の曝露が予想される場合にはPPEを着用する。
- PPEを脱ぐときに衣類および皮膚と防護具の汚染部位が触れないようにする。
- 病室を離れる前に，PPEを脱いで廃棄する。
- 血液または体液の曝露が予想される病室に入る際にはマスクを着用する。
- 飛沫予防策を必要とする患者との密接な接触のために，マスクに加えて目の防護具（例えばゴーグルまたはフェイスシールド）を常時着用することは勧告しない。

・**手袋**

- 血液または他の感染性物質，粘膜，健常でない皮膚，便または尿失禁する患者の皮膚と接触する場合には，手袋を着用する。
- 手袋は，業務に適した手にフィットするものを着用する。
- 患者のケアを直接的に行うためには，使い捨ての手袋を着用する。
- 環境または医療器具を清掃するためには使い捨ての手袋，または，再使用可能な実用的手袋を着用する。
- 患者および周囲環境（医療器具を含む）と接触した後には，手の汚染を防止するための適当な方法で手袋を外す。
- 複数の患者を処置するために同じ手袋を着用しない。
- 手袋の再使用を目的とした洗浄は行わない。
- 汚染された部位（例えば会陰部）から清浄な部位（例えば顔面）へ触れる際には，患者の処置中に手袋を交換する。

・**ガウン**

- 血液，体液，分泌物または排泄物との接触が予測されるときには，皮膚を保護し，衣類の汚れや汚染を予防するために，業務に適しているガウンを着用する。
- 患者が分泌物または排泄物を付着させているときは，患者との直接的な接触においてガウンを着用する。
- 患者から離れる前に，ガウンを脱ぎ，手指衛生を行う。
- 同一患者に繰り返し接触するためであっても，ガウンを再使用してはならない。
- ハイリスク部門〔例えばICU，NICU，造血幹細胞移植（HSCT）部門〕への入室時のガウンの日常的着用は適切ではない[5,6]。

・**口，鼻，目の保護**

- 血液，体液，分泌液および排泄物の跳ね返りまたはエアロゾルが生じると思われる処置中および患者のケア中には，目，鼻および口の粘膜を保護するために，PPEを着用する。必要性に応じて，マスク，ゴーグル，フェイスシールド，および各々を組み合わせる[7]。
- 呼吸器防御すべき病原体（例えば*Mycobacterium tuberculosis*，SARSまたは出血熱ウイルス）に感染している可能性のない患者において，エアロゾルを発生させる処置（例えば気管支鏡検査，気道吸引，気管内挿管）においては，顔の前面および側面を全体的に覆うフェイスシールド，シールド付きのマスク，または，マスクと

表2 個室が不足している場合の接触予防への対応

① 微生物伝播の可能性のある症状（例えば開放状態の排膿，便の失禁）のみられる患者を，優先的に個室に収容する
② 同一の病原体に感染している患者をコホート管理する
③ 接触予防策を必要とする患者を収容させることが必要になる場合
・易感染患者，開放創のある患者，または長期入院患者に，接触予防策の必要な患者を同室させることは避ける
・患者が互いに物理的に隔離されている（例えば，3フィート以上離れている）ことを確認する。直接接触する機会を最小限にするために，ベッド間のプライバシーカーテンを引いておく
・同室の患者に接触する際には，防護具を取り替え，かつ手指衛生を実施する

ゴーグルなどのPPEを手袋およびガウンに追加して着用する。

❖ 標準予防策

医療現場において伝播し得る微生物に潜在的に感染し，またはその微生物を定着させると推定される場合には，ケア中に標準予防策を適用する。

1. 感染経路別予防策

・一般原則
・疫学的に重要な病原体の感染や定着がみられる患者については，標準予防策に加えて，感染経路別予防策を適用する。
・他の人への伝播が起こり得るウイルスの持続放出のために，ウイルス感染症を呈する免疫抑制患者に対して（例えば，飛沫・接触について），感染経路別予防策の実施期間を延長する[8]。

・接触予防策
・接触伝播の危険性が高まっている既知の感染症を呈する患者，感染症の疑いのある患者，または明らかな症状のみられる患者に対しては，接触予防策を用いる。多剤耐性菌（MDRO）の定着やMDROによる感染症に対して，接触予防策を使用するための特別の勧告事項が指針で示されている。
・急性期病院では，接触予防策を必要とする患者をなるべく個室に収容する[9]。個室が不足しているときには，表2に示す対応を行う。
・長期療養施設では，心理的影響を考慮してケースバイケースで患者の配置を決める[10]。
・患者の皮膚，または患者の周辺環境（例えば，医療器具，ベッドレール）に触れる場合は常に手袋を着用する。病室に入室する際に手袋を着用する。
・衣類が患者や周辺の汚染の可能性のある環境表面に直接接触することが予測されるときには，常にガウンを着用する。病室に入室する際にはガウンを着用する。部屋から退室する前にガウンを脱ぎ，手指衛生を行う[11]。
・急性期病院，長期療養施設などでは，病室外への患者の移動は，医療に必要な目的に限る。

表3　個室が不足している場合の飛沫予防への対応

① 過度の咳および痰排出のみられる患者を優先的に個室に収容する
② 同一の病原体に感染していて，同室者として適している患者は，同じ病室にコホート管理する
③ 飛沫予防策を必要とする患者を，同じ感染症に罹患していない患者と同室させることが必要となる場合
・感染によって不利な結果を招く危険性が高い患者（例えば易感染患者，長期入院患者など）と同室に収容することは避ける
・患者が互いに物理的に隔離されている（例えば3フィート以上）ことを確認する。密接な接触の機会を最小限にするため，ベッド間のプライバシーカーテンを引いておく
・同室の患者に触れる間には防護具を取り替え，手指衛生を実施する

・いずれの医療施設内での移送においても，患者の身体の感染部位または病原体定着部位が密閉されていることを確認する。
・接触予防策の対象となっている患者を移送する前に，汚染されたPPEを脱いで廃棄し，手指衛生を実施する。
・移送指定場所において患者を取り扱うために新しいPPEを着用する。
・標準予防策に従って，患者治療器具および器械／装置を取り扱う。
・急性期病院，長期療養施設などでは，なるべく単回使用器具を使用する。複数の患者で器具を共用する場合には，他の患者に使用する前に，それらの器具を洗浄して消毒する。
・接触予防策の対象になっている患者の自宅に持ち込む再使用ケア器具を制限する。可能ならばホームケアサービスから解放されるまで，自宅に患者ケア器具を置いておく。
・重要でない患者ケア器具（例えば聴診器）を患者の自宅に残すことができないならば，自宅から持ち出す前に，低水準〜中水準の消毒薬を用いて，器具を消毒する。別の方法として，移送およびその後の洗浄・消毒のためにプラスチック袋の中に汚染された再利用物品を入れる。
・接触予防策の対象となっている患者の病室については，高頻度接触表面（例えば，ベッドレール，ベッドテーブル，ベッドのそばの便器，患者用浴室内の洗面所表面，ドアノブ），および患者近傍の器具を中心に，頻繁に（例えば，少なくとも毎日）清掃および消毒を実施する。

・**飛沫予防策**
・咳，くしゃみまたは会話をしている患者が発生させる呼吸性飛沫（すなわち，粒子の大きさが5ミクロンより大きい粗大飛沫）によって伝播される病原体に感染していることが明らかもしくは疑われる患者に対しては，飛沫予防策を行う。
・急性期病院においては，飛沫予防策を必要とする患者を可能であれば個室に収容する。個室が不足しているときには，表3の原則に従って患者の配置を決定する。
・長期療養施設などでは，室内での他の患者への感染リスクを考慮して，ケースバイケースで患者の配置を行う[12]。

- 検査のために移動する廊下では，飛沫予防策を必要とする患者をできる限り早く検査室に収容するとともに，呼吸器衛生／咳エチケットを患者に指示する。
- 病室に入室する際にはマスクを着用する。
- 飛沫予防策を必要とする患者との密接な接触のために，マスクに加えて，目の防護具（例えば，ゴーグルまたはフェイスシールド）を日常的に着用することは勧告しない。
- 急性期病院，長期療養施設などでは，病室外への患者の移送および移動は，医療上必要な目的に限定する。
- いかなる医療施設においても患者の移送または移動が必要ならば，マスクを着用して呼吸器衛生／咳エチケットを守るように患者に指示する。
- 飛沫予防策が講じてある患者を移送する人はマスクを必要としない。
- **空気予防策**
- 空気を介してヒトからヒトへ伝播する感染性因子（例えば，結核，麻疹，水痘，播種性帯状疱疹）に感染している，もしくは感染が疑われる患者については，空気予防策を用いる。
- 急性期病院および長期療養施設では，空気予防策を必要とする患者を空気感染隔離室（airborne infections isolation room；AIIR）に収容する[13-15]。
- 1時間あたり少なくとも6回（現存の施設の場合）または12回（新築／改築建造物の場合）の換気を行う。
- 外部へ直接排気を行う。AIIRから外部へ直接排気することが不可能であれば，すべてHEPAフィルタを介して再循環空気を空調システムまたは隣接空間に戻すことは可能である。
- AIIRでは，差圧感知装置（例えば圧力計）の有無にかかわらず，目視確認（例えば，スモークチューブ，ティッシュ／脱脂綿などの吹流し）により毎日差圧（気流）を測定し，記録する。
- 出入りする必要がないときには，AIIRのドアを閉めておく。
- AIIRが使用できないときには，AIIRを使用できる施設に患者を移送する。
- 空気予防策を必要とする多数の患者のアウトブレイクまたは曝露が起きた際には表4の事項を実施する。
- AIIRの外部への移送または移動が必要ならば，サージカルマスクを着用し，呼吸器衛生／咳エチケットを遵守するよう患者に指示する[14]。
- 水痘または痘瘡に関係した皮膚病変，または，*M. tuberculosis*によって生じる排膿性皮膚病変のみられる患者については，エアロゾル化を避けるために，罹患部位を覆う。
- 空気予防策の対象者である患者を移送する医療従事者は，その患者がマスクを着用し，かつ感染性皮膚病変部が覆われていれば，移送中に呼吸マスクを着用する必要はない。

3章 感染対策の知識

表4　空気予防策を必要とするアウトブレイク時の対応

① AIIRの工学的必要条件に合致しない代替病室の安全性を決定する前に，感染対策専門家に相談する
② 同じ感染症に罹患していると推測される（臨床症状および既知の場合には診断に基づいて）患者を，他の患者，特に感染リスクの高い患者（例えば易感染患者）から離れた施設区域に一緒にコホート配置する
③ 改造された施設区域において陰圧環境を作り出すために，一時的な対策として換気扇を使用する方法もある。人から離れた場所で空気取入れ口から離して直接外部へ排気するか，またはHEPAフィルタを介してすべての空気を直接排気する
④ 患者をできる限り早くAIIRに収容する。AIIRを利用できなければ，患者にサージカルマスクを着用させる。患者退室時には，完全に換気できるように，通常は1時間，その部屋を空けておく
⑤ 空気感染が既知の，または疑われる患者には，サージカルマスクを着用し，呼吸器衛生／咳エチケットを遵守するように指示する。AIIRに入れば，マスクを外してもよい。その患者がAIIRに入室できない場合には，マスクは着用したままとすべきである
⑥ 免疫のある医療従事者を配置できなければ，麻疹，水痘，播種性帯状疱疹，または痘瘡であることがわかっているか，または疑われている患者の病室への免疫のない医療従事者の入室を制限する
⑦ 次の疾患が疑われ，または確認されたときには，患者の病室または自宅へ入る際には，呼吸器防御のために，フィットテストを行ったNIOSH認可N95微粒子用マスク，またはそれ以上の品質の呼吸マスクを着用する
⑦-1　感染性のある肺結核または喉頭結核，または感染性結核による皮膚病変が存在し，生きた病原体をエアロゾル化させると思われる処置（例えば，灌流，切開および排膿，渦流浴処置）が行われるとき
⑦-2　痘瘡（ワクチン接種および非接種）。ワクチンによって防護されないことがある遺伝子工学的操作を受けたウイルスの危険性，またはきわめて大量のウイルス負荷への曝露の危険性（例えば高リスクのエアロゾルを発生させる処置，易感染患者，出血性痘瘡，または扁平痘瘡からの）があるために，痘瘡ワクチン接種後の"獲得"が記録されている者も含めて，すべての医療従事者について呼吸器防御を推奨する
⑦-3　麻疹，水痘または播種性帯状疱疹であることがわかっている，または疑われる人を処置するときには，明確な免疫を確立することが困難なために，疾患の病歴，ワクチン，または血清学的検査を根拠にして麻疹または水痘・帯状疱疹に対して免疫があると推測される医療従事者によるPPEの使用に関しては，勧告されていない[16]
⑦-4　麻疹，水痘または播種性帯状疱疹であることがわかっている，または疑われる患者と接触しなければならない罹患しやすい医療従事者が着用すべき個人防護具（例えばサージカルマスク，N95マスク，またはそれ以上の品質のマスク）の種類に関しては，勧告はされていない

・麻疹，水痘または痘瘡の患者への曝露後には，できる限り早く，罹患しやすい人にはワクチンを接種，または適当な免疫グロブリンを投与する。
　①曝露後72時間以内に麻疹ワクチンを接種するか，またはワクチンが禁忌である高リスクの人については，曝露後6日以内に免疫グロブリンを投与する
　②曝露後120時間以内に水痘ワクチンを接種するか，またはワクチンが禁忌である高リスクの人（例えば，易感染患者，妊婦，母親の水痘発症が分娩5日前以内であるかまたは分娩後48時間以内である新生児）については，入手できるならば，96時間以内に水痘免疫グロブリン（VZIG）を投与する
　③痘瘡に関しては，曝露後4日以内に痘瘡ワクチンを接種する
　④病原体特有の勧告事項に従って空気予防策を中止する
　⑤医療現場における結核の伝播を防止するための環境対策については，CDCの『医療現場における結核菌の伝播防止に関するガイドライン2005』および『医療現場における環境感染防止のガイドライン2003』[13] を参考にする。これらの指針の環境勧告事項は，空気予防策を必要とする他の感染症患者に適用してもよい

- **防御環境（protective environment；PE）**
- 同種造血幹細胞移植（HSCT）患者は，環境中の真菌（例えば*Aspergillus* sp.）への曝露を減少させるために，「HSCT患者における日和見感染防止のガイドライン2000」[17]，「医療現場における環境感染防止のガイドライン2003」[13]，および「医療関連肺炎防止のためのガイドライン2003年」[18] に述べられているように，防御環境に収容する。
- 環境中の真菌感染症（例えばアスペルギルス症）のリスクが増大した場合に，他の症状を呈する患者をPEに収容することについては，勧告されていない[13]。
- PEを必要とする患者に対しては，次の事項を実施する。
- 直径0.3ミクロン以上の微粒子を99.97％除去できる中央または使用部署ごとの超高性能（HEPA）フィルタを用いて給気をろ過する。
- 病室の一方から給気して，患者のベッドを横切って病室の反対側へ排気させて，廊下に比べて病室内圧を陽圧にする（12.5パスカル以上の差圧［0.01インチ水柱圧］）。
- 目に見える指標（例えばスモークチューブなど）を用いて，毎日気流を監視する。
- 外部の空気の流入を防止するように十分に病室を密封する。
- 1時間あたり少なくとも12回換気する。
- 病室の床は，織物よりもむしろ清拭することのできる滑らかな表面仕上げの加工材を用いることによって，塵埃量を低下させる。塵埃が検出されたならば，常に塵埃の存在する水平面は湿式清掃し，塵埃が蓄積する間隙やスプリンクラーの先端を日常的に清掃する。
- 区域内の廊下および病室にカーペットを敷くことは避ける。
- ドライフラワーまたは生花および鉢植えの花は禁止する。
- PEを必要とする患者が診断処置およびその他の活動のために病室外にいる時間を最小限にする。
- 建築期間中は，感染性の細菌芽胞を含んでいる可能性のある微粒子の吸入を防止するために，医学的に呼吸マスクの着用が可能であれば，PEから離れるときに呼吸防御具（例えばN95微粒子用マスク）を供給する。
- 呼吸マスクを使用中の患者のフィットテストについては勧告されていない。
- 建築が行われていないときにPEを離れる際のN95マスクの使用については勧告されていない。
- **PEにおける標準予防策および感染経路別予防策の適用**
- すべての患者に標準予防策を適用する。
- 飛沫および接触予防策を実施する。患者が易感染状態であってウイルス排出が長期化する場合には，ウイルス感染症に対する感染経路別予防策を長期間実施する。
- 患者に明らかな，または疑わしい感染症がみられない場合，または患者が標準予防策に従うべき指示を受けていなければ，医療従事者には隔離予防策（例えばマスク，ガウン，手袋）を必要としない。

- PEを必要とする患者，および空気媒介感染（例えば，肺または喉頭結核など）を呈している患者に対して，空気予防策を実施する。
- PEが陽圧を維持するように設計されていることを確認する。
- 廊下に比べて適切な空気バランスおよびPEをさらに維持するために前室を使用する。汚染された空気を外部に排出するための独立した設備を設置するか，または空気を再循環させる場合には排気ダクト内にHEPAフィルタを設置する。
- 前室を利用できなければ，患者をAIIRに収容し，芽胞のろ過を促進するために室内にポータブルのHEPAフィルタ付き空気清浄機を使用する[19]。

（大久保 憲）

【文献】

1) World Health Organization. WHO Guidelines on Hand Hygiene in Health Care : First Global Patient Safety Challenge Clean Care Is Safer Care. 2009：P99-123.（http://whqlibdoc.who.int/publications/2009/9789241597906_eng.pdf?ua=1）
2) Duckro AN, Blom DW, et al.：Transfer of vancomycin-resistant enterococci via health care worker hands. Arch Intern Med, 165（3）：302-307, 2005.
3) CDC：Guideline for Hand Hygiene in Health care Settings. Recommendations of the Healthcare Infection Control Practices Advisory Committee and the HICPAC/SHEA/APIC/IDSA Hand Hygiene Task Force. MMWR, 51（16）（RR16）：1-44, 2002.
4) OSHA（Occupational Safety and Health Administration）Department of Labor：Occupational exposure to bloodborne pathogens. Final rule, 29 CFR Part 1910：1030 Federal Register, 56：64003-64182, 1991 Revised CFR 66：5317-5325, 2001.
5) Slaughter S, Hayden MK, et al.：A comparison of the effect of universal use of gloves and gowns with that of glove use alone on acquisition of vancomycin-resistant enterococci in a medical intensive care unit. Ann Intern Med, 125（6）：448-456, 1996.
6) Petersen DL, Francis ME, et al.：The role of protective clothing in infection prevention in patients undergoing autologous bone marrow transplantation. Oncol Nurs Forum, 26（8）：1319-1324, 1999.
7) CDC（Update）：Universal precautions for prevention of transmission of human immunodeficiency virus. hepatitis B virus, and other bloodborne pathogens in health-care settings. MMWR, 37（24）：377-382, 387-388, 1988.
8) Nichols WG, Corey L, et al.：Parainfluenza virus infections after hematopoietic stem cell transplantation. risk factors, response to antiviral therapy, and effect on transplant outcome. Blood, 98（3）：573-578, 2001.
9) Montesinos I, Salido E, et al.：Epidemiology of methicillin-resistant *Staphylococcus aureus* at a university hospital in the Canary Islands. Infect Control Hosp Epidemiol, 24（9）：667-672, 2003.
10) Catalano G, Houston SH, et al.：Anxiety and depression in hospitalized patients in resistant organism isolation. South Med J, 96（2）：141-145, 2003.
11) Hall CB：Nosocomial respiratory syncytial virus infections. the "Cold War" has not ended. Clin Infect Dis, 31（2）：590-596, 2000.
12) Drinka PJ, Krause P, et al.：Risk of acquiring influenza A in a nursing home from a culture-positive roommate. Infect Control Hosp Epidemiol, 24（11）：872-874, 2003.
13) CDC：Guidelines for environmental infection control in health-care facilities. Recommendations of CDC and the Healthcare Infection Control Practices Advisory Committee（HICPAC）. MMWR, 52（RR10）：1-42, 2003.
14) CDC：Guidelines for preventing the transmission of *Mycobacterium tuberculosis* in health-care settings. MMWR, 54（RR17）：1-141, 2005.
15) AIA（American Institute of Architects）：Guidelines for Design and Construction of Hospital and Health Care Facilities, American Institute of Architects Press, 2006.
16) Behrman A, Schmid DS, et al.：A cluster of primary varicella cases among healthcare workers with false-

positive varicella zoster virus titers. Infect Control Hosp Epidemiol, 24(3):202-206, 2003.
17) CDC:Guidelines for preventing opportunistic infections among hematopoietic stem cell transplant recipients. Recommendations of CDC, the Infectious Disease Society of America, and the American Society of Blood and Marrow Transplantation. MMWR, 49(RR10):1-125, 2000.
18) CDC:Guidelines for preventing health-care-associated pneumonia, 2003. Recommendations of CDC and the Healthcare Infection Control Practices Advisory Committee. MMWR, 53(RR3):1-40, 2004.
19) Rutala WA, Jones SM, et al.:Efficacy of portable filtration units in reducing aerosolized particles in the size range of *Mycobacterium tuberculosis*. Infect Control Hosp Epidemiol, 16(7):391-398, 1995.

3-2 職業感染防止対策
1）HBV，HCV，HIV

Point

①針刺し・切創による汚染血曝露時のB型肝炎ウイルス（HBV），C型肝炎ウイルス（HCV），ヒト免疫不全ウイルス（HIV）による感染のリスクの目安は，各々30%，1〜3%，0.3%前後である。

②HBVにはワクチンが存在する。医療従事者はワクチン接種，抗体獲得が必要である。

③HCV，HIVに対してはワクチンが存在しない。

④未知のウイルスに感染する可能性もあり，針刺し事故の場合は必ず医療施設の所定の形式に従い，直ちに届け出る。

⑤HBVについては再活性化，遺伝子型Aによる成人慢性化などの新しい病態やHIVとの共感染症例増加が問題となっている。

⑥HCVについては，経過観察により感染確認後，早期に治療を行う。

⑦HIVについては，感染直後に抗ウイルス剤を投与することにより感染危険が低下することが知られている。

❖ 針刺し・切創による感染

　　　鋭利器材による針刺し・切創は，医療従事者にとっては日常誰にでも起こり得る事象である。また，輸血用の穿刺針や透析用の留置針のように，内空の体積が大きく空洞状になった注射針は中空針と呼ばれ，縫合針のような単純な鋭利器材と比較し針刺し・切創時に多量の血液成分が体内に入り込む可能性が高い。

　　　針刺し・切創防止のためには，リキャップを禁止するとともに，廃棄専用容器を配置する必要がある。その際，安全装置付き器材を導入することが望ましい[1,2]。また，糖尿病に対する血糖測定装置・インスリン自己注射針の使用拡大に伴い，廃棄専用容器の設置と患者への周知が必要である。これらの器材においても安全器材導入が望ましい。

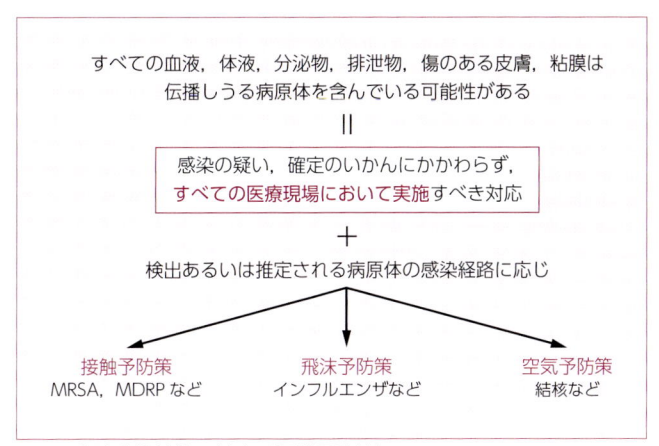

図1　病院感染対策の基本（標準予防策）

　針刺しによりHBV（B型肝炎ウイルス），HCV（C型肝炎ウイルス），HIV（ヒト免疫不全ウイルス）などの血流感染の危険が生じ得る。基本的には標準予防策の遵守が必要で（図1），血液・体液への直接曝露を避ける。日常診療の中で針刺しを防ぐには，職員が針刺しや血流感染の知識を有し，HBVに対するワクチン接種で抗体を保持するほか，リキャップを行わず，安全器材を常に使用し，しかも器材の適切な使用方法を遵守する必要がある。

　万一針刺し事故が起きた場合は，対応マニュアルに沿って直ちに届出を行い，産業医などによる定期的な検診を受ける必要がある。また，施設内での針刺し・切創時に個人あるいは管理者がとるべき手順について，それぞれの立場で日常的にシミュレーションし，マニュアル化しておく必要があり，フローチャートや連絡表も備えておく。

　針刺し・切創による汚染血曝露時に問題となるのはHBV，HCV，HIVである。付着した血液量やウイルス量，針が届いた深さ，針の構造により異なるが，針刺し1回あたりの感染のリスクは，HBVはHBs抗原陽性かつHBeAg陽性の血液において37〜62％（肝炎発症22〜31％），HBs抗原陽性HBeAg陰性時23〜37％（肝炎発症は1〜6％），HCVは2％，HIVは0.3％前後とされている[3,4]。

❖ 感染予防

　感染確率が高いHBVの感染予防の原則を遵守することによって，HCV・HIVの感染予防にも十分対応できることが期待される。HBV，HCV，HIVの病院感染に対しては，標準予防策を遵守することが必要である。B型肝炎のようにワクチン接種による感染予防が可能な疾患に対しては，医療従事者が当該ワクチンを接種する体制を確立することが望ましい。

　血液を介した感染経路をとるHCV感染は年々新規感染者の減少をみている。また，HCVに対するワクチン開発は成功していないが，IFNを中心とした治療により治療奏効率は50％を超えるようになり，感染者数も従来の1％から低下してきている。逆

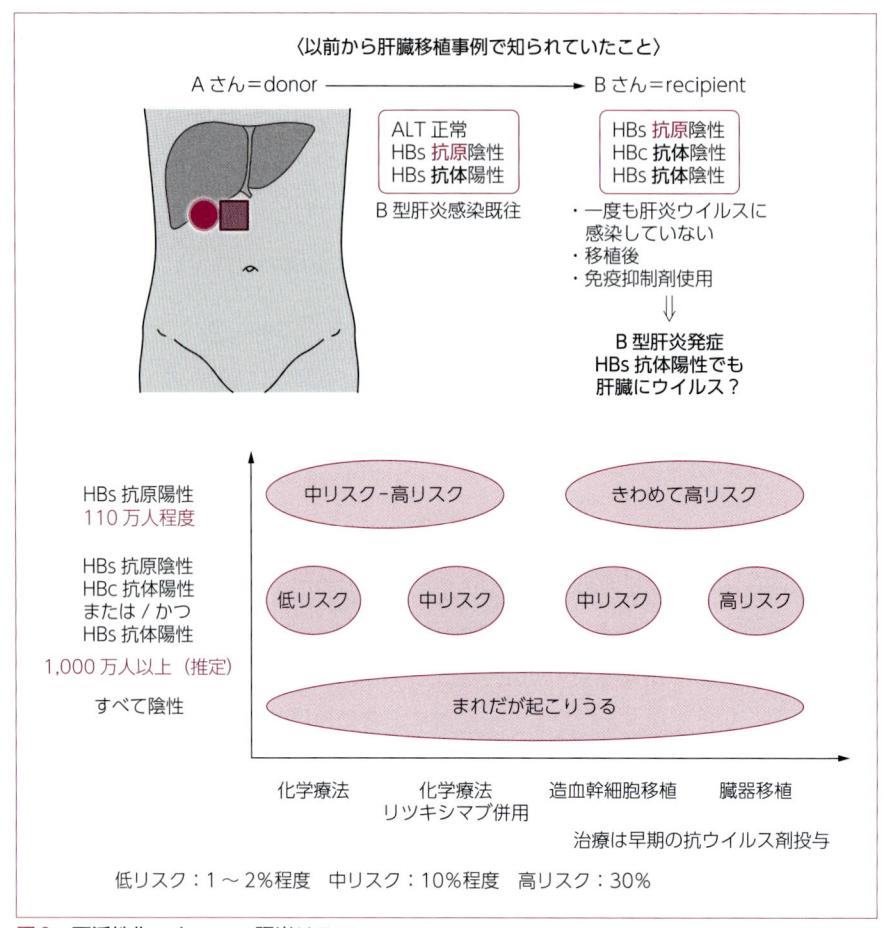

図2 再活性化・de novo肝炎リスク

〈以前から肝臓移植事例で知られていたこと〉
Aさん＝donor → Bさん＝recipient

Aさん:
ALT 正常
HBs 抗原陰性
HBs 抗体陽性
B型肝炎感染既往

Bさん:
HBs 抗原陰性
HBc 抗体陰性
HBs 抗体陰性
・一度も肝炎ウイルスに感染していない
・移植後
・免疫抑制剤使用
⇩
B型肝炎発症
HBs抗体陽性でも肝臓にウイルス？

リスク分類:
- HBs 抗原陽性 110万人程度: 中リスク-高リスク / きわめて高リスク
- HBs 抗原陰性、HBc 抗体陽性 または/かつ HBs 抗体陽性 1,000万人以上（推定）: 低リスク / 中リスク / 中リスク / 高リスク
- すべて陰性: まれだが起こりうる

治療別:
化学療法 / 化学療法リツキシマブ併用 / 造血幹細胞移植 / 臓器移植
治療は早期の抗ウイルス剤投与

低リスク：1〜2％程度　中リスク：10％程度　高リスク：30％

にHCV抗体陽性であってもウイルス陰性の患者は存在するが，必ず届け出る必要がある．

　一方，HBV感染は抗ウイルス薬の進歩は著しいものの，遺伝子型Aの新規感染の増加による成人感染例の慢性化の問題とともに，白血病や悪性リンパ腫などの抗がん剤治療を受けた場合や，自己免疫疾患の特効薬である抗TNFα薬などの使用により，過去感染があるものの日常は"眠っていた"HBVによる肝炎（de novo B型肝炎）を起こすという問題がある．de novo B型肝炎は，以前は移植症例だけの問題であったが，現在は日常診療で広がっている（図2）．

　HBs抗原陽性患者数は1％以下と予測されるが，過去に感染既往があるHBc抗体陽性症例は数多く存在し，日常診療において再度HBV感染に関して注意が必要であり，B型肝炎ウイルスに対するワクチン接種の必要性は医療従事者のみならず国民全体にまで拡大している．

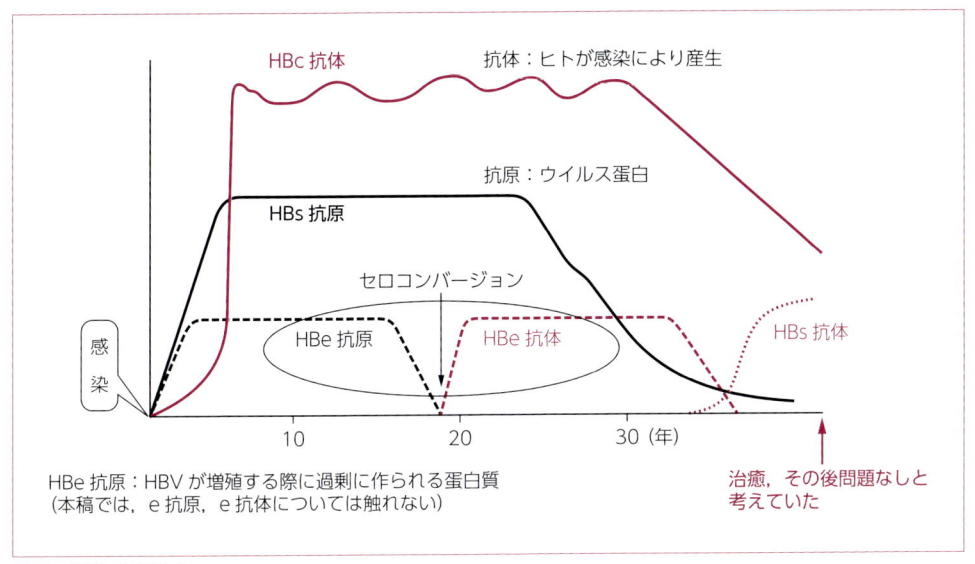

図3　従来の考え方

❖ ウイルスの再活性化

・HBs抗原陰性，HBc抗体陽性

　肝機能正常の患者で，がん化学療法や免疫抑制療法によってウイルス量の増加，ALTの上昇も時に認められることが広く知られるようになった。HBs抗原陰性の患者ではB型肝炎ウイルスが存在しないのではなく，分子的には持続感染している場合もあることに注意する必要がある。

・遺伝子型A

　HBVは感染した時期や感染時の健康状態によって，一過性の感染に終わるもの（一過性感染）と，ほぼ生涯にわたり感染が継続するもの（持続感染）とに大別される。一般に，乳幼児期（抗体を有していない）にHBVの存在する血液・体液が体内に侵入した場合は，持続的な感染を起こす。

　成人になってから，HBVの存在する血液・体液がワクチンなどにより，HBs抗体を有さないヒトの体内に侵入し感染が成立した場合は，ほとんどが一過性感染であり，まれに劇症肝炎や持続感染が引き起こされる。また，成人であっても，免疫抑制剤使用中，抗がん剤治療中，後天性免疫不全症候群（AIDS）患者などで免疫力が低下している場合は，HBV感染後に持続感染を起こすことがあることがすでに知られてきた。

　日本では従来，HBV遺伝子型Cが大半を占め，思春期以降で抗体を有さずにHBVに感染した場合でも，多くは一過性感染で終わることが知られてきた（図3）。しかし，最近は日本の急性肝炎患者に，以前はほとんど認めなかった遺伝子型Aが認められるようになってきており，この遺伝子型Aと呼ばれる外来種（欧米型やアジア・

アフリカ型）のHBVに感染すると，比較的高率に慢性化を起こすことが知られている。われわれ医療従事者はHBs抗体の有無を常に確認し，針刺し時などの感染により自分が慢性肝炎となるのを防ぐ必要がある。

　HIVでも治療薬開発が進み，患者は良好な状態で長期の生存が可能となっているが，病状が進行するまで感染に気づかない事例が多い。保健医療従事者自身がHBs抗体陽性である場合は，感染の心配がない。他人の血液に触れる機会が多い保健医療従事者は，あらかじめB型肝炎ワクチン（HBワクチン）の接種を受け，HBVに対する免疫を獲得したことを確かめておくこと，また，HBs抗体が陽性であることを定期的に確かめることが望ましい。

❖ 針刺しが起きたら

　患者の安全を確認し，手技を中止し傷口を流水で洗浄消毒する。その後，事故の血液と，可能であれば患者の血液も同意を得たうえで採取し，産業医などへ直ちに届け出る。血液の付着などが判明しない場合でも必ず届け出て，事故直後3，6，12カ月後に抗体などの追跡調査を受ける。

1. 患者がHBs抗原陽性の場合

　ワクチンが存在する。医療従事者はワクチン接種前に自身がHBs抗原，HBs抗体ともに陰性であることを確かめておく。米国では，医療従事者に対するB型肝炎ワクチン接種はガイドラインで強く勧告されている。医療従事者がHBs抗原陽性またはHBs抗体陽性であればワクチン，免疫グロブリン投与は必要ない。

　医療従事者がHBs抗原，HBs抗体ともに陰性の場合は24時間以内（遅くとも48時間以内）の高力価HBsヒト免疫グロブリン（HBIG），HBワクチン接種を行うことを勧める。汚染後48時間以内のHBIGの筋注投与に加えHBワクチン接種を併用することにより，針刺しなどの汚染源がHBe抗原陽性である場合でも，そのほとんどが予防可能であることが明らかにされている。

　HBVワクチンは図4のように1カ月後，6カ月後と3回接種する。

・HBIG

　HBIGはヒトの血漿を原料として，HBVの感染防御抗体（中和抗体）であるHBs抗体が200IU（国際単位）以上含まれている。HBIGを筋注した場合，HBs抗体は短時間のうちに血中に出現する。なお，HBワクチンは大腸菌や酵母などに遺伝子組み換えによりHBs蛋白を発現させたものであり，感染性は認めない。免疫賦活剤（アジュバント）を吸着させ，液相に浮遊させた状態であることから，使用にあたっては必ず十分に振って，沈澱している有効成分を浮遊させる必要がある。

・ワクチン接種後の対応

　B型肝炎ウイルスのワクチン接種後の対応については，専門家によりさまざまな考え方がある。すなわち，HBs抗体価が低下しても，新たに侵入したHBs抗原によっ

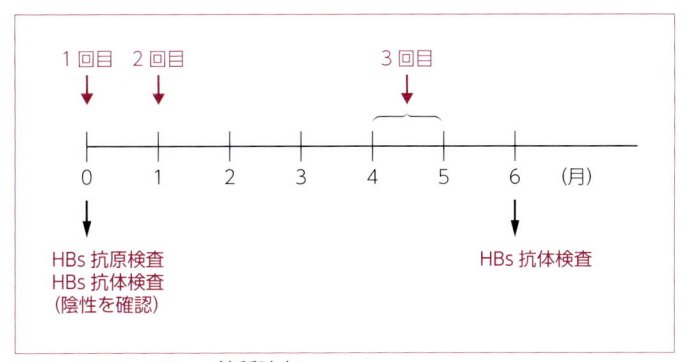

図4　HBVワクチンの接種時点

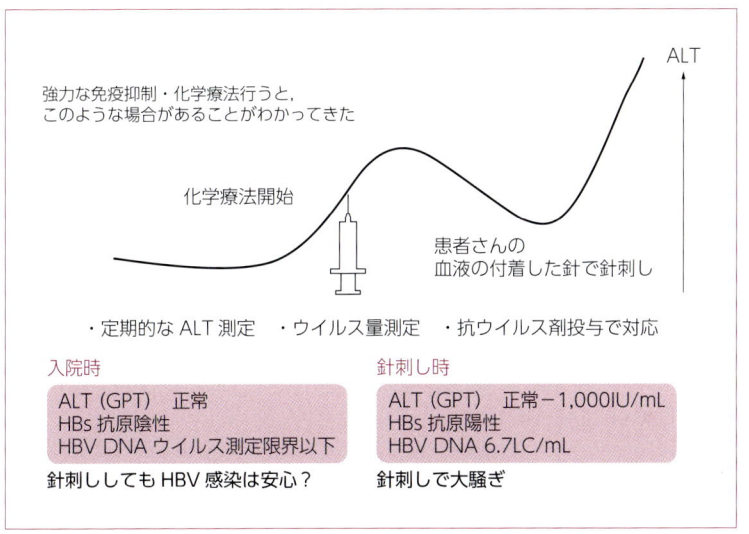

図5　針刺しとALT

て速やかにブースターがかかり感染を防御できるという考え方がある一方，ウイルス量によっては十分な抗体量がないと防御できないという考え方がある。定期的にHBs抗体価を測定し，基準値以下（10IU/mL未満）の場合には追加接種を行うという対応をとる。

また，入院時はHBs抗原陰性であっても，化学療法などの治療によるHBs抗原陽性例やウイルス量増加例も認められる（図5）。針刺し時の血液については同意を得たうえで検査を行い，届け出を必ず行う。

2. 患者がHCV陽性の場合

2014年2月現在，ワクチンは存在しない。曝露直後のインターフェロン投与による感染予防の有効性は証明されておらず，2％程度の感染確率と副作用，さらに急性肝炎発症後の自然治癒率が30％は期待できることや，慢性化しても発症直後であれば

インターフェロン治療による治癒率が高い点を考慮すると，針刺し直後のインターフェロン投与は一般的には行わない。

事故直後は医療従事者のHCV抗体を調べる。結果が陽性の場合はHCV RNAも調べ，もともとHCVキャリアであったかを確認する。また，1年間経過観察を行った後，ALT，HCV抗体測定を行いALT上昇，抗体陽性化を認めた場合はHCV RNA測定を行う。HCV RNA陽性が確認されたらインターフェロン治療を直ちに開始する。

3. どの患者の血液か判明しない場合

針に付着した血液はHBs抗原陽性，HCV陽性，HIVを考え，上記に従い対応する。

4. HIV陽性の場合

HIV治療の進歩とともに通常の生活を送れるようになり，患者年齢も高齢化している。一方，AIDS発症までHIV感染に気づかない事例や，HBV急性肝炎発症時にHIV感染を指摘される事例もある。直ちに抗ウイルス剤を服用することにより感染率が低下することが知られているが，抗ウイルス剤の多くは催奇形性の可能性が指摘されているため，妊婦の場合は産業医や担当医と相談する。

（森屋 恭爾，湯橋 一仁）

【文 献】

1) Larson EL, Eke PI, et al.：Efficacy of alcohol-based hand rinses under frequent-use conditions. Antimicrob Agents Chemother, 30 (4)：542-544, 1986.
2) U.S. Department of Health and Human Service Public Health Service Centers for Disease Control and Prevention National Institute for Occupational Safety and Health：NIOSH ALART Preventing Needlestick Injuries in Health Care Settings, DHHS (NIOSH) Publication No.2000-108, November 1999.
3) CDC：U.S. Public Health Service Guidelines for the Management of Occupational Exposure to HBV, HCV and HIV and Recommendations for Postexposure Prophylaxis. MMWR, 50 (RR-11)：1-42, 2001.
4) Sepkowitz KA：Occupationally Acquired Infection in Health Care Workers. Part II. Ann Intern Med, 125 (11)：917-928, 1996.
5) Mitsui T, Iwano K, et al.：Hepatitis C virus infection in medical personnel after needlestick accident. Hepatology, 16 (5)：1109-1114, 1992.

3-2 職業感染防止対策
2）結核

Point

①結核は空気（飛沫）感染により感染する。

②結核感染者の約10％が結核を発病する。

③結核は貧困と密接に関連し，世界的には発展途上国に集中している。

④日本の結核罹患率は17.7（人口10万対，2011年）で，欧米諸国の約4倍も高い。

⑤欧米でも同様の傾向はあるが，日本では高齢者結核の割合が増加しつつある。

⑥結核を発病しても，排菌陽性となる以前に発見し，治療を開始できれば，結核集団感染は防げる。

⑦排菌がない結核患者の入院・隔離は不要である。

⑧インターフェロンγ放出試験（QFTおよびT-Spot検査）はツ反よりも特異性が高く，BCGの影響は受けない。

⑨新規採用者のBCG接種は，ツ反陰性であっても，原則として行わなくてよい。

⑩結核化学療法は，3～4剤の多剤投与とする。
　i）服薬期間（6～9カ月）の厳守とii）服薬遵守の確認，の2点が治療の成功と多剤耐性結核の出現を防ぐための基本である。

❖ 結核の現状

1. 世界の結核

　一般の人に結核を理解してもらい，その撲滅に協力してもらうため，WHO（世界保健機関）は，世界の結核の現状を以下の7項目にまとめている。
①結核は空気感染により感染する
②全世界では3人に1人が結核に感染している

表1　結核の新規登録者数と罹患率

	2003年	→	2011年
新規登録者数	31,638人	→	22,681
罹患率 (人口10万人対)	24.8	→	17.2

(厚生労働省：2012年度結核発生動向調査年報集計結果.)

表2　新規登録者における高齢者(70歳以上)数の割合

2004年	2005年	2006年	2007年	2008年	2009年	2010年	2011年
43.9%	44.9%	47.0%	47.9%	48.9%	50.2%	51.3%	53.8%

③結核感染者の約10%が結核を発病する
④感染源となる結核は肺結核で，放置しておくと1人の肺結核患者から年間10〜15人の新規結核感染者が発生する
⑤結核は貧困と密接に関連し，結核死亡者数は年間130万人に達する（2012年）．
⑥世界的には，結核はアフリカ，アジア（中国，インド，インドネシア，パキスタン，フィリピン）に集中している
⑦多剤耐性結核の新規発生は年間約45万人と推定され（WHO，2012年），旧ソビエト連邦と中国に多い

2. 日本の結核[1]

日本の結核の現状は，以下の4点に要約できる．
①わが国は，結核に関しては中進国である
　➡日本の結核罹患率（人口10万対）は17.7（2011年）で，米国(4.1)の4.3倍に相当する．
②1997年から3年連続で増加していた新規登録患者数は4年ぶりに減少し，初めて3万人以下となった（表1）
③新規登録患者における高齢者数の割合は毎年増加傾向にあり，70歳以上の患者の割合は過半数を占め，2011年には53.8%となった（表2）
④国内地域格差は減少傾向にあるが，依然として大きい
　➡2011年の大阪市の罹患率（10万人対）は28.8で，岩手県（8.9）の3.1倍．

❖ 結核感染と発病：薬剤師としての必須知識

1. 感染と発病

結核感染と結核発病は以下のような違いがある．新聞などではしばしば混同して扱っているが，混乱を避けるためにも，両者は区別する必要がある．

・結核感染：結核菌の吸入により菌が肺内に入り，初期病変を作る
・結核発病：感染した菌が体の抵抗に打ち勝ち，増殖し続け病巣を作る

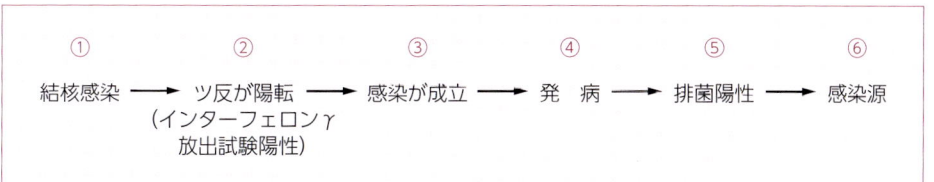

① ② ③ ④ ⑤ ⑥
結核感染 → ツ反が陽転 → 感染が成立 → 発 病 → 排菌陽性 → 感染源
　　　　　（インターフェロンγ
　　　　　　放出試験陽性）

図1　結核感染後の病状の進行

　感染そのものは日常発生している可能性があり，特に東京，大阪などの大都市では，結核感染を完全に防ぐことは不可能と思ってよい。
　結核感染後の病状の進行は，図1の6段階に区分できる。結核感染の拡大を防げるかどうかは，排菌陽性以前の段階で発見し，治療を開始できるか否かにかかっている。
　結核感染から発病へ進行するかしないかは，
・肺内に入った菌量とその強さ（毒性）
・個々の被感染者の抵抗力（年齢，基礎体力，基礎疾患の有無など）
により決まる。
　感染しても，その人が一生の間に結核を発病する確率は10%程度[2]とされているが，高齢者や，糖尿病，胃切除，免疫機能低下（例：AIDS）などが基礎にある場合，発病の危険性は高い。また，理由は不明であるが，若い女性も結核発病の危険性が高い。
　結核感染を完全に防ぐことが現実的に不可能である以上，結核対策の基本は，
・発病の予防
・発病した場合は，排菌陽性となる以前に診断，治療開始
の2点に集約できる。

2. 発病を防ぐ基本対策

　結核発病を防ぐためにすべきことは，
・基礎体力の維持（暴飲暴食や夜ふかしをしない，健康的な食生活，禁煙など）
・接触者検診で結核感染の可能性が高いと判明した場合は，予防内服の開始
である。
　精神的ストレスを含め，栄養状態が悪く，体力が低下している場合，結核発病の危険は大きくなる。例えば，ダイエット中の若い女性が結核を発病することはしばしばある。
　院内で排菌陽性結核患者が発生した場合，接触者検診を行う。採用時よりもツベルクリン反応（ツ反）が強陽性（発赤径30mm以上），もしくはインターフェロンγ放出試験陽性と判明した職員は，原則として予防的治療の対象となる。予防的治療としては通常，イソニアジド（INH）0.3gを1日1回，6カ月間服用する。
　肝機能障害はINHの重要な副作用の一つであるため，GOT，GPTの測定は予防的治療開始後，原則として1～2カ月間隔で行う。

3. ツベルクリン反応（ツ反）

・ツ反判定

わが国の判定は発赤長径を記載すればよいとされているが，国際的には，「発赤は無視し，硬結のみを測定する」と明記されている。したがって，学童検診はともかく，医療従事者対象のツ反判定では，「硬結の大きさ○×○／発赤の大きさ○×○（mm）」の従来方式の記載に統一したほうがよい。

・ツ反2段階試験

BCGを行わない米国などでは，ツ反は診断的価値があり，ツ反2段階法はツ反初期レベル（Baseline Level）を決定する意味で重要とされている。しかし，BCG陽転者が多い日本では，ツ反の有用性は低く，2段階法をしてもその診断的価値が高くなることはほとんどない。

ツ反Baseline Levelの必要性は原則的には正しいが，日本では，初回ツ反陽性者は2段階法の対象者から除外し，初回陰性者のみを2段階法の対象とするのが妥当と思われる。

・QFT検査[3]

QFT検査では，結核菌に特異的でBCG菌にはない抗原を使用しているため，ツ反よりも診断的価値は高い。このため，日本でも2006年1月から保険適用され，接触者検診などでその有用性が期待されている。

平成24年11月からは，インターフェロンγ放出試験（IGRA；Interferon-γ Release Assay）として，T-Spot試験も新たに認可されている。QFT試験とT-Spot試験の有用性はほぼ同等と思ってよい。

インターフェロンγ放出試験（IGRA）が役立つのは，
・接触者検診
・臨床的に結核の疑いが高いが，抗酸菌検査が陰性の症例
の場合である。

ツ反と同様，結核感染後インターフェロンγ放出試験が陽性となるまでには数週間はかかる。したがって，結核患者との接触直後のIGRA検査で，結核感染の有無判定はできない。

・採用時ツ反陰性者にBCG接種は必要か？

BCGの結核感染予防効果は認められていないが，少なくとも乳幼児では，BCG接種は結核の重症化を防ぐ効果があるとされている。

成人でも乳幼児と同様の効果があるかどうかは不明であるが，採用時ツ反陰性者に対するBCG接種は，一般病院では原則としてしない方針でよい。

❖ 結核の治療と隔離期間

1. 結核の治療

結核の治療は，必ず3～4剤併用で行う。HIVの治療と同様，単剤投与ではいずれ

耐性化する。多剤耐性結核菌（multi-drug resistant tuberculosis：MDR-TB）の多くは，不適切な治療（単剤投与，治療中断，投与量・期間が不適切など）で生じ，人為的な原因（医師もしくは患者）によることが多い。

2. 抗結核薬の投与量

　服薬遵守（コンプライアンス）を最優先し，<u>抗結核薬投与は原則として朝1回，食後とする</u>。リファンピシン（RFP）の服薬は食前としたこともあったが，他の薬剤と一括して食後としたほうが服薬遵守はより確実である。食前投与と食後投与で結核治療効果に差はない。

　投与量は，INH 5mg/kg，RFP 10mg/kg，エタンブトール（EB）15mg/kg，ピラジナミド（PZA）25mg/kg，ストレプトマイシン（SM）15mg/kgとされているが[4]，日本では成人の場合，INH 0.3〜0.4g，RFP 450mg，EB 0.75〜1.0g，PZA 1.2〜1.5gの1日1回投与とすることが多い。

3. 投与期間

　標準4剤投与（INH，RFP，EB，PZA）は，最初の2カ月は4剤，その後の4カ月はPZAを除く3剤もしくはINHとRFPの2剤とし，<u>治療期間は6カ月</u>（短期化学療法）とする。標準3剤投与（INH，RFP，EB）の<u>治療期間は9カ月</u>とする。

　ただし，再発例，糖尿病合併例，HIV合併例，多剤耐性結核の症例などでは，投与期間は1年以上に延長し，レボフロキサシン（LVFX）などのニューキノロン系抗菌薬の追加など，使用薬剤も適宜追加・変更する。薬剤耐性で別の抗結核薬を追加する場合，新たな耐性の出現を避ける意味で，可能な限り追加薬剤は2剤以上とする。

4. 隔離期間

　排菌陽性結核患者のマスク着用，個室隔離の期間をどの程度とすべきかの判断は難しいが，多剤耐性結核を除く通常の肺結核ならば，化学療法開始後2週間で排菌量は激減し，感染の危険はほとんどなくなる[5]（図2）。したがって，化学療法開始後約1カ月は隔離，マスク着用とし，その後は一般病棟もしくは外来治療としてよい。

5. 結核は不治の病？

　現在の結核化学療法（6〜9カ月）により，ほとんどの結核は治癒する。しかし，この治癒は<u>臨床的治癒であって，細菌学的治癒ではない</u>。ここでいう臨床的治癒とは，排菌陰性化（結核菌が静止状態で残存していてもよい）を，また，細菌学的治癒は結核菌が完全死滅をそれぞれ意味する。現在の化学療法でも，石灰化した古い病巣内に抗菌薬が到達できないこともあって，冬眠状態にある体内の結核菌を絶滅させることは不可能であり，どうしても，少数の結核菌が静菌状態で生き残る可能性がある。したがって，結核は完全寛解までは可能でも，完全治癒はまず不可能であり，こ

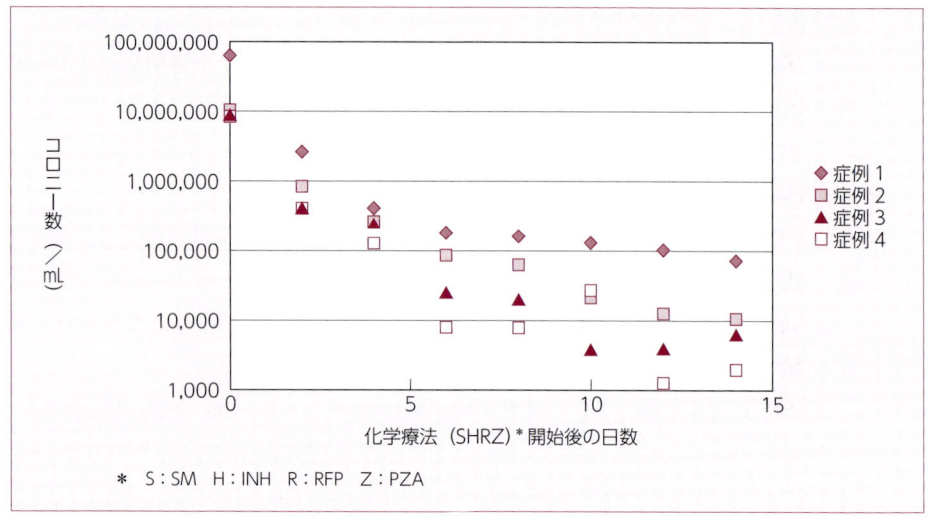

図2　化学療法開始後コロニー数/mLの推移

　の意味で結核は不治の病といっても100％間違いとはいえない。
　現実に，治癒したはずの結核が20〜50年後に再発した老人結核症例を，日常多くの医療従事者が経験している．現在，わが国の60歳以上の人口は約3,000万人で，その多くはツ反自然陽転者，すなわち結核既感染者である．これら結核既感染者は結核患者の供給源でもあり，この中から結核再発例が出るのは必然と考えねばならない．
　西欧に比較し日本の結核罹患率が高い理由は，厳密には不明であるが，結核既感染者の割合が西欧よりも日本で圧倒的に高かったことが原因であった可能性は高い．現在のわが国の結核既感染者のほとんどが自然の寿命を迎える約30年後には，日本の結核罹患率は西欧なみに激減すると予想はされるが，そのためには，この間に若い世代の結核既感染者が増えない，という前提が必要である．

（毛利　昌史）

【文　献】
1）結核予防会　編：結核の統計2013, 結核予防会, 2013.
2）Schlossberg D ed：Tuberculosis 3rd ed., p5, Springer-Verlag, 1993.
3）樋口一恵：QuantiFERON TB-2Gによる結核感染診断，医学図書出版，2005.
4）四元秀毅，倉島篤行　編：結核Up to Date, p81, 南江堂, 2005.
5）Iseman MD：A Clinician's Guide to Tuberculosis, p438, Lippincott Williams & Wilkins, 2000.

■ 3章 感染対策の知識

3-2 職業感染防止対策
3）麻疹，水痘，風疹，ムンプス

Point

①麻疹，水痘，風疹，ムンプスは小児期に流行する代表的ウイルス感染症であるが，近年は思春期あるいは成人での発症が問題となっている。

②麻疹と水痘は空気感染，風疹とムンプスは飛沫感染で感染拡大する。標準予防策に加えて感染経路別予防策も必要である。

③麻疹と水痘は，罹患者との接触後に感染防止や軽症化の予防法があるが，風疹とムンプスにはない。

④潜伏期間・感染期間を考慮して隔離や就業停止期間を考える。

⑤医療従事者や学生に対しては抗体価を測定し，抗体陰性者にはワクチン接種を推奨する。

❖ はじめに

　　病院感染の対象となるウイルス感染の中には伝染力が強く，院内感染によりやむなく病棟閉鎖に追いやられる場合も少なくない。麻疹，水痘，風疹，ムンプス（おたふくかぜ，流行性耳下腺炎）は小児期の代表的ウイルス感染症であるが，近年，ワクチン未接種の思春期あるいは成人での発症が問題となっており，注意が必要である。本稿では，これらの疾患の特徴をまとめ，院内感染の対策について概説する。

❖ 各ウイルス感染症の特徴

1. 麻疹[1,2]

・原因ウイルス

　　パラミクソウイルス科に属する麻疹ウイルスである。

・臨床所見

　　カタル期は38℃前後の発熱が2～4日間続き，咳嗽，鼻汁などの呼吸器症状と結膜充血，眼脂などの眼症状がみられ，感染力が強い。下痢を伴うことも多い。発疹出現の1～2日前から，頰粘膜の臼歯対面にコプリック斑が出現する。

カタル期の発熱がいったん下降し，再び1日以内に39℃以上の高熱が出現し，頸部から麻疹に特徴的な発疹が出現する．翌日には顔面，体幹に広がり，その後四肢末端に広がる．カタル期とも合わせると約1週間程度高熱が持続する．発疹は当初，鮮紅色扁平であるが，その後融合して斑丘疹となる．一部に健常皮膚面を残すことも特徴である．その後暗赤色となり，色素沈着を残して退色するが，糠様落屑を認める場合もある．

春から夏にかけて流行する場合が多い．麻疹・風疹ワクチンの3期，4期接種など国の対策強化により，2009年以降は大規模な流行はなく，患者数が大幅に減少している．まれに輸入例をきっかけに地域流行が散発的に発生しており，注意を要する．

合併症のない場合は7～10日後には回復するが，約40％の症例で合併症を認める．合併症は，肺炎が最も多く，そのほか中耳炎，クループ症候群，心筋炎，麻疹後脳炎などがある．細菌性の二次感染も高頻度に認められる．麻疹ウイルスに感染後，数年から十数年経過した後に発症する亜急性硬化性全脳炎（SSPE）も，進行性の予後不良疾患である．

・診断

特徴的な臨床症状から診断される場合が多いが，麻疹ワクチン接種者に発症した修飾麻疹の場合は，ウイルス学的診断が必須となる．

急性期では，麻疹特異的IgM抗体の検出，咽頭ぬぐい液や血液などからの麻疹ウイルスの分離，あるいは遺伝子増幅法を用いて，麻疹ウイルスゲノムを検出する方法がある．ペア血清で，麻疹特異的IgG抗体の有意な上昇を確認することも診断に有用である．

・治療

麻疹ウイルスに特異的な治療方法はなく，対症療法が中心となる．細菌の二次感染を起こした場合は，抗菌薬の投与が必要となる．成人麻疹は重症化することが多く，しばしば入院加療を必要とする．

・予防

有効な弱毒生ワクチンが普及している．MR（麻疹・風疹混合）ワクチンを定期接種として1歳および小学校入学前の1年間にそれぞれ1回接種する．原則としてMRワクチンを使用するが，麻疹あるいは風疹に罹患した場合や，同じ期内にどちらかのワクチンをすでに接種した場合は，それぞれ罹患あるいは接種していない単抗原ワクチンの選択も可能である．

1歳未満で接種した麻疹含有ワクチン，風疹含有ワクチンは定期接種とみなされないので，1歳になってから定期接種（第1期）を改めて受ける必要がある．感染曝露対策については後述する．

2. 水痘[2,3]

・原因ウイルス

ヘルペスウイルス科αヘルペス亜科に属する水痘-帯状疱疹ウイルス（VZV）である。他のヘルペスウイルスと同様に，初感染の後，潜伏感染する。免疫抑制や加齢などにより潜伏場所である知覚神経節から再活性化し，帯状疱疹を発症する。

・臨床所見

発疹は頭皮，次いで体幹，四肢の順番に出現し，体幹に最も多い。発疹は粘膜を含め全身に出現する。発疹の性状は，紅斑，丘疹，水疱，痂皮のそれぞれの段階の発疹が混在する。数日で新しい発疹が次々と出現し，短時間で水疱となり，後に痂皮化する。発疹は掻痒が強く，しばしば38℃前後の発熱を2〜3日間認める。

合併症は，皮膚の二次細菌感染症，肺炎，肝炎，髄膜脳炎，小脳失調などがある。免疫不全状態では，重症の経過をとり，死亡に至る場合も経験する。

・診断

特徴的な臨床症状で診断される場合が多い。ウイルス学的診断としては，患者の水疱内容液からVZVを分離するか，遺伝子増幅法により検出する。PCR法であれば痂皮からも検出が可能である。

血清学的診断としてはペア血清でIgG抗体有意上昇を確認するか，急性期の血清からVZV特異IgM抗体を検出する。

・治療

治療にはアシクロビルやバラシクロビルが用いられる。重症水痘，および水痘の重症化が予測される場合に投与されることが多い。細菌の二次感染の場合は抗菌薬を併用する。免疫不全患者に発症した水痘・帯状疱疹，脳炎・髄膜炎にはアシクロビルの点滴静注を実施する。

・予防

弱毒生ワクチンが実用化されており，2014年度より定期接種化される。弱毒生ワクチン接種者の約20%が，VZVの曝露があると発症する場合があるが，発症しても症状は軽い。したがって，最近では2回接種が推奨されている。曝露後のワクチンやアシクロビル，バラシクロビルの予防投与（保険適用なし）については後述する。

3. 風疹[2,4]

・原因ウイルス

トガウイルス科に属する風疹ウイルスである。

・臨床所見

発熱とともに全身に淡紅色，紅色小丘疹が出現する。小児では通常，3日程度で症状が消失するため，三日ばしかとも呼ばれる。発熱は微熱程度で終わることも多い。また，耳介部あるいは後頭下部のリンパ節の腫脹は特徴的である。まれに血小板減少性紫斑病，急性脳炎といった合併症を併発する場合がある。また，約15%が不顕性

感染である。

- 診断

風疹の診断は，周囲で風疹の流行があれば，臨床症状のみで診断される場合もあるが，よく似た発疹を呈する疾患が多いため，ウイルス学的診断が必要となる。ペア血清で4倍以上の有意上昇，急性期に風疹特異的IgM抗体を検出する。

- 治療

風疹ウイルスに特異的な治療法はなく，対症療法を行う。

- 予防

弱毒生ワクチンが実用化されている。MR（麻疹・風疹混合）ワクチンを定期接種として1歳および小学校入学前の1年間にそれぞれ1回接種する。風疹に罹患した者は，MRワクチンではなく，麻疹単抗原ワクチンを用いるが，他の発疹性疾患を風疹と誤認している可能性がある。風疹罹患歴があっても風疹含有ワクチンを接種する不利益はないため，MRワクチンの接種が望ましい。

定期接種対象年齢以外であっても，女性は妊娠する前にワクチンによって風疹に対する免疫を獲得することが重要である。

4. ムンプス（おたふくかぜ，流行性耳下腺炎）[5,6]

- 原因ウイルス

パラミクソウイルス科に属するムンプスウイルスである。

- 臨床所見

最も特徴的な症状は，片側あるいは両側の耳下腺の有痛性腫脹であるが，他の唾液腺，中枢神経系（無菌性髄膜炎，脳炎），内耳（難聴），生殖腺（睾丸炎，卵巣炎），膵（膵炎）なども侵される。30〜40％に不顕性感染を認める。鑑別診断としては，反復性耳下腺炎，化膿性唾液腺感染，コクサッキーウイルスなどのウイルスによる唾液腺炎などがある。

- 診断

特徴的な臨床症状で診断される場合が多い。ムンプスウイルスに対するIgM抗体の検出やペア血清でIgG抗体の4倍以上の上昇でムンプスと診断できる。

- 治療

ムンプスウイルスに対する特異的な治療法はなく，対症療法が主体となる。

- 予防

弱毒生ワクチンが実用化されているが，日本では任意接種扱いである。最近では2回接種が推奨されている。集団生活が始まる前にワクチンを接種しておくことが望ましい。

❖ 院内感染対策の実際 [7,8]

院内感染対策として最も重要なのは，感染経路を考慮することである。麻疹は空気

表　各疾患の潜伏期間，感染期間，就業停止期間

	麻疹	風疹	水痘	ムンプス
通常の潜伏期間 (可能性のある範囲)	8～12日 (7～18日)	16～18日 (14～23日)	14～16日 (10～21日)	16～18日 (12～25日)
感染期間	発症1～2日前から発疹出現4日後	発疹出現数日前から発疹出現7日後	発疹出現2日前から発疹の痂皮化完了	耳下腺腫脹1～2日前から耳下腺腫脹9日後
発症した医療従事者の就業停止期間	発疹の出現後7日間	発疹の出現後5日間	すべての発疹が痂皮化するまで	耳下腺腫脹後9日間

感染，水痘は空気感染と接触感染，風疹とムンプスは飛沫感染対策をとる。また，医療従事者は前もって，これらの疾患に対する血清抗体価をチェックし，免疫のない場合はワクチン接種を済ませておく。表に各疾患の潜伏期間，感染期間，就業停止期間をまとめた[1-6, 11, 14]。

1. 麻疹，水痘の感染対策

・共通の感染対策

外来受診時：受付の段階で疑われる患者は，外来の隔離室（陰圧室が望ましい）に廊下から誘導し，そこで診察や検査を行う。入院や検査時に移動するときは外科用マスクを装着させる。その際，他のスタッフと連絡をとり，他の患者と近接することがないよう注意する。

入院時：入院が必要と判断された場合には，病棟のスタッフと密接に連絡をとり，他の入院患者と接触しないように，患者に外科用マスクを着けて個室（陰圧室が望ましい）に入室させる。免疫がないスタッフは付き添い・看護・診察はできない。

・麻疹の感染対策

基本的には飛沫感染であるが，飛沫核感染（空気感染），接触感染といったさまざまな経路で感染する。伝播の程度は極めて強く，病院では陰圧個室管理が原則である。麻疹に対する免疫を十分に保有している場合を除いて，感染対策を講じる必要がある。

曝露後72時間以内に麻疹弱毒生ワクチンの緊急接種を受けることにより，発症を予防できる可能性がある[1, 9]。曝露後6日以内であれば，γ-グロブリン製剤により，軽症化あるいは発症予防の可能性があるが，健常な医療従事者に対しては弱毒生ワクチン接種による予防が望ましい。

1歳未満や妊婦，合併症のリスクが高いような免疫抑制患者はγ-グロブリンも使用可能である。生後6カ月未満の乳児は一般に移行抗体によって軽症で済むか発症しない。しかし，母親が麻疹に感染したときは移行抗体がないため，生後6カ月未満の乳児もγ-グロブリンを受けるべきである。投与量は0.25mL/kg筋注である。免疫抑制患者は0.5mL/kg筋注する（最高投与量は15mL）[1, 10]。

ウイルスは熱，紫外線，酸（pH＜6），アルカリ（pH＞10），エーテル，クロロホルムによって速やかに不活化される。空気中や物体表面では生存期間は短い（2時間

以下)。

医療従事者が発症した場合は，発疹出現後7日間就業停止とする[11]。

・水痘の感染対策

水痘は，飛沫感染，飛沫核感染（空気感染），接触感染で伝播し，感染力はきわめて強い。感受性者がウイルス曝露を受けると，発症はほぼ必発である。帯状疱疹は水痘ほどの感染力はないが，感受性者に水痘を発症させる。

病院内では，陰圧個室隔離が原則である。また，水痘あるいは帯状疱疹患者との接触後，緊急に発症を予防したい場合には，接触から72時間以内（できれば48時間以内）に水痘ワクチンを接種することで発症を予防できる可能性が高い[3,12]。

弱毒生ワクチン接種以外の予防法としては，曝露後予想発症日の1週間前からアシクロビル，バラシクロビルを予防内服（治療量の半量，いずれも保険適用外）することにより症状を抑え，かつ免疫反応を獲得することができる[13]。ただし，約2カ月後に抗体の有無を確認し，獲得がみられなければ，水痘弱毒生ワクチン接種が望ましい。

医療従事者が発症した場合には，水痘，帯状疱疹ともすべての発疹が痂皮化するまで就業停止とする[11]。

2. 風疹，ムンプスの感染対策

・共通の感染対策

外来受診時：患者同士を1m以上離して座らせる。または外科用マスクを着けさせる。抗体がないと思われるスタッフは，患者の1m以内に近づくときは外科用マスクを着ける。

入院時：子どもの活動性を考慮し，原則個室管理とする（陰圧室は不要）。

・風疹の感染対策

伝播の程度は麻疹，水痘よりも弱い。院内で患者が発生した場合，接触者に緊急の弱毒生ワクチン接種をしても発症予防には無効である。また，風疹は潜伏期間が長く，発症前からウイルスの排泄がみられ，不顕性感染も多いことから二次感染者が発生してもすべてを把握することは困難である。医療従事者が発症した場合は，発疹出現後5日間就業停止とする[11]。

・ムンプスの感染対策

唾液を介した飛沫感染，または接触感染によって伝播する。患児を入院させる場合，標準的予防策に加えて，飛沫感染予防策が必要である。隔離期間は耳下腺腫脹がなくなるまでが基準であるが，発病後9日後までの隔離が望ましい。院内で患者が発生した場合，接触者に緊急のワクチン接種をしても発症予防には無効である。また，ムンプスは潜伏期間が長く，発症前からウイルスの排泄がみられ，不顕性感染も多いことから二次感染者が発生してもすべてを把握することは難しい。医療従事者が発症した場合は，腫脹後9日間就業停止とする[11]。

（加藤 敦，尾内 一信）

【文 献】

1) Pickering LK ed, Committee on Infectious Disease American Academy of Pediatrics：Red Book 2012 Report of the Committee on Infectious Disease 29th ed., pp489-499, American Academy of Pediatrics, 2012.
2) 多屋馨子：ICPとして知っておくべきウイルス病―発疹および皮膚疾患を伴うウイルス感染症. 臨床と微生物, 33：67-74, 2006.
3) Pickering LK ed, Committee on Infectious Disease American Academy of Pediatrics：Red Book 2012 Report of the Committee on Infectious Disease 29th ed, pp774-789, American Academy of Pediatrics, 2012.
4) Pickering LK ed, Committee on Infectious Disease American Academy of Pediatrics：Red Book 2012 Report of the Committee on Infectious Disease 29th ed, pp629-634, American Academy of Pediatrics, 2012.
5) 斉藤義弘, 岡部信彦：ICPとして知っておくべきウイルス病―呼吸器感染症を起こすウイルス感染症. 臨床と微生物, 33：59-66, 2006.
6) Pickering LK ed, Committee on Infectious Disease American Academy of Pediatrics：Red Book 2012 Report of the Committee on Infectious Disease 29th ed, pp514-518, American Academy of Pediatrics, 2012.
7) 向野賢治 訳, 小林寛伊 監訳：病院における隔離予防策のためのCDC最新ガイドライン, INFECTION CONTROL別冊, メディカ出版, 1996.
8) 小林信一：麻疹・風疹・水痘・ムンプス. 小児科臨床, 69 (12)：1875-1880, 2006.
9) Ruuskanen O, Salmi TT, et al.：Measles vaccination after exposure to natural measles. J Pediatr, 93 (1)：43-46, 1978.
10) Endo A, Izumi H, et al.：Current efficacy of postexposure prophylaxis against measles with immunoglobulin. J Pediatr, 138 (6)：926-928, 2001.
11) 国立大学医学部附属病院感染対策協議会 編：病院感染対策ガイドライン 改訂版, じほう, 2012.
12) Salzman MB, Garcia C：Postexposure varicella vaccination in siblings of children with active varicella. Pediatr Infect Dis J. 17 (3)：256-257, 1998.
13) Asano Y, Yoshikawa T, et al.：Postexposure prophylaxis of varicella in family contact by oral acyclovir. Pediatrics, 92 (2)：219-222, 1993.
14) 岩田敏：小児病棟における感染防止対策. 小児科臨床, 58 (12)：2353-2360, 2005.

■ 3章　感染対策の知識

3-2 職業感染防止対策
4）流行性角結膜炎

Point

①流行性角結膜炎（EKC）はヒトアデノウイルスによる眼科感染症であり，医療従事者の手指や医療器具，薬液などを介し接触感染による院内感染を引き起こす。

②典型的なEKCの症状や眼所見を欠いていたり，迅速診断キットが陰性を示す場合がある。迅速診断キットで陰性であってもEKCを否定できないことを十分認識する必要がある。

③EKCの院内感染拡大防止には，日頃から標準予防策，接触予防策を徹底するとともに，EKCを疑う患者の早期発見，マニュアルに基づいた速やかな対策を心がけることが大切である。

❖ はじめに

　流行性角結膜炎（epidemic keratoconjunctivitis；EKC）はヒトアデノウイルスによる眼科感染症である[1]。EKCの疾患予後は良好であるが，診療にあたる医療従事者の手指や眼科検査などの医療器具，薬液などを介して接触感染による院内感染を引き起こし，爆発的に拡大しやすい。日本の大学病院におけるウイルス性結膜炎の院内感染の調査では，62施設中49施設（79％）において過去10年間にアデノウイルスによる病院感染が発生しており，このうち28施設では医療従事者の職業感染が発生，4施設では医療従事者が院内感染の発端者であった[2]。

　このように医療従事者自身が感染源になり得ること，ひとたび院内感染が蔓延すれば終息させるのは容易ではなく診療機能が大きく損なわれることを認識して，感染防止対策に取り組む必要がある。

❖ アデノウイルスとEKCの臨床像

　院内感染を引き起こすEKCは主にヒトアデノウイルスD群8型，19a型，37型の感染によって発症する[3]。これらのウイルスのファイバーが下眼瞼結膜の上皮細胞レセ

プターに接着することで感染が始まる[4]。アデノウイルスは乾燥に強く，10〜20日間も感染性が保持されるとの報告があることから，環境からの感染もあり得る。熱に弱く，95℃で5秒間，56℃では5分間で失活する。また，エンベロープを有しないDNAウイルスであるため，エンベロープを有するウイルスに比べ消毒薬抵抗性があるが，若干親油性がありエンベロープのない親水性のウイルスと比べて消毒薬抵抗性は弱い[5]。

わが国の全国データをみると，EKCの発症は8月上旬にピークがみられている。7〜14日の潜伏期の後に，漿液性眼脂や結膜発赤に多数の結膜濾胞を伴う濾胞性結膜炎などの眼症状や，耳前リンパ節腫脹，咽頭痛などの眼外症状を呈する。2週間程度で局所の防御機構が感染されると自然に結膜炎が軽快するが，初発眼から対側眼に拡がり両側感染を起こしやすい。

特徴的な眼所見として，上眼瞼結膜の多発性点状出血斑や濾胞性結膜炎，多発性角膜上皮下浸潤などが挙げられるが，結膜濾胞はリンパ球が集積した生体防御反応であり，病初期よりむしろ回復期に観察されるため初期診断の参考にはならない[5]。また，通常角膜上皮下浸潤は病後期に出現するが，まれに結膜炎が沈静化した数カ月後の時点で悪化することがあるので注意が必要である[6]。

発症の3日前から結膜炎が治癒するまでの約2週間は感染性のウイルスが排出され，感染する可能性がある。

❖ EKCの診断と検査法

院内感染拡大を防ぐためにEKCの患者を的確・迅速に診断して対処することが極めて重要になる。まず，適切な問診に基づいたスクリーニングを行い，診察所見や迅速診断検査の結果からEKCと診断する。典型的なEKCの症状や眼所見を欠いていたり，迅速診断キットが陰性を示す場合などは診断に苦慮する。日本眼科学会が提示したアデノウイルス結膜炎の診断の流れは，①疫学情報→②発症患者の入院後経過の確認→③問診→④診察→⑤検体採取による検査，となっている[3]。それぞれの具体的な内容は以下のとおりである。

①疫学情報
アデノウイルス結膜炎流行の有無を把握する。

②発症患者の入院後経過の確認
原疾患，入院日，手術日，発症眼が手術眼か否か，入院後に行った検査項目，とりわけ眼に器具が接触する侵襲のある検査（眼圧測定方法，接触型レンズの使用など）と検査日，さらに，副腎皮質ステロイド薬使用（局所あるいは全身）の有無を確認する。

③問診
初発症状の発症時期や，同室者における結膜炎症状を訴えた患者の有無，入院前の結膜炎患者との接触の有無を確認する。

④診察
臨床症状や病態を十分理解したうえで詳細かつ丁寧に診察する。両眼性か否か，眼

外症状の有無などとともに比較的特徴のある眼所見（眼瞼結膜の小出血斑，漿液性眼脂，濾胞性結膜炎など）を確認する。

⑤検体採取による検査

迅速診断キットによるウイルス抗原の証明，眼脂の塗抹顕微，遺伝子検査によるウイルスDNAの証明を行う。

イムノクロマトグラフィー法によるアデノウイルス検出検査（キャピリアアデノアイ®，アデノチェック®など）は現在，臨床の場で最も有用な検査法である。これらの迅速診断キットはベッドサイドで簡便に10〜15分程度で検査が施行でき，特異度も100％と良好ながら感度は70％程度[7,8]と十分ではない。最近ではさらに感度を向上させた改良型も出てきているが，迅速診断キットで陰性であってもEKCを否定できないことを十分認識しておく必要がある。ウイルス量の少なさが感度低下の一因となるので，発症早期の検体採取や，結膜を強く擦過して十分な検体量を採取することが陽性率の向上につながる。

院内感染にはウイルス量が関連し，早期のアデノウイルス検出が必要であるとともにDNAの定量と血清型の同定が大切である[9]。遺伝子検査法にはNested-PCR法，PCR-RFLP法，遺伝子系統解析，real-time PCR法などがあり，高感度にウイルスDNAの同定や定量が可能であるが[10]，保険適用外検査であり，全例に行うことは困難である。また，ウイルス分離は病原体を確実に証明する基本的なウイルス検査法であるが，同定までに1〜2週間の時間を要するため，迅速な院内感染対策のための情報の還元には不適である。

❖ EKCの治療

現時点ではアデノウイルス結膜炎に対し安全で有効な抗ウイルス薬はなく，EKCの治療は対症療法が中心となる。新生児や乳幼児では，細菌の混合感染による重篤な角膜炎の例があるため，抗菌薬の点眼を考慮する。副腎皮質ステロイド薬の点眼については，強い炎症による苦痛を緩和するメリットと，ウイルスの増殖を助長して炎症を遷延化させるリスクの両面を十分考慮して使用すべきである。

❖ EKCの院内感染予防対策

EKCの主な伝搬経路は，医療従事者の手指や眼科検査などの医療器具，診療に使用する薬液を介した接触感染である。EKCに対する感染予防の基本となるのは，日頃からの標準予防策，接触予防策の遵守である。患者に直接触れる部分の消毒が重要であり，洗浄できるものは器具を含めて流水でウイルスごとに洗い流す。消毒薬による清拭や眼圧測定用チップなどの接触部分はディスポーザブル化すべきである。汚染された点眼瓶を介した感染も報告されており[11]，患者に使用した点眼瓶を他者に使用しないことも重要である。

一般の診療器具には0.04％グルタラール・ホルムアルデヒドが最も有効であり，ガ

表　EKCアウトブレイク時に実施した拡大防止策の例

1. 感染者の隔離と非感染者の個室保護隔離
2. 眼科病棟の患者制限
    ・新規入院の制限
    ・入院患者の早期退院
    ・他科入院患者の眼科受診自粛要請と制限
    ・緊急性の低い手術や予定手術の中止　→　手術室の原則使用禁止
3. 病棟・外来ともにEKC感染（疑い）者の診察場所の区別
4. 病棟施設の使用制限：病棟談話室・食堂の利用禁止，病棟内外の移動禁止
5. 患者・職員への手指衛生の徹底
    ・手指衛生の手技の掲示と啓発
    ・診察時のディスポーザブル手袋着脱の徹底
6. 診療環境の清浄化
    ・診察後に感染者の診療器具の接触部位を消毒
    ・診察台，椅子，手すりなどの病棟内高頻度接触部位のエタノール消毒
    ・電子カルテのキーボードにカバーを設置しエタノール消毒
7. 診療器具の消毒等の手順見直し
    ・眼圧測定器のチップをディスポーザブル製品に交換
    ・接触型レンズの消毒法の徹底（中性洗剤で洗浄後，次亜塩素酸ナトリウムに15分浸漬）
8. 眼科救急外来の受け入り制限，緊急性の高い入院患者の近隣関連病院への受け入れ要請

〔矢野久子，倉知豪，中村敦：アウトブレイクとその対応 流行性角結膜炎．臨床と微生物，33（増）：661-663，2006.〕

ラス器具などには1〜5%ポピドンヨードや消毒用エタノール（80%以上）が適している。エタノールは80%でも作用するのに10分以上，これ以下の濃度では30分以上の時間が必要である。また，臨床で使用されている70%イソプロパノールは，アデノウイルスの消毒薬としては無効であるとの報告がある。清拭に用いる場合には，一度拭いて乾燥させた後にさらにもう一度拭く「二度拭き」が原則である。

ポビドンヨードはエタノールと比べ短時間で作用する。リネン類には0.05〜0.1%次亜塩素酸ナトリウムの使用や90℃5秒間の熱消毒がよい。クロルヘキシジン，逆性石鹸，過酸化水素水，両性界面活性剤や紫外線照射は滅菌効果が乏しい[3]。

EKC流行時には，結膜炎患者の早期発見に努め，患者を空間的，時間的に区別して他者へ感染が拡大する機会を減らすよう工夫する。入院患者は原則として個室隔離とし，可能であれば外泊ないし一時退院を考慮する。2004年のアウトブレイク発生時に当院で実施した拡大防止策を表に例示する[12]。医療従事者がEKCを発症した場合には，発症後2週間の就業制限が望ましい。EKCの院内発生時に速やかに対応するために，各医療機関であらかじめマニュアルを作成し，職員へ周知徹底しておく。

❖ おわりに

EKCの院内感染拡大防止には，日頃から標準予防策，接触予防策を徹底するとともに，EKCを疑う患者の早期発見，マニュアルに基づいた速やかな対策を心がけることが大切である。

（中村　敦）

【文　献】

1) Wadell G, Allard A, et al.：Adenoviruses. Manual of Clinical Microbiology 7th ed（Murray PR, et al. eds），pp970-982, 2005.
2) 大口剛司，青木功喜，他：ウイルス性結膜炎の大学病院院内感染のアンケート調査．日本の眼科，75（6）：17-20，2004．
3) 塩田洋，大野重昭，他：アデノウイルス結膜炎院内感染対策ガイドライン．日眼会誌，113（1）：25-46，2009．
4) Wu E, Traugar SA, et al.：Membrane cofactor protein is a receptor for adenoviruses associated with epidemic keratoconjunctivitis. J Virol, 78（8）：3897-3905, 2004.
5) Prince HN, Prince DL：Principles of viral control and transmission. In：Disinfection, Sterilization, and Preservation 5th ed（Block SS, ed.）, 543-571, Lippincott Williams & Wilkins 2001.
6) 大野重昭，青木功喜：ウイルス性結膜炎のガイドライン．日眼会誌，107（1）：1-35，2003．
7) 有賀俊英，三浦里香，他：改良版アデノチェックの臨床的検討．臨床眼科，59（7）：1183-1188，2005．
8) 大口剛司，有賀俊英，他：アデノウイルス迅速診断キット「キャピリアアデノ」の検討．臨床眼科，59（7）：1189-1192，2005．
9) 大口剛司：ヒトアデノウイルス結膜炎におけるDNAコピー数の測定および血清型同定の臨床的意義．日眼会誌，111（1）：5-10，2007．
10) 内尾英一：ウイルス性結膜炎．眼感染症ケース別まるごとマスター（前田直之，黒坂大次郎 編），pp18-26，メジカルビュー，2006．
11) 河本ひろ美，安藤一彦：点眼瓶による流行性角結膜炎の院内感染．臨床眼科，56（5）：786-788，2002．
12) 矢野久子，倉知豪，中村敦：アウトブレークとその対応 流行性角結膜炎．臨床と微生物，33（増）：661-663，2006．

3-2 職業感染防止対策
5）針刺しの防止器具

Point

①使用した鋭利器材に付着している病原体を意図せずに接種する針刺しは，医療従事者にとって重要な職業感染の原因である。

②針刺しは，"注意"のみで対応できる安全限界以下のところで発生している。そのために，リキャップ禁止，片手リキャップなどのソフトだけでは予防できない。

③廃棄のための耐貫通性容器や安全機構が付いた静脈留置針，採血器具などハードをうまく利用するべきである。最も効果があるのは針など鋭利器材を廃棄するための耐貫通性容器である。

④安全機構付き器材は，その機構をよく知って使うことが重要である。最近，その安全機構を理解せずに使用して針刺しを発生する人が増加している。

❖ はじめに

　HBV，HCV，HIVなどに代表される血液体液に含まれる血液由来病原体を，意図せずに体内に接種して感染が成立する職業感染は，医療従事者にとって重要な問題である。米国ではJaggerらの努力により2000年11月6日針刺し安全予防法（Needlestick Safety and Prevention Act）が施行され，その中で，安全対策器材（針刺し防止器材）の使用が義務づけられている。わが国でも医療機能評価などで，キャップ禁止・安全器材の使用が勧められてきている。

❖ なぜ安全対策器材が必要か？

　医療現場では，以前より「医療に携わっていれば肝炎になりやすい」といわれていた。今でこそB型肝炎，C型肝炎など血液由来病原体が，注射針やメスなどの鋭利器材による損傷（図1）から体内に侵入し職業感染が発生していることがわかっているが，昔は「医師は肝炎になって一人前！」などといわれてきた。

　現在，医療従事者は感染防止のために，ユニバーサル・プリコーションからスタン

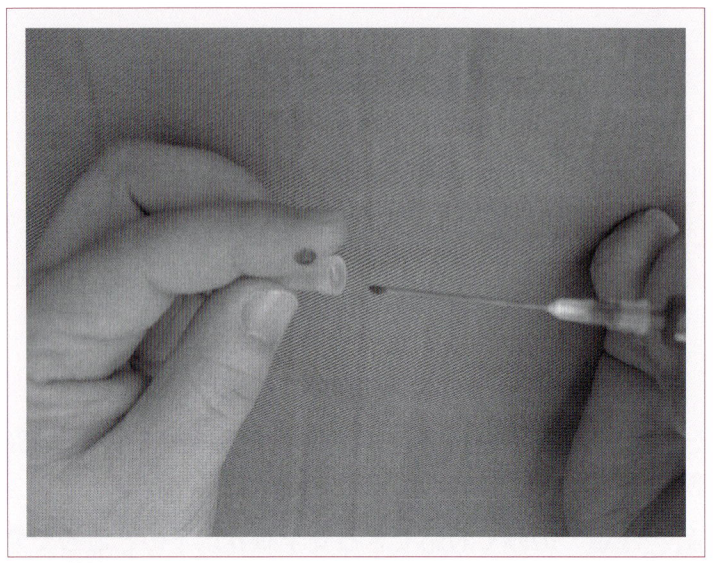

図1 針刺し

表 受傷者の職種

職　種	件　数	%
医　師	1,989	34.6
看護師	2,988	51.9
検査技師	175	3.0
看護助手	96	1.7
看護学生	4	0.1
医学生	52	0.9
放射線技師	21	0.4
歯科医師	55	1.0
歯科衛生士	14	0.2
業務士（清掃・洗濯・廃棄など）	121	2.1
薬剤師	10	0.2
臨床工学技士	18	0.3
その他	199	3.5
記載なし	14	0.2

（職業感染制御研究会 編：2009年度，2010年度の76病院の針刺し切創データ分析，2011．）

ダード・プリコーションを遵守しているはずである．その中に針刺し対策が存在するのであるが，注射針（中空針）を代表とする鋭利器材に関しては，損傷を防御する仕組みを取り入れた器材が必要とされ，製作，申請されている．

そもそも医療において，観血的手技のための針やメスなどの鋭利器材は，患者の処置，手術に使われるものであって，患者以外の医師や看護師，薬剤師などの医療従事者を傷つけるものではない．また，本来の目的（患者治療）以外のことが起こり，そこに病原体を植え込んで職業感染を発生することはあってはならないことである（表）．

薬剤師の業務は，調剤業務，医薬品の供給，薬事行政が主で，従来は病棟業務は少なかった。しかし近年，薬剤師は病棟での必要性が叫ばれ，総合病院では院内各部署に出て業務を行っている。その業務内容では静脈路確保をすることはないが，今後血液体液に接する機会は増加するばかりで，血液由来病原体を中心とする職業感染対策が重要になってくると考えられる。また，院内感染対策チーム内で，薬剤師は重要な役割を果たしているので，職業感染について知ることも必要と思われる。

❖ 針刺しの防止器具

　職業的血液由来病原体曝露を減少するためには，①使う必要のない針や鋭利器材を排除する，②曝露の機会〔使用後の（血液を含む）針による針刺し〕を可能な限り減らすこと——である。ここに，針などの安全性を向上するために鋭利器材を封じ込める耐貫通性容器や鋭利器材による損傷を防止するように設計された鋭利器材（安全機構付き器材）が必要となった。

　ここでは，針刺し防止器具について解説する。

1. 耐貫通性容器（鋭利器材用廃棄容器，通称"針捨てボックス"）

　最も有効な安全器材であるが，あまりにも当たり前すぎて「医療器材」として認識されにくい。本器材は，針などを硬い容器に収めることで鋭利物の鋭利性を消すためのものである。

　使用にあたっては（針，鋭利物）耐貫通性と設置場所が重要である。針刺しによる皮膚損傷は，使用後の廃棄までにその50％以上が発生している。医療施設の廃棄容器の代表はダンボールとプラスチックであるが，耐貫通性については正しく評価されたものでなければならない。廃棄容器に費用をかけたくないために，輸液ボトルや透析液の容器などの廃材を「針捨てボックス」と命名して使用している施設が今でもかなり存在するが，これらの容器は耐貫通性ではなく，易貫通性である。廃材は，そのものが元来「医療用の針捨て容器」ではないため，使用方法においても曝露の危険性が高いので使用すべきでない。

　廃棄容器は，鋭利器材を使用する場所に近い場所で，入れやすい高さに設置すべきである。その投入口は，使用器材を入れるに十分な広さがあり，満杯にしてはならない。また，閉鎖できる堅牢な蓋が必要である。投入口が常時開放されているバケツのような容器は，針がむき出しで曝露の危険性が高い。また，蓋がないために入れ替えようとして針刺しを起こした廃棄業者も少なくない。日本人は危険な針捨て容器にもかかわらず「入れ物がもったいないのでもっと入れよう」と素手で押し込んで「痛い！」と自らを曝露に引き込んでしまう傾向があるので注意したい。鋭利器材を素手でつかめば，怪我をするのは当たり前である。

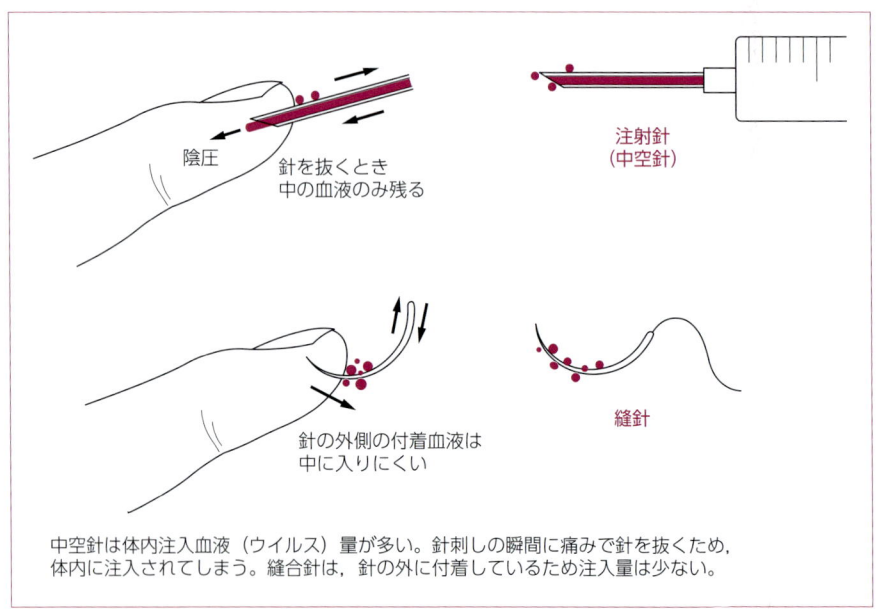

図2　中空針と縫針

2. 採血器材

　使用後，血液を十分満たしている中空針（注射針，静脈留置針など）は，曝露の機会の最も多い器材である（図2）。この医療行為で使用される器材の種類は最も多く，曝露損傷は，翼状針，真空採血管の針，ディスポーザブル注射器，血液ガス用注射針などによるものが多い。

　わが国でも多くのタイプの安全機構をもった製品が利用できる（図3）。安全防御機構としては，保護シールド付き，針引込型，針シールド（カバー）付き翼状針，耐破損性プラスチック採血管，鈍針，鈍針変化型（針の中または外に鋭利な針先を鈍にする機構があるもの），プラスチック針などである。注射器（針付き）を用いて採血管に（栓を突き刺して）注入する方法は，曝露の危険性が高い。針が利き手と対側の手を突き刺す，間内圧が高くなり栓が吹き飛ぶ，などの危険性がある。

　中空針ではないが，曝露の機会が多いものに，ランセット（血糖採血用，ヒールカットなど），ガラス製真空採血管，ガラス製毛細管（ヘマトクリット）がある。これらは職業感染対策が叫ばれてから，自動引き込み式ランセット，プラスチック製採血管，毛細管が作成され広く使われるようになっている。動脈ラインからの採血にも普通の注射器を使う必要はなく，プラスチック針のような鈍カニューレや，注射器のみで針を使わずに採血できる弁システムを使用すると安全である。

3. 静脈留置針

　静脈留置針の内筒（スタイレット）による針刺し損傷は，採血器材によるものと同

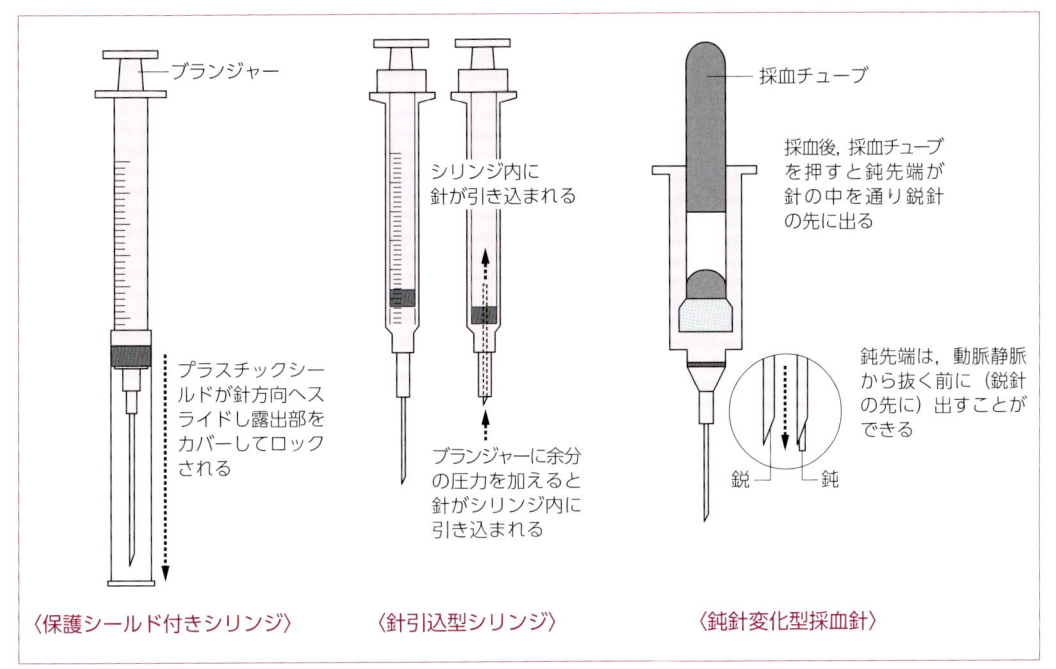

図3 安全な注射器と採血チューブの例

様に重要な問題である。静脈留置針の内筒は，静脈確保するため口径は大きく，中空針であり使用後は血液で満たされているので，損傷した場合病原体の伝播リスクは高い。

安全機構としては，内筒を引き抜く前，引き抜くときに鈍針が中空部に前進したり，針全体をシールドしたり，針先端にブロックが被さる，などの方式がある。問題点は，安全機構が付いたために静脈留置針内筒の抜き方やカテーテルの進め方に従来の方法と異なる動作を必要とする場合があることや，内筒を抜くときに抵抗が大きい場合があることである。この場合，慣れるまでは，血まみれになるなどかえってトラブルを来していた。最近の安全機構付き留置針は，動作が円滑で従来の留置針と同じように使えるように改良されている。

4. 注射針

針刺し血液曝露の最大原因器材である。採血に使ったか注射に使ったかでリスクが大きく異なる。全注射針事故の約8％が採血に用いられたもので，残りは注射または採血と関係がない使用であった。

採血に用いた場合は，留置針などと同じ伝播リスクであるが，それ以外の使用法は低リスクである。ただし低リスクといえども，皮下注射，皮内注射，筋肉注射では針には血液や組織が付着していると考えられる。静脈路に薬液を投与した場合も，少量であっても静脈路内に血液の逆流は証明されるのでまったく安全ではない。したがっ

て，（針付き）注射器は，できる限り静脈や動脈採血に使わないようにすべきで，可能ならば鈍針や薬剤充填済み注射器を使用するのも良い方法である。

5. 外科手術器材

手術部では圧倒的に縫合針の針刺しが多く，メスやピンセットによることもある。ただし，これらは中空針に比べて，付着血液量（病原体量）が少なく病原体の伝播率は高くないため，比較的低リスクと考えられる。しかし，手術部（室）は医療施設の中で最も血液体液にまみれる部門であるので，一つの行為としてはリスクが高くなくても，頻度が高いので注意が必要である。

安全器材としては，縫合用の鈍針，鈍刃，安全機構付きメス（引き込み式，シールド付き）がある。直接の安全器材ではないが，裂けにくい手袋，二重手袋，切開時の電気メス使用，レーザーなども完全に防御できるわけではないが，切創，針刺しの機会や伝播病原体量を減らす。

❖ おわりに

本稿では，職業感染に関する安全器材について述べた。現在，薬剤師は病棟，集中治療室，救急部，手術部など多くの医療現場へ出て業務をするよう求められている。現場ではさまざまな職種の医療従事者が働いていて，職業感染の脅威に直面して，正しく対策すれば起こさないですむような針刺し切創をいまだに発生していると思われる。今後，皆さんが職業感染対策のプロとなり，現場で指導的立場になるための一助となれば幸いである。

（松田 和久）

【参　考】
・職業感染制御研究会ホームページ（http://square.umin.ac.jp/jrgoicp/）

3-3 ファシリティマネジメント
1）病院でのファシリティマネジメント

Point

① 病院内を清浄度によってゾーニングし，それぞれのグレードに適合した空調・換気システムおよび病院清掃を実施する。

② 日常の病院清掃には消毒薬は使用しない。床やテーブルなどの表面に目に見える汚染がある場合には，その局部に対して適切な消毒薬を選択する。

③ 手が高頻度に接触する環境表面は，1日1回以上の清拭もしくは消毒をする。

④ 標準的な清掃基準を設定することにより，日常の業務を円滑に行う。

⑤ 多剤耐性菌，*Clostridium difficile* などの場合は環境消毒も必要となる。

❖ はじめに

　病院内は快適で清潔な環境としなければならない。快適で清潔な環境とは，患者および医療従事者にとって清浄な空気が供給され，床などの水平面に目に見える汚染がなく，同時に温度や湿度などが制御されて心地よいと感じる環境を指す。
　しかし，病院内のすべての領域を清潔区域とすることは理想的であるが，実際的には不可能であると同時に不経済である。このため病院内を清浄度によっていくつかにゾーニング（区域分け）を行い，それぞれのグレードに適合した空調・換気システムおよび病院清掃を実施することが合理的である。

❖ ゾーニング

　一般社団法人日本医療福祉設備協会規格「病院設備設計ガイドライン（空調設備編）HEAS-02-2013」[1] に基づき，病院内のゾーニングが規定されている。清浄度クラスの分類は，要求される清浄度および目的によって，Ⅰ～Ⅴに区分される（表1）。

表1 洗浄度クラスと換気条件（代表例）

洗浄度クラス	名称	適用	該当室（代表例）	最小風量の目安（回／h）外気量	最小風量の目安（回／h）室内循環風量	室内圧（P：陽圧）（E：等圧）（N：陰圧）	給気最終フィルタの効率
Ⅰ	高度清潔区域	層流方式による高度な清浄度が要求される区域	バイオクリーン手術室 易感染患者用病室	5 2	— 15	P P	PAO 計数法 99.97%
Ⅱ	清潔区域	必ずしも層流方式でなくてもよいが，Ⅰに次いで高度な清浄度が要求される	一般手術室	3	15	P	高性能フィルタ JIS比色法98%以上（ASHRAE比色法90%以上）
Ⅲ	準清潔区域	Ⅱよりもやや清浄度を下げてもよいが，一般清潔区域よりも高度な清浄度が要求される	未熟児室 膀胱鏡・血管造影室 手術手洗いコーナー NICU・ICU・CCU 分娩室	3 3 2 2 2	10 15 6 6 6	P P P P P	高性能フィルタ JIS比色法95%以上（ASHRAE比色法80%以上）
Ⅳ	一般清潔区域	原則として開創状態でない患者が在室する一般的な区域	一般病室 新生児室 人工透析室 診察室 救急外来（処置・診察） 待合室 X線撮影室 内視鏡室（消化器） 理学療法室 一般検査室 材料部 手術部周辺区域（回復室） 調剤室 製剤室	2 2 2 2 2 2 2 2 2 2 2 2 2 2	6 6 6 6 6 6 6 6 6 6 6 6 6 6	E P E E E E E E E E E E E E	中性能フィルタ JIS比色法90%以上（ASHRAE比色法60%以上）
Ⅴ	汚染管理区域	有害物質を扱ったり，臭気が発生する室で，室外への漏出防止のため，陰圧を維持する	RI管理区域諸室 細菌検査室・病理検査室 隔離診察室 感染症用隔離病室 内視鏡室（気管支） 解剖室	全排気 2 2 2 2 全排気	6 6 12 12 12 12	N N N N N N	中性能フィルタ JIS比色法90%以上（ASHRAE比色法60%以上）
	拡散防止区域	不快な臭気や粉塵などが発生する室で，室外への拡散を防止するため陰圧を維持する	患者用便所 使用済リネン室 汚物処理室 霊安室	— — — —	10 10 10 10	N N N N	—

1. 清浄度クラスⅠ（高度清潔区域）

　超高性能（high efficiency particulate air；HEPA）フィルタを使用した垂直層流方式または水平層流方式を適用し，周辺諸室に対して陽圧を維持しなければならない。

2. 清浄度クラスⅡ（清潔区域）

　高性能以上のフィルタを使用して空気浄化を行い，周辺諸室に対して適切な室圧と

気流の方向を維持する区域である。手術用器械などの滅菌器械を準備（展開）する部屋は，手術室と同等の清浄度クラスIIとする。

3. 清浄度クラスIII（準清潔区域）

中性能以上の（なかでも高性能側の）フィルタを使用するとともに，清浄度クラスIV以下の区域に対し陽圧を保ち，適切な室圧と気流の方向を維持しなければならない領域である。ICU，未熟児室などが該当する。

4. 清浄度クラスIV（一般清潔区域）

一般清潔区域においては，複数の部屋をまたがって共給する単一ダクト空調方式の場合には，中性能以上のフィルタを使用することが望ましく，感染対策上も適切な気流が得られるように，吹出口と吸込口の位置関係などについて検討されている領域である。一般病室・診察室・待合室などであり，病院として一般的な諸室を含むクラスである。点滴用薬液・注射液などの注射剤を調製する部屋は，クリーンベンチを用いて作業することを前提として一般清潔区域に分類されている。

5. 清浄度クラスV（汚染管理区域／拡散防止区域）

汚染管理区域では，室内圧を周辺区域よりも陰圧に維持し，室内の有害な汚染空気が室外に漏出することを防止している。RI管理区域や細菌検査室，解剖室などが該当する。

拡散防止区域では，強制排気設備を設け，室内の不快な空気が外部に漏出しないように注意しなければならない。

❖ 環境消毒

日常の病院清掃には消毒薬は使用しない。床やテーブルなどの表面に，血液などの目に見える汚染がある場合には，その局部に対して適切な消毒薬を選択する。

消毒薬の噴霧および散布は作業者に対する危険性や消毒効果の面からも行ってはならない。床表面の消毒は，清拭法にて行う。

他剤耐性菌感染患者が使用した病室，*Clostridium difficile* などの汚染が考えられる場合には，病室全体の消毒を実施することがある。過酸化水素のvaporもしくはUV照射などが行われている。清拭消毒では1,000～5,000ppm次亜塩素酸ナトリウムを使用する。

1. 病室内の清浄化

手が高頻度に接触する環境表面は，1日1回以上の清拭もしくは消毒が求められている。手が触れない部分は，水平面と垂直面とに分けて考える。水平面すなわち病室の床は，定期清掃および患者退院時，手術終了時など時期を決めて行うことが重要で

表2 病室内環境整備の基本

環境表面	ほとんど手が触れない部位	【水平面】病室の床	定期清掃 退院時清掃 手術終了時清掃 汚染時清掃
		【垂直面】壁，カーテン	汚染時　清掃，洗浄
	頻繁に手が触れる部位	ドアノブ，ベッド柵，床頭台テーブル	1日1回以上の清拭

あり，垂直面である壁やカーテンは，目に見える汚染がある場合に清浄化する。定期清掃の対象となるのは，床面，ドアノブ，手洗い設備などである（表2）。

清掃手順としては，除塵クロスでベッドの下や部屋の隅々をていねいに除塵し，清潔な専用モップを用いてオフロケーション方式で床面の湿式清掃を行う。手術室などの清潔領域の床については，ポリッシャにて洗浄後に吸引する湿式吸引清掃が推奨される。

2. 環境消毒における留意点

米国疾病管理予防センター（Centers for Disease Control and Prevention；CDC）の「環境感染制御のためのガイドライン2003」[2]では，汚染内容が不明な場合や多剤耐性菌による汚染の場合には，米国環境保護局（U.S. Environmental Protection Agency；EPA）承認の消毒薬入り洗浄剤で清掃することを勧告している。日本における第四級アンモニウム塩や両性界面活性剤が消毒薬入り洗浄剤に相当するが，殺菌効果よりもむしろ洗浄効果が要求されている。

さらに「結核伝播予防ガイドライン2005」[3]でも，結核患者の環境表面が感染伝播に関与することはまれであり，特別な消毒は必要ないとしている。

手術室に対しては，「手術部位感染防止ガイドライン1999」[4]および「手術医療の実践ガイドライン（改訂版）2013」[5]において，目に見える汚染がない限り手術と手術の間で壁や床などの環境表面を消毒することは勧告されていない。その日の最後の手術終了後，EPA承認の消毒薬入り洗浄剤を用いて手術室床面のウェット・バキューム（湿式吸引）清掃を行うことのみを勧告している。

易感染患者である造血幹細胞移植患者の病室においては，1日1回，床を含む環境水平面を消毒薬入り洗浄剤で清掃することが勧告されている[6]。

3. 病棟での清掃基準

病室には血液汚染の多い科，体液汚染が多い科，長期入院の多い科など各々の特性に応じた清掃方法を設定しなければならない。標準的な清掃基準を設定（表3）することにより，日常の業務が円滑に進行する。

表3　病室清掃基準の設定

① 作業の手順をマニュアル化する
② 清掃器材として効果的なものを選択する
③ 日常的に環境消毒を行わない
④ 作業者の感染防止にも配慮する
⑤ 汚染の拡散防止基準をつくる
⑥ 定期的に高次元の床清掃を組み込む
⑦ 病棟管理者と備品の設置方法について協議する
⑧ 病室内消毒では生体毒性に留意する
⑨ 壁面の清掃は定期清掃基準から外す
外部委託している場合には，病院の業務責任者と，請負側の受託責任者と連携を保つために随時協議する

環境微生物のサンプリング

　環境表面の微生物のサンプリングを実施しても，感染が起きるかどうかの指標がないので，日常的に実施しない。必ずしも環境の汚染と感染症の関連は明らかにできないことが多い。したがって，環境のサンプリングは，疫学的な調査の一環としてのみ行うべきである。特定の感染症が発生した場合に，その感染ルートの確認や汚染の拡散の程度を把握するために，環境検査は不可欠なものとなる[2,4]。

　環境調査で注意すべきポイントは以下のとおりである。
①検査担当者，調査ポイント，検査手技を統一する
②細菌の採取率を考慮した判定を行う
③被検物の表面構造により採取率が異なることに留意する
④常在菌の分布を考慮する
⑤環境は常に変化しているため，同一条件は得られないことを認識する

環境微生物による感染要因

　環境表面に付着している微生物が，患者に直接的に感染を起こすための要因は以下のとおりである。
①病原微生物の存在
②病原微生物のビルレンス（virulence：感染を起こす能力の程度）
③病原微生物の量
④環境から宿主への伝播メカニズムの存在
⑤微生物の侵入に適した門戸
⑥易感染性宿主の存在

　これらの要因をすべて満たすことにより感染が発症することから，環境の無菌性を追求するのではなく，手洗いなどを行って感染経路を遮断することが効果的であるといえる。

（大久保　憲）

【文　献】

1) 一般社団法人日本医療福祉設備協会規格．病院設備設計ガイドライン（空調設備編）HEAS-02-2013，2013．
2) CDC：Guidelines for Environmental Infection Control in Health care Facilities. Recommendations of CDC and the Healthcare Infection Control Practices Advisory Committee (HICPAC). MMWR, 52 (RR10)：1-42, 2003.
3) CDC：Guidelines for preventing the transmission of *Mycobacterium tuberculosis* in health-care settings, 2005. MMWR, 54 (RR17)：1-141, 2005.
4) Mangram AJ, Horan TC, et al.：The Hospital Infection Control Practices Advisory Committee. Guideline for prevention of surgical site infection. Infect Control Hosp Epidemiol, 20：247-280, 1999.
5) 日本手術医学会：手術医療の実践ガイドライン（改訂版）．手術医学，34 (suppl)．2013．
6) CDC：Guidelines for preventing opportunistic infections among hematopoietic stem cell transplant recipients. Recommendations of CDC, the Infectious Disease Society of America, and the American Society of Blood and Marrow Transplantation. MMWR, 49 (RR10)：1-125, 2000.

■3章 感染対策の知識

3-3 ファシリティマネジメント
2) 在宅・介護施設での ファシリティマネジメント

Point

①物品の洗浄には両性界面活性剤を用いる。
②洗浄の際には，洗浄剤と確実に接触するようにする。
③すすぎは十分に行い，洗浄剤が残らないようにする。
④洗浄後は完全に乾燥させ，汚染を受けないように保管する。
⑤保管場所は清潔が維持できるように，清掃しやすい環境とする。

❖ はじめに

　　在宅や介護施設でも，医療行為が行われれば医療関連感染の可能性があり，当然のことながら感染対策が求められる。しかし，そこには必ずしも病院のように医療の専門家集団がいるわけでもなく，設備や備品が揃っているわけでもないので，シンプルで誰でも実現可能な対策でなければならない。本稿では，在宅や介護施設でも実践可能な医療用具の洗浄・消毒から物品の保守管理まで幅広く感染対策を述べる。

❖ 医療用具の洗浄

　　一般家庭や介護施設には業務用の洗浄装置などはあるはずもなく，洗浄は用手洗浄あるいは浸漬洗浄に頼らざるを得ない。

　　洗浄作業は，必ず手袋を着用し，標準予防策を実践する。水はねや汚染拡大の可能性がある場合は，個人防護具としてビニールエプロンやフェイスシールドなどを準備したい。

1. 洗浄剤の選択

　　洗浄剤は，両性界面活性剤（テゴー51など）を用いると，洗浄と消毒が同時にできて便利である。両性界面活性剤はいわゆる液体の石鹸なので，プラスチック製品から金属製品まで物品の素材を選ばずに幅広く利用でき，物品を傷めることもない。ネ

ブライザー嘴管のような複雑な形状の器具類では，水の表面張力の影響で，細い管の内部に空気が残存してしまうので，界面活性剤で水の表面張力を低下させ，複雑な細管の内部にも洗浄剤が確実に入り込むようにする。

一般家庭向けの洗剤や台所洗剤も入手しやすく安価であるが，あくまで清掃用の洗剤であり，油汚れなどの汚れは除去できるとしても，医療機器・医療用具の汚れに対して確実に汚染が除去できるかは不明なので，安易な使用は慎みたい。

2. 洗浄の方法

用手洗浄の際には，製品に傷をつけないようにスポンジなどを使用して，物理的に汚れを除去する。流水下で作業を行うと水はねなどで汚染を広げてしまうので，洗浄液中に完全に水没させ，水はねのないように静かに洗浄を行う。

浸漬の場合は，水に浮くようなプラスチック製品などは洗濯ネットや落し蓋などを利用し，完全に洗浄液に水没させるように気を付ける。

いずれにしても，大切なことは物品（汚れ）と洗浄剤との確実な接触である。空気の残存をなくし，絶え間ない洗浄剤との接触が汚れを除去できることを念頭に置く。

3. 消毒

洗浄剤は前述のように，両性界面活性剤を利用すると洗浄と消毒が同時にできて便利であるが，それ以外の洗浄剤を使用した場合は，スポルディングの分類に応じて洗浄後に消毒が必要となる。手軽に準備できる消毒薬としては次亜塩素酸ナトリウムがあるが，次亜塩素酸ナトリウムは金属を腐食させてしまうので，金属を含む製品の消毒には不向きである。

金属製品は，洗浄・乾燥後に消毒用エタノールで清拭すると，簡便で消毒効果も高い。なお，アルコールはプラスチックなどの樹脂を劣化させてひび割れなどを起こしてしまうので，樹脂製品にはアルコール消毒は行わない。

4. すすぎと乾燥

洗浄後は流水下で洗浄剤が残らないように十分にすすいで，その後，確実に乾燥させる。形状が複雑なものは自然乾燥では乾き切らず，セラチア菌などの温床となってしまうので，速やかな乾燥のためには食器乾燥器などを別途に用意し，できるだけ短時間のうちに乾燥させるとよい（図1）。

乾燥機は清掃しやすい形状のものを選択し，定期的に清掃して清潔を保つように心がける。

❖ 物品の保管と管理

1. 機能点検と保管

洗浄・乾燥後の物品は機能面に問題がないか，必要に応じて点検を行う。点検後は，

清掃しやすい構造のものを選びたい

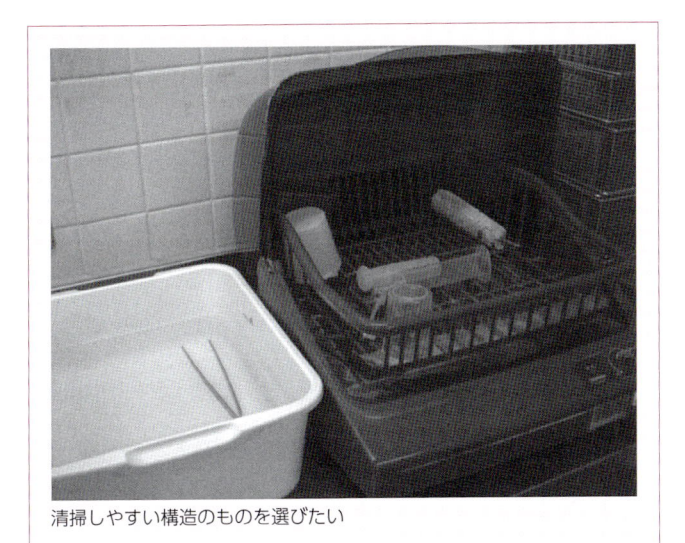

図1　食器乾燥機の利用

表1　物品が汚染されたと考える時

・水に濡れた時
・濡れた手で触れた時
・ビニール袋などの包装が破れた時
・床に落とした時
・埃が多い場所に保管していた時　　　など

汚染を受けないように清潔なビニール袋などを利用し、個別に包装して保管する。透明なビニール袋は中身が確認できて便利であるし、保管開始年月日などを記入した紙片を入れておけば、物品管理としても有用である。なお、ビニール袋は静電気で埃を寄せ付けてしまい、長期間の保管のうちに汚れてくるので留意したい。また、ビニール袋に入れていても、ビニール袋に穴が開いているかもしれないと考えて、保管場所は清潔を保つように心がける。

保管中の物品は水濡れを起こすと再汚染されてしまうので、水濡れに十分に注意することになる（表1）。

濡れた物品は汚染や劣化・腐食が進んでいる可能性もあるので、必ず洗浄から点検までをやり直すことにする。したがって、清潔な物品を保管する場所が水濡れしやすい環境であることは避けなければならない。

2. 物品管理

保管時の収納に関しては先入先出を行い、古い日付けの順に使うようにする。清潔に保管していても製品の経年劣化は確実に進んでいくので、あらかじめ「品質保持期限」を設けておき、期限が切れたものは再度洗浄と機能チェックから行うようにしたい。

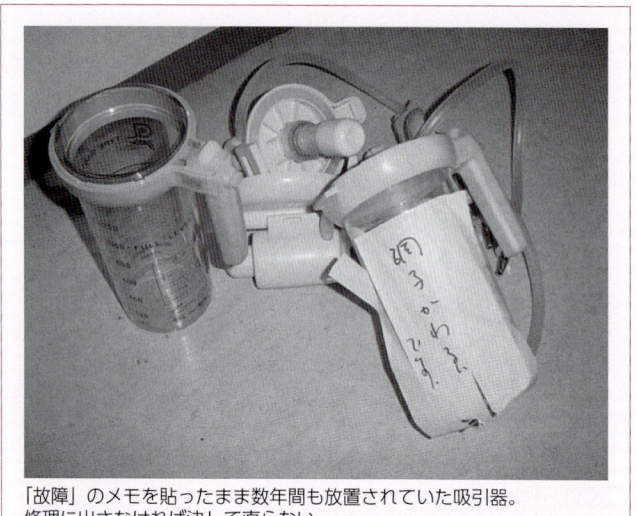

図2　故障品は放置しない

「故障」のメモを貼ったまま数年間も放置されていた吸引器。修理に出さなければ決して直らない

　保管時は先入先出がスムーズにできるように，整理整頓を心がける．収納戸棚などは清掃しやすい素材や形状のものを選び，清潔を保つために定期的に水拭きなどを行う．

3. 納品時の対応

　物品を購入して納品になった時は，取扱説明書や添付文書はいつでも閲覧できるようにファイリングし，適切に保管する．製品に貼ってある保護シールや保護シートなどは新品の時には剥がしやすいが，年数が経つにしたがって劣化し，やがて剥がれなくなるので，保護シールやシートはすべて剥がしてから使用を開始する．ダンボールや緩衝材などは埃などが付着しているので，納品後は速やかに廃棄する．

　納入業者の営業担当の名刺などが製品に貼られているのを見かけることもあるが，紙類は清掃できず，また，時間とともに汚れていくので，表示すべきことがあれば油性サインペンやタイプラベラーなどを利用して清掃可能なように表示し，紙類は貼らないようにする．同様に，ビニールテープや絆創膏を貼ると，糊の粘着部分に汚れが付着し洗浄が困難となるので厳に慎みたい．樹脂製品はアルコールで劣化するので，機器に糊が付着している時はアルコールではなく，より劣化が少ないベンジンで速やかに拭き取るようにする．納品時のダンボールや紙箱などは保温保湿性があり，内部に虫が生息することもあるので，原則としてダンボールなどを利用しての保管は行わない．

　なお，当然のことではあるが，故障したり破損するなどしたら，速やかに修理もしくは更新する．安全のために「故障」していることを表示するのは大切であるが，そのまま放置していても決して直らない（図2）．

❖ 環境の整備

1. 収納庫の選択

　感染対策のためには，できるだけ清掃が容易な環境を整える必要がある。整理整頓と同時に，収納庫は清拭や洗浄が可能な素材を採用して作業環境を整備する。収納戸棚などは清掃や洗浄が可能なスチール戸棚やプラスチック製の収納庫などを選択し，木製・紙製・布製の収納庫はできる限り避ける。

　建物によっては冷暖房の空調の関係で，壁に結露する場合がある。開放型の収納戸棚を利用する場合は，結露による水濡れを防ぐため，壁に直接接しないように戸棚を配置する。

　同様に，天井からはエアコンの結露で水滴が落ちてくることもあるので，収納戸棚の上には物品を置かないこととする（表2）。

　また，収納戸棚には「台輪」（「はかま」と呼ぶこともある）を取り付けて床から数cmのかさ上げを行うと，床清掃やワックスがけの際，あるいは床に水をこぼしても物品を汚染せずに済む。

2. 毎日の清掃

　収納庫の日々の清掃は水拭きで十分であり，汚れが激しい時には家庭用洗剤などを利用するとよい。清掃時には物品を濡らしたり汚染しないように留意し，清掃後は完全に乾燥させてから物品を収納する。

　収納スペースは特別な清掃は必要なく，通常の清掃で十分である。床面を平滑にして清掃しやすくするために，床ワックスをかけておく。

3. 清潔な環境とアメニティ

　観葉植物の植木鉢の土に昆虫の卵などが残っていると，不意に虫が室内に発生することもあり，また，生花などは昆虫などを呼び寄せてしまうので，清潔な環境を保つためにはできるだけ植物は排除したい。ただ，アメニティとの兼ね合いもあるので，管理が可能な範囲内で必要なものだけを置くようにする。昆虫が生息するとクモも室内に巣を作ってしまうので，ドア，窓，網戸なども適切に管理し，夜間に集光性の虫などが侵入しないように心がけたい。

表2　収納戸棚の注意点

- 保管は清掃しやすいスチール戸棚とする
- 開放型の戸棚の際は，結露による水濡れを防ぐためにコンクリートの壁から離して設置する
- 戸棚の上には物品を置かない
- 収納棚には台輪（はかま）をはかせて床から数cm離す

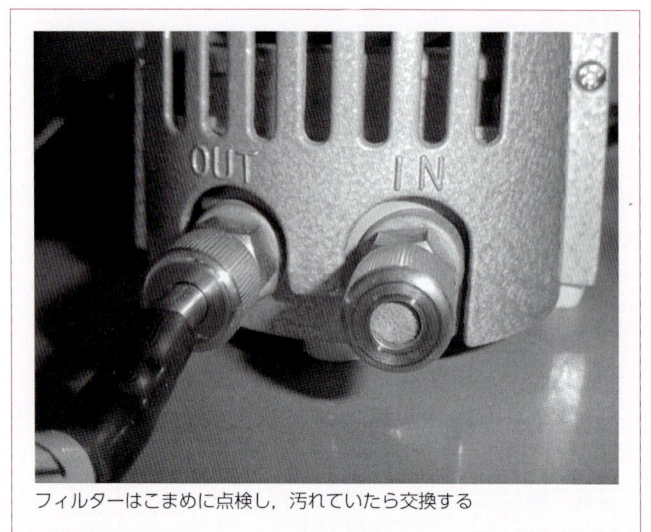

図3 ネブライザーモーターの空気取り入れ口のフィルター
フィルターはこまめに点検し，汚れていたら交換する

4. 水回り

　洗面所やシンクなどの水回りは，業務終了後あるいは使用終了後には拭き上げて，1日1回は乾燥させるようにする。洗面所の手洗い用石鹸はポンプ式の液体石鹸を利用し，固形石鹸は使用しない。

　洗浄用のスポンジなどは始終濡れたままだとセラチア菌の温床となるので，複数個のスポンジを順番に使うなどして，使用後は完全に乾燥させる工夫も必要である。なお，家庭向けの洗剤には「除菌」ができるかのような触れ込みで販売してある商品も存在するが，エビデンスも見当たらないので，過信は禁物である。

5. 空気清浄器，加湿器

　空気清浄器や加湿器などは清潔を心がけ，フィルターなどは定期的に清掃・交換する。同様に吸入用のコンプレッサー（ネブライザーモーター）も空気取り入れ口にフィルターが装着されているので，定期的に清掃・交換する（図3）。

　空気の殺菌を目的として紫外線ランプを内蔵している空気清浄器も市販されているが，紫外線ランプには寿命があり，青白いランプが点灯していても殺菌に有効な紫外線が照射されていない場合がある。紫外線ランプは運転時間をチェックし，寿命を過ぎたランプは速やかに交換するようにしたい。

（藤井　裕）

3-4 アウトブレイク対策

> **Point**
>
> ①アウトブレイクの初期対応では，現場に赴き感染源対策，感染経路対策，感受性者対策を行う。対策の徹底には，現場との密なコミュニケーションが必要である。
>
> ②同時に情報収集を行い記述疫学的手法によりアウトブレイクの全体像を理解し，解析疫学的手法により原因究明を行い，再発予防につなげる。
>
> ③アウトブレイクの早期終息のためには，地域連携ネットワークを活用する。
>
> ④公表などの問題では，現場，ICT，施設長を含めた組織内コミュニケーションが重要である。

❖ はじめに

　アウトブレイクを防ぐ最も良い方策は，それを起こさないことである。しかし，万一起きてしまった場合，対応を誤れば感染はさらに広がり被害は大きくなる。患者の予後に影響が生じるばかりでなく，公表ともなれば医療機関全体として社会的にも大きなダメージを受けることになる。本稿では，アウトブレイク発生時の対応についてまとめてみたい。

❖ アウトブレイクとは

　アウトブレイクでの被害を最小限にするまず第一歩は，そのアウトブレイクを早期発見することである。それは，ある薬剤耐性菌の検出増加に細菌検査技師が気付いたり，同じような症状を呈する患者の増加に病棟の看護師が気付くことから始まる。では，感染制御チーム（ICT）に，この気付きの第一報が届けられた時（もちろん，そうした気付きがすぐにICTに届けられるような現場との信頼関係がとても重要である），検出された耐性菌や患者の数がどのくらいに達したら「アウトブレイク」と呼ばれることになるのだろうか？

　アウトブレイクの定義を表1に示す。これを見ると，アウトブレイクと判断する基

表1 アウトブレイクの定義

1) 同一の医療関連感染が，通常予測される頻度より統計学的に有意に高い頻度で発生した場合
2) 同一の微生物検体分離頻度が，通常より統計学的に有意に高くなった場合
3) 関連する医療関連感染が2例以上発生した場合
4) 通常発生しないような特殊な微生物あるいは特殊な状況による医療関連感染が1例以上発生した場合

準は感染症や病原体により異なることがわかる．つまり，メチシリン耐性黄色ブドウ球菌（MRSA）のように，どの施設や病棟でも普遍的に検出される菌では，ある一定数以上検出されなければアウトブレイクとはならないが，もしも病棟で，チフス菌のような通常は検出されないような菌が検出されたら，1例でもアウトブレイクと判定して対応が必要になる．

では，MRSAの場合の「一定数以上」の基準はどうだろう？ これは，MRSAの「通常検出される頻度」がわかっていなければ判定できないことになる．したがってICTは，注意しなければならない耐性菌の検出頻度をモニターし，代表的な院内感染症のサーベイランスを行って，その感染率を把握しておく必要がある．そして，その施設や病棟での経験的な検出率や感染率を有意に上回る場合（例えば，その平均値＋標準偏差×2を超える場合）を「アウトブレイク」と判定するのである．同じ薬剤耐性菌であっても，検出されることがまれで治療法が非常に限られる多剤耐性の緑膿菌やアシネトバクター，腸内細菌科細菌が検出されたような場合は，1例でもアウトブレイクとして対応する必要がある．検出菌や感染症についてのこうした重み付けの違いについて，ICTは，現場や細菌検査室との間で十分な理解を得ておかなければならない．

❖ アウトブレイク時にまず行うこと

"アウトブレイクかもしれない"との報告が上がってきた時にまず行うことは，真にそれがアウトブレイクかを確認することである．サーベイランスシステムの変化や，検体採取から検査実施までのコンタミネーション，検査結果報告基準の変更などにより，ある種の感染症や病原体の検出頻度が増えて，実際はアウトブレイクではないのにアウトブレイクと誤認される場合がある．これを偽アウトブレイクといい，注意が必要である．

アウトブレイクを確認した時に行う対応を図1にまとめた．まず第一に，現場に赴き，その感染対策を確認することが大切である．対策が不十分な点があれば，現場のスタッフとよくコミュニケーションをとり，必要な情報を共有して修正する必要がある．この時，感染対策を感染源対策，感染経路対策，感受性者対策の3つに分けて考えるとわかりやすい．

3-4 アウトブレイク対策

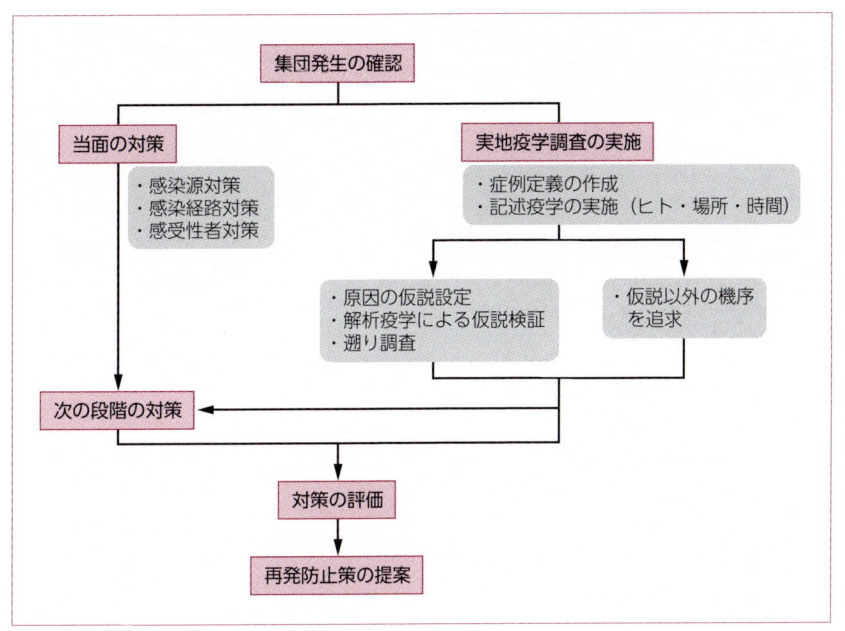

図1 アウトブレイク発生時の対応

・**感染源対策**

　感染源対策とは，周囲へ感染を拡大させる可能性の最も高い感染源患者に対する対策であり，アウトブレイクしている感染症に対する適切な直接的治療および支持療法を行って，救命に努めるとともに可能な限り病原体の量を減らすことがこれにあたる。

・**感染経路対策**

　感染経路対策とは，すなわち接触・飛沫・空気感染対策である。これらの前段階として標準予防策が遵守されなければならないことは言うまでもない。

　接触感染対策であれば，個室管理やコホーティングといった感染源患者管理の徹底，必要があればスタッフのコホーティング，適切な個人防護具の着用，手指衛生の徹底を指導・確認する。飛沫感染対策では，感染源患者の個室管理またはコホーティングとサージカルマスクの着用，患者診療・ケア時の医療従事者のサージカルマスクの着用を，空気感染対策では，患者を陰圧個室に収容し，医療従事者はN95マスクをフィットチェックして着用して，その部屋に入室し，診療・ケアを行うことを徹底する。

　これらの感染経路別対策は平時より実践されるものであるが，アウトブレイク時は特に厳重に実施されなければならず，ICTも頻回に現場のチェックと啓発が必要である。

・**感受性者対策**

　感受性者対策とは，感染経路対策が不十分であった時に感染源患者と接触した，アウトブレイクしている感染症に感受性のある人に対する対策で，その対象には医療従

表2 多剤耐性菌アウトブレイク時の初期対応

1) 現場での感染対策の徹底
   a) 厳重な接触感染対策
      感染症患者および保菌患者の個室管理または、コホーティングの徹底
      必要であればケアをするスタッフのコホーティング
      手指衛生の遵守（1処置1手洗いの徹底）
      必要時の手袋・ガウンなどの個人防護具の着用の徹底
   b) 感染症患者の治療
      コリスチン（保険未収載）やチゲサイクリン（タイガシル）などの抗菌薬を含む併用療法
      必要であれば抗菌薬使用の制限
   c) 積極的な保菌調査
      潜在的な保菌者を発見して接触感染対策を行う
         ・菌種により皮膚保菌・腸管保菌・創部やカテーテル挿入部などの保菌を調査
   d) 環境や医療機器管理の強化
      環境消毒管理の強化
         ・水周りの環境や、患者の高頻度接触部位
         ・医療従事者や患者の動線となる環境
      共用機器の管理の強化
2) 組織としての対応
   臨時院内感染対策委員会の開催
   組織としての情報共有と重要な決定
      ・新規入院の制限
      ・費用のかかる感染対策
      ・公表等の問題
3) 実地疫学調査の開始
   アウトブレイクの全体像の把握
   アウトブレイクの原因究明

事者も含まれる。インフルエンザアウトブレイクの際の発症者と同室であった者に対する抗インフルエンザ薬予防内服などがこれにあたる。

　現場での状況が把握され対応がなされた後，重大性が高ければ，緊急の院内感染対策会議を開き，組織として情報を共有し，新規入院停止の要否や公表の問題（後述）など，組織として決定すべき重要な問題について検討する必要がある．例として，多剤耐性菌アウトブレイク検出時の初期対応を表2にまとめた．アウトブレイクに対するこうした初期の感染対策は，アウトブレイクの経過中に新たに得られた情報をもとに評価を行い，必要があれば修正を行っていくことになる．

❖ アウトブレイクの全体像の把握

　現場の感染対策を徹底するのと並行して，①アウトブレイクの全貌を把握し，②その原因を究明して，再発防止策を策定するために調査を行う．これを実地疫学調査という．実地疫学調査には，①が目的の記述疫学と②が目的の解析疫学がある．

・症例定義

　アウトブレイクの全体像を把握するためには，まずアウトブレイクとわかった時点における情報から，その開始時期を推定し，アウトブレイクの症例を定義する．症例定義を行う際には，時（いつからいつまでの期間か），場所（どこの病棟，部門か），ヒト（どのような症状や検査結果の患者か）の3つの要素を考慮する．

表3 あるアウトブレイクにおけるラインリストの例

症例	年齢	性別	診療科	病室	検出日	検出部位	病名	危険因子1	危険因子2	防御因子
1	65	男	A科	503号室	4月20日	創部, 血液	創感染, 菌血症	あり	あり	
2	63	女	A科	512号室	4月21日	喀痰	保菌	あり		あり
3	37	男	B科	503号室	4月24日	創部	保菌	あり		あり
4	72	男	A科	507号室	4月25日	喀痰	肺炎		あり	
5	50	男	A科	504号室	4月25日	創部, 尿, 便	創感染	あり		
6	41	女	A科	504号室	4月25日	喀痰	肺炎	あり		
7	78	女	A科	513号室	4月27日	喀痰, 便	保菌		あり	あり
8	59	男	B科	506号	4月27日	創部	保菌	あり		
9	72	男	A科	507号	4月27日	創部	保菌	あり		あり

・ラインリスト作成

　症例定義が定まれば，積極的に症例探索し情報収集を行う。収集すべき情報としては，まず年齢・性別・入院日などの患者の属性に関する情報，危険因子や防御因子への曝露状況，発症の有無や検査結果に関する情報が挙げられる。こうした情報を1患者につき1行ずつまとめた一覧表（ラインリスト）を作成する。

　表3に示すのは，4月20日，21日，24日に1例ずつ発症者と保菌者がみられた後，25日に発症者が3名検出され，病棟の全入院患者の保菌調査を行ったところ3名の保菌者が27日に見つかったという例である。治療法が限られる多剤耐性菌のアウトブレイクでは，発症している患者以外にも，皮膚や消化管などに潜在的に保菌している患者の有無を積極的に調査して，検出された保菌者も含め厳重な感染対策の対象とする必要がある。

・要素ごとのグラフ作成

　次に，作成したラインリストをもとに，時・場所・ヒトの要素ごとにグラフなどを作成して，アウトブレイクを視覚的に捉えるようにする。横軸に発症日・検出日を，縦軸に発生数をとったヒストグラムを書くと，前述したアウトブレイクの時間的な経過がよくわかる。このグラフのことを発症曲線（Epidemic curve；エピデミック・カーブ，またはEpicurve；エピカーブ）と呼ぶ（図2）。最初の症例より以前に見落としている例がないか，一定期間遡って調査することも必要である。

　病棟マップに発症者や保菌者の情報を反映させれば，危険因子となり得る設備（トイレ，浴室・シャワー室，汚物処理室，処置室など）との関連や，水平伝播の空間的な様子が推定できることがある。設備や環境の汚染が考えられる時には，そうした場所からの検体の培養を加えて調査し，隠れた感染源を突き止められる場合もある。また，ヒトの要素としては，年齢，性別やさまざまな危険因子・防御因子への曝露の有無を調査する。

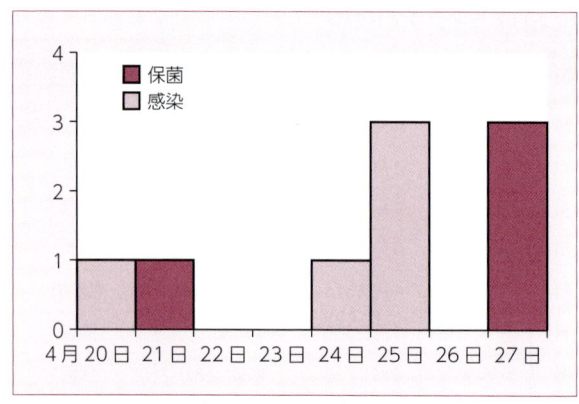

図2　表3のアウトブレイク例のエピカーブ

❖ アウトブレイクの原因究明

　前述のような記述疫学を行ってアウトブレイクの全体像が把握できたら，その情報をもとに原因究明を行う．これが解析疫学となる．ここではアウトブレイクの原因仮説を立て，それを検証することになる．

　検証する方法には，コホート研究（cohort study）と症例対照研究（case-control study）がある．詳しくは統計学の成書に譲るが，大まかに説明すると，コホート研究とは，調査対象となる母集団全てを危険因子への曝露群と非曝露群に分けて発症率や感染率を比較する方法である．この場合は曝露群での発症率（リスク）と非曝露群の発症率（リスク）の比（リスク比，相対危険度）を求め，ある危険因子に曝露されることによりリスクが何倍増加するかをみるものである．

　一方，症例対照研究では，症例と同じ時期に同じような危険因子に曝露される機会がありながら発症ないし感染しなかった対照を選定し，症例と対照における危険因子への曝露を比較するという方法である．この場合は，症例と対照との危険因子への曝露の程度の比（オッズ比）を解析することになる．複数の因子の関与が考えられる場合は，重回帰分析やロジスティック解析を行い解析する．こうして見出された原因と実施する感染対策を総合して，アウトブレイクが再発しないように防止策を策定するのである．

❖ 感染対策の地域連携ネットワークの活用

　初期の感染対策が功を奏さず，アウトブレイクが拡大するような場合には，早期終息に向けて第三者の視点からの支援や助言を受け入れることも必要である．

　平成23年6月17日に発出された厚生労働省医政局指導課長通知「医療機関等における院内感染対策について」とその参考資料には，多剤耐性菌によるアウトブレイクを想定した地域連携ネットワークの概念が提示されている[1]．こうした考えをもとに，平成24年度の診療報酬改定に伴い感染防止対策加算と感染防止対策地域連携加

算が導入されており，感染防止対策加算1の施設同士および加算1と加算2の施設間でのネットワークが，アウトブレイク拡大時には支援の受け皿になると考えられる。また，地域の実情に即して，大学病院や国立病院機構傘下の医療機関，公立病院等地域における中核病院が中心となって，感染防止対策加算の連携を超えた地域連携ネットワークを構築することが望ましい。さらに，患者数が一定数を超える場合（前述の通知では，同一医療機関内で同一の菌種による感染症の発病症例が目安として10例以上の多数に上る場合と記されている）には，保健所への報告も必要となる。感染制御のための地域連携ネットワークには保健所や地方衛生研究所などの行政機関も参画し，アウトブレイクの早期から相談できるようになっていることが望ましいと考えられる。

❖ 公表をどうするか

アウトブレイクにより患者死亡や重大な障害が生じたような場合や，感染対策を徹底し医療の安全を確保するうえで一部の診療を止めなければならない場合，公衆衛生学的に重要な病原菌が検出された場合など，施設長の判断のもとで社会に対してアウトブレイクを公表する場合がある。その目的は，医療の透明性を高め，社会に対する説明責任を適切に果たすことと，医学的に的確な情報を提供することにより，他施設での同様のアウトブレイクの防止を図ることにある。

こうした社会的責任についての問題はICTメンバーと現場だけでなく，施設長を含めた組織全体でよくコミュニケーションをとり，考えを共有し，決断を下すべき問題である。なお公表時には，アウトブレイクの被害者である患者および家族ならびに医療関係者の個人情報保護に細心の注意が払われる必要があることは言うまでもない。

❖ おわりに

アウトブレイクは病院感染対策上最大の試練である。それまでの経験・組織全体の英知，そして地域のネットワークの力も結集して早期終息を目指すことになる。アウトブレイクに伴う社会的責任を果たすことも重要である。同時に疫学的な手法も用いて再発防止策を策定し，アウトブレイクを繰り返さないように，その貴重な経験を次に活かすことが求められる。

〈八木 哲也〉

【文　献】

1) 厚生労働省医政局指導課長通知「医療機関等における院内感染対策について」（医政指発0617第1号），平成23年6月17日（http://www.mhlw.go.jp/topics/bukyoku/isei/i-anzen/hourei/dl/110623_1.pdf）（http://www.mhlw.go.jp/topics/bukyoku/isei/i-anzen/hourei/dl/110623_2.pdf）．

■ 3章 感染対策の知識

3-5 大規模災害時の感染対策

Point

① 「ここにあるもので，どこまでできるか」という「ブリコラージュ」の発想のもと，その場に適した実践的対策が求められる。

② 手指消毒，咳エチケット，環境整備の方法を工夫し指導する。

③ 咳・発熱や消化器症状について症候サーベイランスを実施する。

④ トリアージできる環境を準備する。

⑤ 急性肺炎対策として口腔ケアや肺炎球菌ワクチンの接種が重要である。

❖ 避難所での感染対策

　　　　厳しい環境下で集団生活を余儀なくされる避難所では，インフルエンザ（以下，Flu）などの呼吸器感染症や感染性胃腸炎などが蔓延しやすく，感染対策が必要となる。生活・療養環境の中，外部支援者が短期間で入れ替わり，しかも感染対策の専門家が希有という，病院とは異なる状況下で，教育・啓発，サーベイランスの実施，感染症の早期発見・早期対応に取り組む必要がある。

　　　　筆者は先般の東日本大震災において，宮城県気仙沼市での医療支援に参加し，避難所で蔓延していたFluの感染制御[1]や感染性胃腸炎対策[2]に関わる機会を得た。本稿では自身が経験した避難所での感染対策について述べたい。

1. 避難所での感染対策に必要なこと
① "実践的"感染対策

　　　　避難所のハード面（水やトイレ環境，広さや部屋数など）や物資の充足状態などにより，実施できる対策は異なる。そのため，一般論ではなく，実際にその避難所に駐在し，刻々と変わる状況に対して一緒に汗をかきながら現場で実践する感染対策が求められる。

　　　　平素からの自施設などでの感染制御の経験を活かし，「ここにあるもので，どこま

でできるか」という「ブリコラージュ」の発想のもと，いかにその場に適した対策をとるかが求められる[3]。

②避難所での感染対策の基本

以下について「ブリコラージュ」の発想のもと工夫することが肝要である。また，擦式速乾性アルコール製剤や家庭用次亜塩素酸ナトリウム（以下，家庭用漂白剤）などの消毒薬，マスク，使い捨て手袋，大きなゴミ袋，ペーパータオル，トイレットペーパーなどを医療支援出向時に多く持参してほしい。

・手指衛生

手指衛生は感染対策の基本であり，避難所での感染対策においても最優先事項である。ライフラインの状況にもよるが，擦式消毒用アルコール製剤を用いた対策が中心となる。

流水が利用できない場合，雨水や川の水などから手洗い用の水を確保するよう努める。この際，除染することが必要であり，煮沸処理が望ましいが，数枚の布などで濾過した後に家庭用漂白剤を用いる化学処理でもよい（0.003％程度の塩素濃度：2mLの原液に水3.78L）[4]。

また，手指をできるだけ汚さない工夫も重要であり，物品が充足していれば，使い捨てナイロン手袋やごみ袋などを積極的に利用する。トイレに（なければ穴を掘り），ごみ袋を被せ，その中にペーパータオルや新聞を敷いて家庭用漂白剤を撒いた"簡易使い捨てトイレ"で，手袋をしたまま用を足す。排便後は手袋を外し，ごみ袋に捨てて封をし，擦式消毒用アルコールで手指消毒をする（水があれば，手洗い後にアルコール消毒を追加する）。

・環境整備

トイレや食事に関連した箇所を中心として，家庭用漂白剤を用いて環境整備を行う。

・咳エチケット

Fluなどの飛沫感染を主とする呼吸器系感染症対策では，咳エチケットが重要である。有症者のマスク着用の遵守が望ましいが，マスクが充足していない場合には，咳をする時に肘を曲げて内肘で口を覆う「肘ブロック」[5]を推奨したい（図1）。衣服がマスクから漏れ出た飛沫を吸収してくれるだけでなく，内肘は手に触れる機会が少ないため接触感染防止にも有用である。

また，マスクが充足している場合，状況により全員がマスクをすることは有効である。マスクの予防的効果の議論はさておき，集団生活の中で全員がマスクを着用することにより，有症者の遵守に加え潜伏期の人も含めて着用することになり，"強化"咳エチケット対策といえる[6,7]。気候が良ければ窓を開放して換気することが有効であるが，冬季はウイルスを失活させるのに適切な温湿度に居住空間を保つことは難しく，できるだけ空間にウイルスを放出させない工夫が重要となる。

なお，鼻をかんだり咳を覆った手は病原微生物で汚染されているため，擦式消毒用

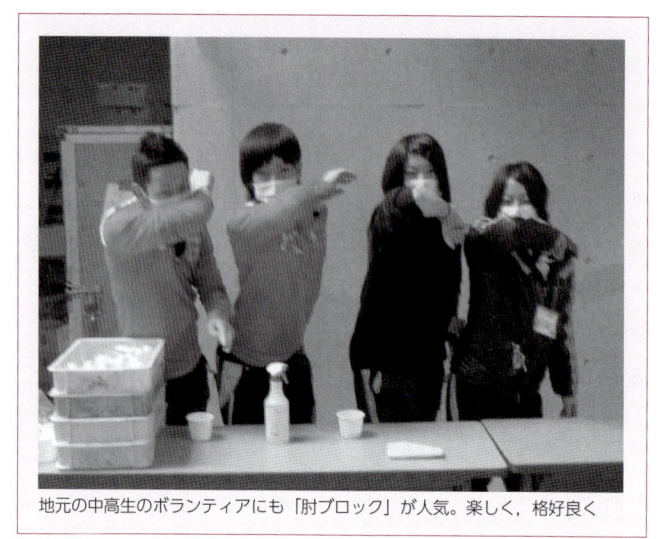

図1 肘ブロック

地元の中高生のボランティアにも「肘ブロック」が人気。楽しく，格好良く

アルコールで手指消毒を行う。

・トリアージ

　感染力の強いFluや感染性胃腸炎が発生した場合を想定し，あらかじめトリアージできる場所を確保し，収容人数などを算定しておく。両者が混合感染しないように，できれば2カ所設営し，外気との換気が可能な場所が望ましい。

　また，腎不全や慢性呼吸器疾患の患者，妊婦など，感染症罹患時のリスクが高い人については，逆隔離する発想も必要である。

③避難所の人への教育・啓発

　その避難所で実施可能な内容で，手指衛生や咳エチケット，発熱や消化器症状などの有症者に関する早めの報告や感染対策への協力などについて，わかりやすい言葉で伝える。

　筆者は新型Flu対策で学校保健と連携してきた経験[8]から，子どもたちへの教育啓発や健康管理を重要視した。子どもたちは守られるだけの存在ではなく，大人を守る使命を伝えることで，立派なエイジェントとして自らが感染源とならぬよう気をつけるだけでなく，大人への啓発にも寄与してくれる。

　また，地元の保健師や行政職員，避難者での協力者など，その避難所に長期間滞在する人たちを教育することも大切である（図2）。

④感染対策の標準化と共有

・症候サーベイランスとフェーズ別対策

　発熱および嘔吐・下痢はさまざまな感染症の初発症状として認められ，感染対策上，非常に有用な臨床徴候である。これらの有症者を日々報告・集計するシステム（症候サーベイランス）を構築することは，アウトブレイクの早期発見・早期対応のために

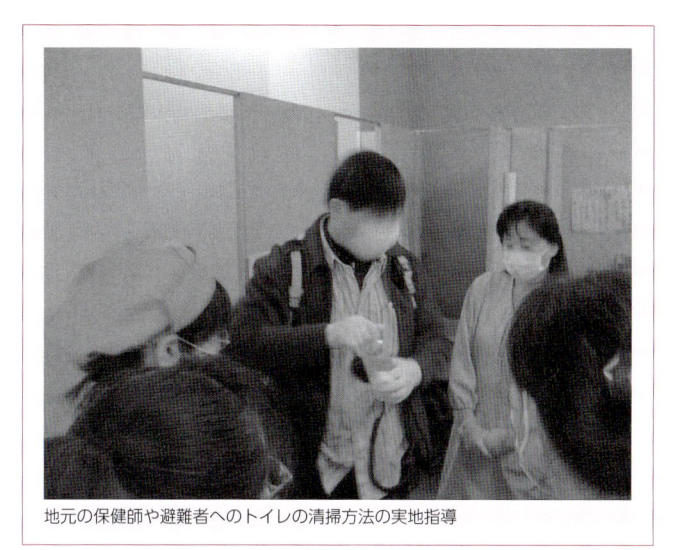

地元の保健師や避難者へのトイレの清掃方法の実地指導

図2 避難所での教育啓発活動

重要であり，避難所においても紙とペンがあれば実施できる．また，個々の避難所での情報を対策本部で共有することで，地域流行が把握でき，効率的な対策が可能となる．

さらに，症候サーベイランスの情報を用いることで，患者発生状況によってあらかじめ段階別に立てておいた感染対策を避難所全体で迅速に行い，さらなる悪しき段階への蔓延を防止する「フェーズ別対策」が可能となる．このフェーズ別対策により，スタッフが入れ替わる状況においても一貫し継続した対応が可能であり，随時，内容を改定することで，その現場により適した対策が展開できる[2,9]（表）．

・Flu が疑われた場合の対策のアルゴリズム

気仙沼市の避難所のうち，K-wave（気仙沼市総合体育館）ではFluが蔓延していた．1,500名が密集して生活する過酷な環境下に高齢者が多く，氷点下の厳しい寒さが続き，2週間に及ぶ避難生活での疲れもあり，さらなる蔓延による重症化例や死亡例の発生が懸念された．筆者は米国感染症学会の施設内アウトブレイクおよび予防内服の定義を拡大解釈し，Fluの諸対策の強化に並行して，抗Flu薬の予防投与を行った．治療上，また二次感染防止の観点からも早期治療が有用であり，発症直後のために迅速診断検査陰性の事例に対しても，臨床診断を重視して積極的に治療を開始し，アウトブレイクの制御に成功した[1]．

医療支援者が入れ替わる中でも，Flu感染制御の経験にかかわらず，一貫した継続性のある対応をとることを目的に，診断・治療・予防投与・隔離等に関するアルゴリズムを作成した（図3）．これは非常にわかりやすいと好評であり，K-waveだけでなく，気仙沼医療チーム全体で共有した．ただし，その内容は普遍的なものではなく，その避難所の特性を考慮した暫定的なものであることを付記した．

3章 感染対策の知識

表　避難所での感染性胃腸炎対策フェーズ（宮城県気仙沼市，K-wave）

フェーズ	フェーズアップ	対　策
フェーズⅠ	感染性胃腸炎患者がいない	・発熱外来・下痢嘔吐外来の設立 ・感染症部屋の準備 ・後述の「嘔吐掃除セット」を2個準備しておく
フェーズⅡ	感染性胃腸炎患者が発見された	・市民への啓発活動（ポスター，アナウンス） ・プレイルームでの健康チェック 　マスク着用・アルコール消毒義務化 ・感染者は隔離可能なら専用トイレ ・トイレは後述の次亜塩素酸で拭く ・トイレ後は流水でしっかり洗い流すのが望ましいが，水に限りがあれば洗い方を指導．トイレ後にアルコール消毒 ・「嘔吐掃除セット」を10個準備（2個は夜間用にすぐ使えるところに設置） ・発症者周囲の清掃，次亜塩素酸での消毒を行う
フェーズⅢ	感染性胃腸炎患者が7世帯に拡大 （7世帯＋αで隔離室限界のため）	・プレイルームにこれ以上拡大した場合閉鎖の可能性をアナウンスする（ポスター，アナウンス） ・インフルエンザ部屋を縮小し，部屋割りを工夫する ・集団発症の場所を特定し，班全体の掃除，次亜塩素酸での消毒を行う
フェーズⅣ	弓道場（＝隔離部屋）に入りきらない	・可能ならば自衛隊にお願いして屋外に部屋の設営を依頼 ・使える部屋を探し，現状ではプレイルームを閉鎖し感染性胃腸炎隔離部屋にする

岡澤成祐（富山大学第一内科）ら作成

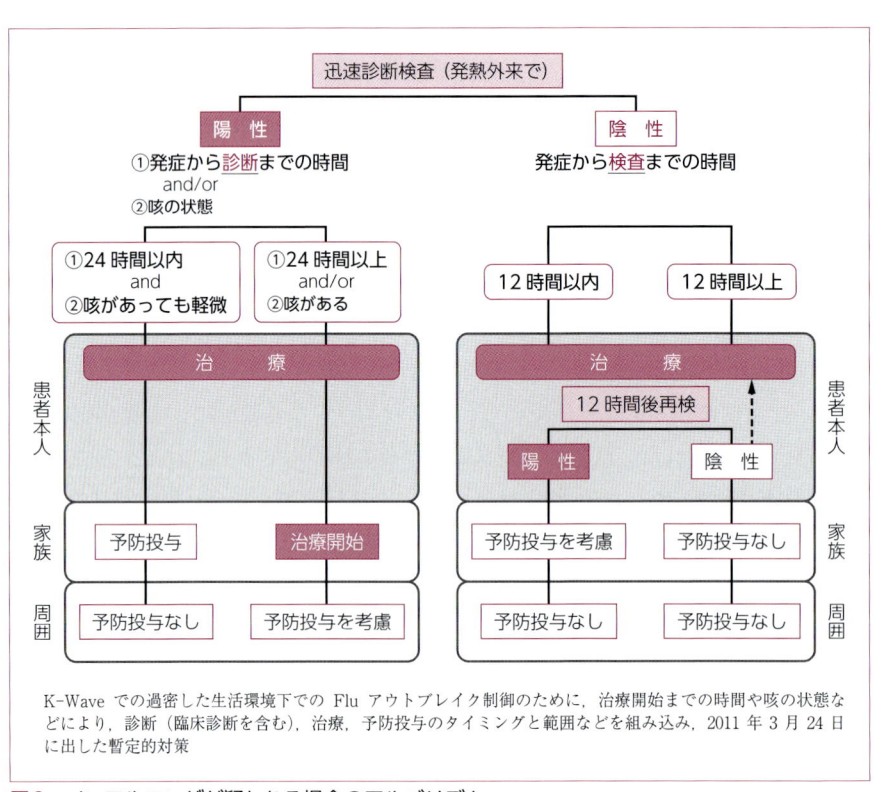

K-Waveでの過密した生活環境下でのFluアウトブレイク制御のために，治療開始までの時間や咳の状態などにより，診断（臨床診断を含む），治療，予防投与のタイミングと範囲などを組み込み，2011年3月24日に出した暫定的対策

図3　インフルエンザが疑われる場合のアルゴリズム

なお，その後に出された日本感染症学会提言2012「インフルエンザ病院内感染対策の考え方について（高齢者施設を含めて）」の中で，避難所における抗Flu薬の予防などに関した記載があるので参照いただきたい。

⑤対策の継続性─モバイル機器を利用した遠隔支援─

その避難所の現場を把握できているという利点を活かし，被災地を離れた後も携帯電話や電子メールを利用して，感染対策に関して継続した支援を行った。1日に数回，現地とやり取りを行い，その状況に応じてアドバイスを行った。後任の感染対策担当者に恵まれたこともあるが，この方法が上手く機能したことから，今後の支援の在り方を考えるうえで推奨したい。

避難所に滞在する人たちは，保健師や行政職員，地元住民のボランティアを含め，全員が被災者である。感染対策に協力してくれることの労をねぎらい，言葉をかけることを忘れてはならない。筆者らの活動が避難所の方々の苦しみの軽減に少しでも役立ち，今後の被災地での感染制御に寄与できれば幸いである。

なお，日本環境感染症学会から「大規模自然災害の被災地における感染制御マネージメントの手引き」[10]が公開されているので，参照いただきたい。

（山内　勇人）

❖ 急性肺炎対策

東日本大震災後，気仙沼市において入院肺炎症例の増加がみられた[11]。発災以後，低体温症に併発した急性肺炎症例が継続的にみられていたが，3月27日以降は気温上昇に伴うヘドロ粉塵が舞い上がる時期であり，化学物質によるlipoid肺炎が疑われた。気仙沼災害医療本部および感染制御チームとの連携により，避難者および支援者のマスク着用，避難所の土足禁止を指示し，医療救護班向けに肺炎の重症度の目安，病院への搬送基準などの急性肺炎対応マニュアルを作成し，運用を行った。また，5月には国立環境研究所による避難所内および近傍屋外の大気粉塵調査が行われ，有意な粉塵の上昇はみられなかった[12]。

1. 感染対策

口腔ケア・摂食嚥下リハ支援チームが外部支援として参画し，誤嚥性肺炎予防対策として，避難者に対する口腔ケアを積極的に行った。また，災害に関連する中長期的な高齢者肺炎予防対策として，日本プライマリ・ケア連合学会および製薬会社の支援により，23価肺炎球菌ワクチン「ニューモバックスNP」を5月13日以降9月29日まで，82会場において計5,325名の住民に対し無料接種を行っている[13]。

2. 疫学的特徴

気仙沼市内の内科入院病床をもつ気仙沼市立病院・気仙沼市立本吉病院・大友病院

の3施設を対象とし，2010年3月1日から2011年6月30日までの期間に入院した18歳以上の肺炎症例のすべてを同定し，震災前後の入院肺炎症例をretrospectiveに検討を行った[14]。

　対象期間中550例の入院肺炎症例を認め，うち325例が震災前，225例が震災後症例であった。1週間あたりの入院肺炎症例は震災後急増し，症例数の増加は2カ月半にわたって認められた。震災後症例の90％が65歳以上で，8例は溺水関連症例であった。溺水関連症例を除く震災後肺炎217症例のうち，117例が自宅，40例が介護施設，60例が避難所からの入院であった。

　震災後肺炎の臨床上の特徴として，性別，年齢は震災前後で差がなく，介護施設からの入院症例は死亡率が45％と高い傾向，避難所からの入院症例は死亡率が10％と低い傾向にあった。肺炎の多くは平時にみられる高齢者肺炎にcompatibleであり，起因菌も一般的な市中肺炎と同様であった。

　人口10万人あたりの肺炎発生率，肺炎死亡率を解析した結果，震災後入院症例は震災前の2.4倍，肺炎死亡例は3.1倍に増加しており，肺炎の流行があったことは事実と認識された。入院肺炎症例数が急増した原因として，低温，人口密集，生活環境の変化が考えられる。また，介護施設入居者の多くが疾病を抱えた高齢者であり，避難所と比較して医療救護班の支援が薄く，重症化および死亡率が高くなる原因と考えられた。

　複雑化した災害医療現場においても平時と同様に，アウトブレイクを想定し，危機を早期に察知し，サーベイランス・アセスメントおよび情報フィードバックを行い，対応方針を決定したうえで，迅速かつ柔軟にアウトブレイクコントロールを行うことが重要となる。早期からの医療救護所急性肺炎対応マニュアルの作成，避難者に対する口腔ケアの実施および肺炎球菌ワクチンの予防的投与が7月以降の入院肺炎症例の減少に寄与したものと考えているが，さらなる検証が必要である。ただし，次なる大規模災害への備えとして，避難所だけでなく介護施設を含めた高齢者の肺炎予防対策として検討すべき課題であると考えている。

（成田　德雄）

【文　献】

1) 山内勇人：避難所でのインフルエンザ蔓延防止のための取り組み―対策の標準化・継続性の有用性―. INFECTION CONTROL, 20(6)：9-15, 2011.
2) Okazawa S, Yamauchi H, et al.：Use of a Phase-Oriented Management System against an outbreak of infectious gastroenteritis in an evacuation center after the Great East Japan Earthquake. Journal of Disaster Research, 8(3)：519-525, 2013.
3) 岩田健太郎．医療従事者の知っておきたい2011年の東北地方太平洋沖地震と感染対策. INFECTION CONTROL, 20(5)：4-8, 2011.
4) 平成22年度厚生労働科学研究費補助金「新型インフルエンザ等の院内感染制御に関する研究」研究班（主任研究者 切替照雄）：避難所における感染対策マニュアル 2011年3月24日版, 2011
（http://www.kankyokansen.org/modules/news/index.php?content_id=20）.
5) 山内勇人，佐伯真穂，他：新型インフルエンザ対策におけるサージカルマスク不足への代替案. INFECTION

CONTROL, 18（7）：9-11, 2009.
6) 山内勇人, 河野恵, 他：インフルエンザ院内感染対策としての予防的マスク着用の有用性. 環境感染, 21（2）：81-86, 2006.
7) 山内勇人, 大西誠, 他：一般病院における新型インフルエンザ対策. 感染対策ICTジャーナル, 3（4）：407-412, 2008.
8) 山内勇人, 佐伯真穂：新型インフルエンザ対策における地域保健・学校保健との連携―感染制御医師として地域を守る―. INFECTION CONTROL, 19（9）：107-113, 2010.
9) 山内勇人, 猪野元由美, 他：「ノロフェーズ」を用いた感染性胃腸炎に対する院内感染対策の取り組み. 環境感染, 22（4）：247-252, 2007.
10) 大規模自然災害の被災地における感染制御マネージメントの手引き, 日本環境感染学会, 2014年1月27日（http://www.kankyokansen.org/modules/news/index.php?content_id=85）.
11) 成田徳雄：気仙沼市の医療救護活動. 東日本大震災における保健医療救護活動の記録と教訓（上原鳴夫 編著）, pp106-111, じほう, 2012.
12) 独立行政法人国立環境研究所（代表・村上正吾）：東日本大震災後の災害環境研究の成果2013年3月版.（http://www.nies.go.jp/shinsai/saigaikenkyu_all.pdf）
13) 大友仁：気仙沼市医師会 東日本大震災の対応. 宮城県医師会 東日本大震災記録誌：51-63, 2013.
14) Daito H, Suzuki M, et al.：Impact of the Tohoku earthquake and tsunami on pneumonia hospitalisations and mortality among adults in northern Miyagi, Japan：a multicentre observational study. Thorax, 68（6）：544-550, 2013.

3章 トレーニング問題

（解答は347頁）

Q1 個人防護具（personal protective equipment；PPE）について間違っているものを選びなさい

①血液または体液の曝露が予想される場合にはPPEを着用する
②PPEを脱ぐときに衣類および皮膚と防護具の汚染部位が触れないようにする
③病室を離れる前に，PPEを脱いで廃棄する
④飛沫予防策を必要とする患者との密接な接触のために，マスクに加えて目の防護具（例えばゴーグルまたはフェイスシールド）を常時着用する

Q2 手指衛生について正しいものを選びなさい

①手袋をはめていれば手指衛生の必要性はない
②手袋を外した後の手指衛生は必要ない
③目に見える汚れが手にある場合は，まず流水と石鹸で洗う
④手に血液が付いた場合でも，アルコールを念入りに使用すれば問題ない

Q3 防御環境について正しいものを選びなさい

①病室にカーペットを敷くことは問題ない
②目に見える方法（例えば，スモークチューブ，紙切れ細片）を用いて，週に1回室内圧を監視する
③1時間あたり少なくとも20回換気する
④ドライフラワーまたは生花および鉢植えの花の持ち込みは禁止する

Q4 次のうち正しいものを選びなさい

① 大人になれば，B型肝炎ウイルスに対する抗体（HBs抗体）がなくてもB型肝炎ウイルス感染で慢性肝炎になることはないので，ワクチンは不要である
② 日本国内で遺伝子型A型（欧米型）B型肝炎ウイルスに感染する事例は，遺伝子型C型（日本型）感染事例に比較して減少している
③ B型肝炎ウイルスに対するワクチンは生ワクチンなので，ワクチン接種で感染する場合がある
④ B型肝炎ウイルスに対するワクチンで抗体（HBs抗体）ができた場合，抗体価はその後常に同じ値である
⑤ 針刺しを起こしたらすべての場合，医療施設の形式に従い直ちに届け出る

Q5 次のうち正しいものを選びなさい

① HBs抗原が陰性の患者であれば，がん化学療法，免疫抑制治療を行っても，肝障害が起きB型肝炎ウイルスが測定できるような状態になることはない
② HBs抗原が陰性の患者であれば，がん化学療法，免疫抑制治療の際の定期的な肝機能測定は必要ない
③ HBs抗原陽性であるがALT（GPT）は小児のときから正常なキャリアの成人に，がん化学療法，免疫抑制治療を行っても肝障害は起きない
④ リツキシマブ，ステロイド，抗TNFα製剤使用中の患者では，治療開始時にHBs抗原が陰性であってもB型肝炎が再燃することがある
⑤ HBs抗原陽性の患者の針刺しの場合，感染確率は3％程度である

Q6 次のうち正しいものを選びなさい

① C型肝炎かつ糖尿病患者の血糖測定針を刺した場合，インターフェロン治療を直ちに開始する
② HBV，HCV，HIVのうち，針刺し時に血液を介した感染を起こす可能性が高いのはHCVである
③ HIV患者の糖尿病血糖測定針の針刺しの場合，届け出るだけでよい
④ HIVに対するワクチンは開発されている
⑤ HBs抗原陰性であっても針刺し事故の際は届け出る

3章 感染対策の知識

Q7 結核の感染経路を選びなさい

①接触感染　　②経口感染　　③血液感染（針感染を含む）
④空気（飛沫）感染

Q8 結核感染後，結核を発病する確率はどの程度か選びなさい

① 90％以上　　② 70％程度　　③ 50％程度
④ 25％程度　　⑤ 10％程度

Q9 次のうち正しいものを選びなさい

①結核感染後，ツ反は数日で陽転する
②結核感染後，QFT は数日で陽性となる
③感受性菌であっても，結核治療では最低 3 剤投与が必要である
④通常の肺結核は，化学療法開始後 2 週間で生菌の排菌量は激減する

Q10 水痘，麻疹，風疹，ムンプスのうち空気感染対策が必要な疾患を選びなさい

①水痘・麻疹　　②風疹　　③ムンプス　　④全て必要　　⑤全て不要

Q11 ウイルスに曝露後も予防接種により発症の予防や軽症化が可能な疾患は，次うちどれか選びなさい

①水痘・麻疹　　②風疹　　③ムンプス　　④全て可能　　⑤全て不可能

Q12 医療従事者が帯状疱疹を発症した場合の就業停止期間について，正しいものを選びなさい

①発疹出現後5日間
②すべての発疹が痂皮化するまで
③発疹出現後7日間
④疼痛が消失するまで
⑤就業停止の必要はない

Q13 流行性角結膜炎（EKC）の早期発見に有用ではないものを選びなさい

①臨床症状　　②眼所見　　③問診
④迅速診断キット　　⑤ウイルス分離

Q14 EKCの院内感染拡大防止に不適当なものを選びなさい

①診察器具の消毒　　②接触器具のディスポーザブル化
③環境の清拭　　④点眼薬の共有化　　⑤患者の隔離

Q15 アデノウイルスの消毒・滅菌効果が低いものを選びなさい

①グルタラール　　②クロルヘキシジン　　③ポピドンヨード
④次亜塩素酸ナトリウム　　⑤熱消毒

Q16 針刺しした場合のHBV，HCV，HIVの感染リスクはおよそどれくらいか選びなさい

① HBe抗原陽性　30%　　HCV　1%　　HIV 0.3%
② HBe抗原陽性　3%　　HCV 0.1%　　HIV 30%
③ HBe抗原陽性　0.3%　　HCV 10%　　HIV　3%

Q17 血液・体液で汚染された器材で針刺しを起こした場合，正しい対応はどれか選びなさい

①すぐにアルコール消毒する
②すぐに流水で洗い流す
③すぐに切開して血液を絞り出す

Q18 針刺し・切創対策の基本はどれか選びなさい

①標準予防策（standard precautions）
②血液・体液を扱う時に手袋を使用すること
③安全機構付き器材を使用すること

Q19 病室内圧について正しいものを選びなさい

①病院内のゾーニングは，空気の流れる方向（気流）により決める
②周囲の部屋に対して陰圧とすべき部屋は易感染患者用病室である
③肺結核などの空気感染隔離病室は廊下に対して陽圧に維持すべきである
④手術室内は通常は陽圧になっているので，ドアは常に閉じておく

Q20 病院内の清掃について正しいものを選びなさい

①手術室の床は，常に消毒して無菌性を追求すべきである
②病室の床は，目に見える汚染を除去した後の消毒が大切である
③日常的に手が触れる部位は，1日に1回は清拭する必要がある
④病室の壁は毎日清掃すべきである

Q21 病院内のゾーニングについて正しいものを選びなさい

①日本医療福祉設備協会規格は，日本における病院内のゾーニングに関する唯一のものである
②一般手術室の空調フィルタはすべて超高性能フィルタを用いるべきである
③ICU や CCU は常に手術室と同等の清浄度が要求される
④汚染管理区域は臭気などを排出するために陽圧が望ましい

Q22 環境表面からの感染を防止するための最も効果的な方法として正しいものを選びなさい

①環境の消毒　　②感染経路の遮断　　③粘膜の保護　　④菌の量を減らす

Q23 金属腐食性のある消毒薬はどれか選びなさい

①両性界面活性剤
②グルタラール（グルタルアルデヒド）
③消毒用エタノール
④次亜塩素酸ナトリウム
⑤塩化ベンザルコニウム

Q24 清潔な物品の保管場所として適切なものはどれか選びなさい

①スチール戸棚の中
②スチール戸棚の上
③木製のカラーボックス
④台所のシンク周り
⑤引っ越しに使用するダンボール

3章 感染対策の知識

Q25 清潔な物品が汚染されたと考えるのは，どのような時か選びなさい

①有効期限が切れた時
②濡れた手で取り扱った時
③太陽光が当たった時
④紫外線殺菌灯が照射された時
⑤冷暗所で保管していた時

Q26 多剤耐性菌のアウトブレイク検出時の初期対応で正しいものをすべて選びなさい

①検出患者の治療の検討　　　②緊急院内感染対策委員会の開催
③積極的保菌調査　　　　　　④接触感染対策の徹底
⑤アウトブレイクの症例対照研究

Q27 アウトブレイクの全体像を把握するために必要な作業をすべて選びなさい

①症例定義　　②Epicurveの作成　　③感染経路対策の徹底
④サーベイランスデータの遡り調査　　⑤ラインリストの作成

Q28 アウトブレイクの原因究明のため行われる解析疫学的手法で誤っているものを選びなさい

①コホート研究　　②メタアナリシス　　③症例対照研究

Q29 雨水や川の水から手洗い用の非飲料水を作る方法として，最も適切なものを選びなさい

①砂利や布などを利用したろ過
②ろ紙を用いたろ過
③次亜塩素酸ナトリウムの添加（最終濃度 0.003％）
④次亜塩素酸ナトリウムの添加（最終濃度 1.0％）
⑤煮沸

Q30 避難所でインフルエンザが発生した場合の対策として，状況にかかわらず正しいものを選びなさい

①咳症状のある罹患者と段ボールなどで仕切ることで，二次感染を防ぐことができる
②有症者はマスクを着用すべきであるが，全員がマスクを着用するのは意味がない
③換気はできるだけ頻回に行うべきである
④抗インフルエンザ薬の予防投与は行うべきでない
⑤咳を覆った手は手指消毒を行うべきである

Q31 震災に関連した急性肺炎の特徴として誤っているものを選びなさい

①原因として低温，人口密集，生活環境の変化などが考えられる
②震災後は震災前に比べて，発生率，死亡率ともに高くなる
③平時にみられる高齢者肺炎と起因菌は大きく異なる傾向にある
④高齢者においては口腔ケアを実施すべきである
⑤可能であれば，肺炎球菌ワクチンの接種を考慮すべきである

4章

抗菌薬の適正使用と限界

■ 4章　抗菌薬の適正使用と限界

4-1 抗菌薬の特徴と使い分け

Point

①抗菌薬は細胞壁合成阻害，蛋白合成阻害，核酸合成阻害など各種の作用機序を有し，殺菌的および静菌的な抗菌薬に大別される。

②抗菌薬の使い分けには，(1) 患者背景の把握，(2) 感染症の状態と重症度の把握，(3) 起炎菌の推定と確認，(4) 適切な抗菌薬の選択，(5) 適切な投与法の決定―などの点が重要である。

③抗菌薬の投与はできるだけ早期に開始し，十分量を用いた積極的な治療が必要である。

④起炎菌が判明したら広域抗菌薬から狭域抗菌薬に変更するなど，常在菌への影響や耐性菌の出現に配慮した抗菌薬の投与が望ましい。

⑤抗菌薬の効果が認められない場合は，投与方法の見直しや耐性菌出現の可能性などを考慮する。

❖ はじめに

　　　抗菌薬療法の基本は，"感染症の原因となっている病原体に有効な抗菌薬を選択し，その効果を十分に引き出せる方法で投与する"ことである。しかし実際には，治療開始の段階では感染症の起因病原体は不明のことが多い。また，特に入院患者では何らかの基礎疾患を有するため，患者背景を考慮したうえで適切な抗菌薬や投与方法を決定しなければならない。すなわち，個々の症例に応じた抗菌薬の使い分けをできるかどうかによって治療の成否が決定する。

　　　なお，本稿は「抗菌薬の特徴と使い分け」というタイトルであるが，薬剤師の方々が対象であるため，抗菌薬の特徴に関する解説は最小限に留め，抗菌薬の使い分けに関する基本的な考え方を中心に解説する。また，抗菌薬の適切な投与法については他の項を参照していただきたい。

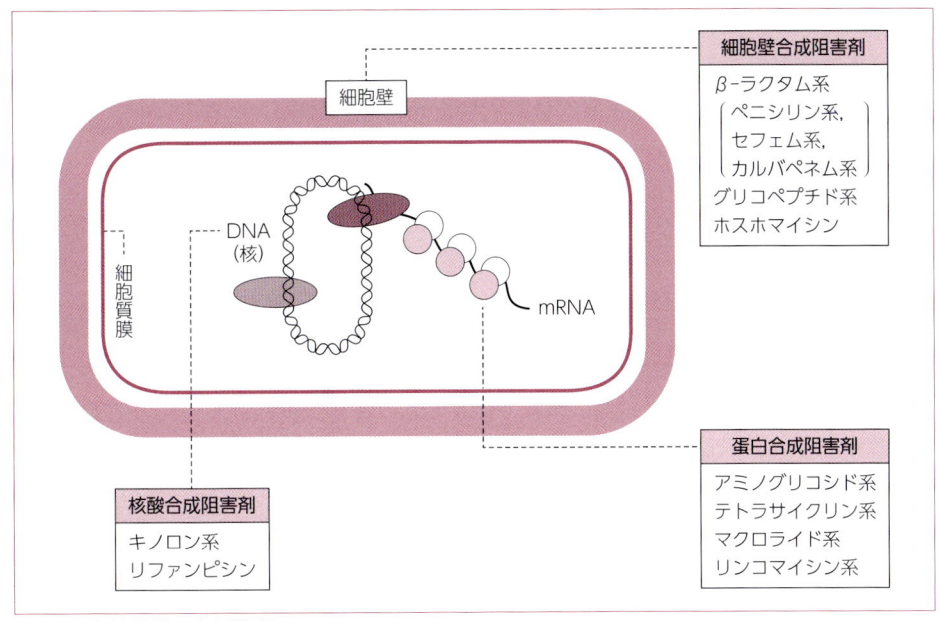

図1 主な抗菌薬の作用機序

❖ 抗菌薬の特徴

　抗菌薬の分類は通常，ペニシリン系やアミノグリコシド系など構造的特徴に基づいた分類が一般的であるが，本稿では以下に作用別の分類（図1）を用いて抗菌薬の特徴を捉えてみる。

1. 作用別にみた抗菌薬の特徴

・細胞壁合成阻害

　細菌の細胞壁は，網の目様構造のペプチドグリカン層によってその強固さが保たれている。ペニシリンをはじめとするβ-ラクタム系抗菌薬は，細胞壁を合成するペニシリン結合蛋白（PBP）の作用を阻害することで，細菌の細胞壁の合成を阻害する。これによりペプチドグリカンの合成ができなくなった細菌の細胞壁は脆弱な状態となり，細菌内部の高い浸透圧を保つことができずに溶菌する。

　この作用を有する抗菌薬として，ペニシリン，セフェム，モノバクタム，およびカルバペネムなど各系統の抗菌薬があり，これらはいずれも化学構造上β-ラクタム環を有するため，β-ラクタム系抗菌薬と総称されている。また，β-ラクタム系抗菌薬ではないが，同じく細胞壁合成阻害作用を有する抗菌薬として，グリコペプチド系のバンコマイシン（VCM）やテイコプラニン（TEIC），ホスホマイシン系のホスホマイシン（FOM）などがある。

・蛋白合成阻害

　蛋白合成阻害剤は細菌の蛋白合成を阻害し，細菌の発育を抑制する。ヒトの蛋白合

成は80Sリボゾームが主であるが，蛋白合成阻害作用を有する抗菌薬は70Sリボゾームに作用することなどにより選択毒性を示す。

この作用を有する抗菌薬にはミノサイクリン（MINO）などのテトラサイクリン系抗菌薬，エリスロマイシン（EM）などのマクロライド系抗菌薬，ストレプトマイシン（SM）などのアミノグリコシド系抗菌薬，リネゾリド（LZD）などのオキサゾリジノン系抗菌薬などがある。

・**核酸合成阻害**

レボフロキサシン（LVFX）やシプロフロキサシン（CPFX）などに代表されるキノロン系抗菌薬は，DNA鎖の超らせん化を起こすDNAジャイレースに作用し，DNA複製を阻害して細菌の増殖を阻止する。また，抗結核薬の代表的薬剤であるリファンピシン（RFP）はRNAポリメラーゼの作用を失活させて菌の増殖を阻止する。

・**細胞膜機能阻害**

細胞膜機能阻害剤は，細胞膜を攻撃して選択的な透過性を変えることにより，細菌の生命維持に必要な細胞内成分を放出させ細菌を障害する。細胞膜機能阻害剤にはコリスチン（CL），ポリミキシンB（PL-B）などのポリペプチド系抗菌薬がある。なお，サイクリックリポペプチド系抗菌薬であるダプトマイシン（DAP）は，細菌の細胞膜に結合して，カリウム排出による膜の急速な脱分極を起こす。

・**葉酸合成阻害**

葉酸は細菌の代謝に必須であり，多くの細菌は葉酸を自分で合成することが可能である。しかし，細菌は周囲の環境から葉酸を取り込むことはできないため，葉酸の合成を阻害することで細菌の発育が阻害される。葉酸合成阻害剤にはST合剤がある。

2. 各作用機序からみた殺菌および静菌作用

抗菌薬による効果は，病原体を死滅させることによってもたらされるが，その作用は必ずしも一様ではない。すなわち，殺菌的（bactericidal）な作用と，静菌的（bacteriostatic）な作用を有する抗菌薬の2種類に大別される[1]。

殺菌的な抗菌薬は短時間で菌を死滅させることができ，短時間で強力な効果をもたらすことができる。一方，静菌的な抗菌薬は，基本的に菌の代謝を止めて増殖を抑制する作用を示すため，殺菌的な抗菌薬と比べればその効果は緩徐である。それぞれの抗菌薬が殺菌的か静菌的かについては，明確に分類できないものもあるが，一般的に，細胞壁合成阻害剤，核酸合成阻害剤，細胞膜機能阻害剤は殺菌的な作用が強く，蛋白合成阻害剤，葉酸合成阻害剤は静菌的な作用を示す。ただし，アミノグリコシド系抗菌薬も分類上は蛋白合成阻害剤であるが，膜障害作用も有しており，実際には殺菌的な作用を示すといわれている。

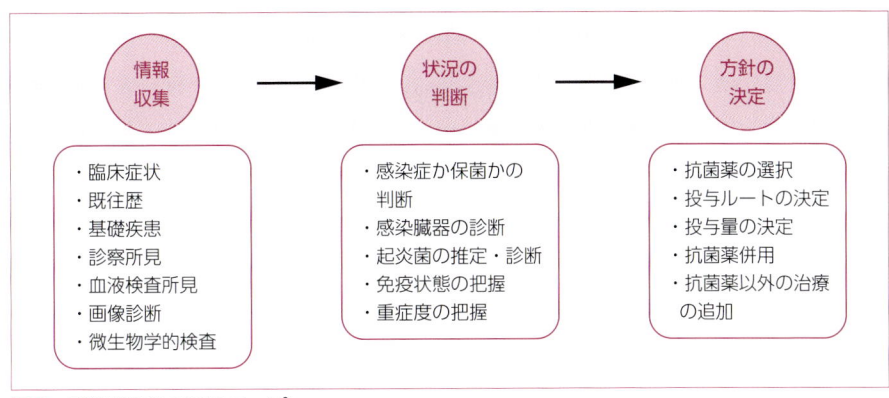

図2 感染症の治療のステップ

❖ 治療開始時における抗菌薬の選択

　実際の臨床の現場において，感染症の治療は図2に示すようなステップを経て行われる。多くの感染症患者はその症状や検査所見をもとに治療開始の時点で，感染症であること，および特定の臓器（部位）の感染であることは推定できる。その場合，感染の重症度や患者背景をもとに外来か入院を決定し，起炎病原体を推定して抗菌薬が選択される。

　一方で，一部の患者では感染症かどうかも明確でなく，感染病巣もはっきりしないまま抗菌薬が開始される場合もある。抗菌薬療法を開始する時点でまず判断すべき点は，その患者が抗菌薬を用いた治療の適応になるかどうかであり，念のため投与しておくといった対応は，よほどリスクの高い患者以外は慎まなければならない。以下に，想定される状況に応じた抗菌薬選択について解説を行う。

1. 起炎菌が不明な段階の抗菌薬の選択

　感染症の初期治療の段階で，起炎菌が判明していることは少ない。また，起炎菌検索のために検査を行っても，細菌の培養・同定には結果が判明するまで数日を要するため，起炎菌が不明のまま最初の抗菌薬を選択する場合が多い。

　その際は，臨床症状や診察所見，臨床検査結果などをもとに病原体を推定し，当該施設における臨床分離株の薬剤感受性などのデータも参考にしながら，有効性が高いと期待される抗菌薬を選択して治療を行う。この方法は一般的に"エンピリック治療"と呼ばれている。例えば，基礎疾患のない単純性膀胱炎の場合は，大腸菌が起炎菌である可能性が8割以上とわかっているため，尿路に移行が良く大腸菌に有効な抗菌薬を選択すれば有効性が期待できる。ただし，病院感染の場合は検査が困難であったり，複数の菌が分離されるなど，起炎菌の推定自体が困難な場合も多い。また，表1に示すような症例では，重篤な感染症に陥りやすく，複雑な背景を抱えているために慎重な抗菌薬の選択が必要となる。

表1　慎重な抗菌薬の選択が必要な症例

① 免疫不全患者
　担がん患者，抗がん剤投与例
② 基礎疾患合併例
　糖尿病，腎障害，透析患者，肝障害など
③ 小児，高齢者，妊婦
④ 耐性菌分離症例，長期入院例
⑤ 薬剤アレルギーを有する症例

　抗菌薬選択の一つの方法として，最初はまず広域の抗菌薬を選択する考え方がある。これは治療の対象とすべき起炎菌が定まっていない段階では，広いスペクトルの抗菌薬を選択することで，なるべくカバーできる範囲を広げて有効性の確率を高める方法である。ただし，この方法は耐性菌の出現リスクを高めるとともに，安易な広域抗菌薬の選択につながる可能性があるため，慎重さが求められる。

2. 起炎菌の推定が可能な場合の抗菌薬の選択

　起炎菌が治療当初から確定できていなくても，起炎菌をより高い精度で推定することができれば，選択すべき抗菌薬はかなり絞り込むことができる[2]。例えば，市中肺炎の症例で，喀痰のグラム染色でグラム陽性双球菌が観察されれば，肺炎球菌を起炎菌と判断してまず間違いないため，ペニシリン系あるいはセフェム系の抗菌薬が選択される。このようにグラム染色は，古典的な方法ではあるが，起炎菌の推定に有用な情報を与えてくれる。肺炎球菌に関しては尿中や喀痰中の抗原の検査によってもその診断が迅速に容易にでき有用である。また，レジオネラ感染の際も尿中抗原やLAMP法による迅速診断が可能であるが，レジオネラはβ-ラクタム系抗菌薬が無効で培養の感度も低いため，重症肺炎が疑われる場合は，早期から迅速診断を活用して鑑別しておくことが望ましい。さらに最近では，肺炎マイコプラズマに対して咽頭拭いや喀痰の抗原検出法やLAMP法による遺伝子増幅法も利用可能となっており，非定型肺炎としての起炎病原体診断も以前に比べると容易になってきている。

❖ 治療開始後の効果判定および抗菌薬の変更

　抗菌薬投与開始後，一般的には3，4日目に治療効果を判定する必要がある。その時点では，発熱などの臨床症状の変化を確認することができ，さらに白血球やCRPなどの炎症所見の結果を基に客観的な評価が可能となる。さらに，抗菌薬投与開始前に提出しておいた血液培養などの培養検査結果も報告されている場合があるので，それらと合わせて判断することが可能である。

1. 治療効果が認められた場合

　臨床症状および炎症所見の改善が認められた場合，抗菌薬の中止あるいは変更につ

表2　耐性菌による感染を考慮すべき例

①長期入院患者，あるいは入院・入所歴を有する症例
②最近，抗菌薬投与を受けた症例
③過去に耐性菌が分離された症例
④各種基礎疾患（意識障害を伴う脳卒中など）
⑤各種カテーテル留置例（気管内挿管，中心静脈カテーテルなど）
⑥透析患者
⑦抗菌薬投与にもかかわらず症状が改善しない症例
⑧海外の耐性菌流行地の長期滞在者

いて検討を行う。抗菌薬の中止については，臨床症状が十分に改善し，炎症所見が正常域まで回復しなくても明かな改善が認められれば，通常はその後，2日程度の投与で中止が可能となる。ただし，血液培養が陽性で菌血症の存在が確認された場合は，症状の改善が認められた場合でも全体で2週間程度の投与期間を考慮する必要がある。

抗菌薬の変更については，もしも広域抗菌薬を選択して効果が得られた場合は，耐性菌出現のリスクを軽減するため，起炎菌が判明した段階で抗菌薬を広域から狭域へ変更する"デ・エスカレーション（de-escalation therapy）"が推奨される。

さらに，抗菌薬の投与を注射薬から経口薬に変更する，いわゆる"スイッチ療法"は静注薬による患者の負担軽減や，入院期間の短縮に繋げられる可能性がある。ただし，経口薬に変更後，感染症の増悪がみられないことを注意深く確認する必要がある。

2. 治療効果が認められない場合

適切と思われる抗菌薬を投与しているにもかかわらず病状の改善が認められない場合は，培養結果を踏まえて再検討する必要がある。特に，耐性菌による感染症や，レジオネラや嫌気性菌，結核菌など特殊な菌による感染症も考慮に入れなければいけない。耐性菌による感染を考慮すべき例は表2に示すように，さまざまな要因が挙げられる。ただし，実際に菌を分離できなければこれらの確証は得られないため，適宜，細菌培養その他の検査を行っておく必要がある。もしも複数の病原体による混合感染が考えられる場合は，それらを単独の抗菌薬でカバーできない場合もあるため，併用が行われる。

治療無効例では，治療を妨げる各種の要因を検討しなければならない。感染が膿瘍化した場合や，病変部にバイオフィルムを形成した場合などでは，十分な濃度の抗菌薬が菌に到達できないため，期待するような治療効果が得られない。このような状況ではドレナージなどの外科的なアプローチや，感染源となっているカテーテルを抜去することで状態の改善につながる場合が多い。

治療無効例では投与方法が妥当かどうかについても検討する必要がある。PK-PD

理論に基づく効果的な投与法やTDMの利用については別項を参照していただきたいが，特にアミノグリコシド系抗菌薬は，国内で基準とされている投与量が欧米よりもかなり少なめに設定されているので，投与量を再設定することでより大きな効果がもたらされる場合もある。

　なお，抗菌薬開始当初は症状や検査所見も改善し有効と思われたにもかかわらず，治療を継続するにつれ発熱が持続し，炎症所見の改善も認められない場合には，いわゆるdrug feverを疑って，いったん抗菌薬を中止して経過をみたほうがよい場合がある。

❖ 主な耐性菌別にみた抗菌薬の選択

　耐性菌はMRSAや緑膿菌が病院感染の原因菌としては重要であるが，さらにVRE，PRSP，ESBL産生菌，メタロ-β-ラクタマーゼ産生菌などさまざまな種類がある。これら耐性菌に対してそれぞれ有効な抗菌薬を使い分ける必要がある。

1. MRSA

　メチシリン耐性黄色ブドウ球菌（methicillin-resistant *Staphylococcus aureus*；MRSA）による感染症に対して，現在日本で保険適用が認められている抗菌薬は，バンコマイシン（VCM），アルベカシン（ABK），テイコプラニン（TEIC），リネゾリド（LZD）およびダプトマイシン（DAP）の5剤である。各抗菌薬が独自の特徴を有しているので，その特徴に合った使用法が必要である。

　VCMは抗MRSA薬のスタンダードな薬剤として使用されているが，腎障害を有する症例ではTDMによる投与法の調整が必要であり，点滴時間が短いとヒスタミン遊離によってred neckあるいはred man症候群を伴う。ABKは抗MRSA薬の中では唯一グラム陰性菌に対しても抗菌活性を有している。TEICはVCMと同じグリコペプチド系の抗菌薬であるが，腎障害が軽度であるという利点を有している。しかし，蛋白結合率が高いため有効な濃度に上げる必要があり，loading doseを用いた投与が行われる。LZDは非常に組織移行性が良く，腎障害も少なく，さらに経口薬でも注射薬と同等のbioavailabilityを有する利点があるが，投与中に可逆性の血小板減少を伴いやすい。DAPは1日1回の投与でよく，殺菌性の効果を示すため早期の治療効果が高い。ただし，肺のサーファクタントで不活化されるため肺炎は無効である。なお，LZDおよびDAP以外の3剤については，TDMを利用した投与法の修正が望ましい。また，保険適用はとれていないが，ST合剤やリファンピシンもMRSAに対して良好な抗菌活性を有しており，特殊な状況において使用される[3]。

2. 緑膿菌，多剤耐性緑膿菌

　緑膿菌は本来の性質として多くの抗菌薬に耐性を獲得している。しかし，緑膿菌に高い抗菌力を有する薬剤として，ペニシリン系のピペラシリン・タゾバクタム（PIPC/TAZ），

第3世代セファロスポリン系のセフタジジム（CAZ），第4世代セファロスポリン系のセフェピム（CFPM），モノバクタム系のアズトレオナム（AZT），カルバペネム系のメロペネム（MEPM），ビアペネム（BIPM），ドリペネム（DRPM），フルオロキノロン系のシプロフロキサシン（CPFX），およびアミノグリコシド系のアミカシン（AMK），トブラマイシン（TOB）などがある。緑膿菌は菌株によって感受性の差が大きいので，その患者から分離された菌株を用いて薬剤感受性を測定し，症例ごとに有効性が期待される抗菌薬を選択する必要がある。

多剤耐性緑膿菌（multidrug-resistant *Pseudomonas aeruginosa*；MDRP）は，カルバペネム系，フルオロキノロン系，アミノグリコシド系の3系統の抗菌薬に対し，すべて耐性の緑膿菌をいう。ただし実際には，現在，国内で販売されている抗菌薬の中で，MDRPに単独で有効性が期待できる抗菌薬はないのが現状である[4]。ポリミキシンBとコリスチン（colistin）はともにMDRPに対して良好な抗菌活性を保っているが，いずれも国内では市販されていない（コリスチンは国内承認予定）。MDRPについては抗菌薬の併用療法という選択もあり，アミカシン（amikacin）とアズトレオナム（aztreonam）といった組み合わせが考えられるが，舘田らの考案による"ブレイクポイント・チェッカーボード法"を用いて，最も適した抗菌薬の組み合わせを調べることも有用と思われる[5]。

3. バンコマイシン耐性腸球菌

バンコマイシン耐性腸球菌（vancomycin-resistant *Enterococci*；VRE）は，欧米で急激に増加したのに比べ，国内ではまだ分離頻度は低い状況にあるが，一部地域や施設での流行も報告されているため今後の増加が懸念される。VREにはVanA型からVanE型まで5種類の耐性タイプがあるが，臨床的に重要なのは，VCMとTEICの両方に耐性を示すVanA型と，VCMのみに耐性を示すVanB型の2種類である。VREが便から分離された場合は，その大半は保菌例であり抗菌薬治療の適応とはならない。ただし，血液や髄液など通常無菌である検体からVREが分離された場合は抗菌薬投与の適応となる。VREであってもバンコマイシン耐性の*E.faecalis*であれば，ペニシリン系抗菌薬に対する抗菌活性が保たれている場合が多いので，アンピシリン（ABPC）を投与する。それ以外のVREについては，キヌプリスチン・ダルホプリスチン（QPR/DPR）あるいはリネゾリド（LZD）の適応となる。

4. ペニシリン耐性肺炎球菌

肺炎球菌の場合，ペニシリン耐性およびマクロライド耐性が重要である。ペニシリン耐性肺炎球菌（penicilin-resistant *Streptococcus pneumoniae*；PRSP）はその基準が髄膜炎と髄膜炎以外では異なるため，注意が必要である。肺炎例ではPRSPの基準を満たす株はまれであるため，現在でもペニシリン系抗菌薬で治療効果が期待できるといわれている。一方，髄膜炎の症例では，PRSPが分離された場合，髄液への移行

性も考慮するとペニシリンによる治療効果は期待できない。そのため，肺炎球菌による髄膜炎や敗血症の症例では，メロペネム（MEPM）やパニペネム（PAPM）などのカルバペネム系抗菌薬やセフォタキシム（CTX）などが選択される。なお，状況に応じてアミノグリコシド系抗菌薬との併用療法や，VCM，TEICおよびLZDなどグラム陽性菌に強い抗菌活性を有する抗菌薬が選択される。

5．メタロ-β-ラクタマーゼ産生菌

　メタロ-β-ラクタマーゼはモノバクタム系抗菌薬を除くすべてのβ-ラクタム系抗菌薬を分解できる。MDRPの中にはメタロ-β-ラクタマーゼを産生するタイプが多く含まれており，実際に臨床で分離されるメタロ-β-ラクタマーゼ産生菌の多くは緑膿菌であり，さらにセラチアなど腸内細菌科の菌などからも分離されている。メタロ-β-ラクタマーゼに対して現在市販されているβ-ラクタマーゼ阻害薬との合剤は無効である。メタロ-β-ラクタマーゼ産生菌に対しては，モノバクタム系抗菌薬，アミノグリコシド系抗菌薬およびニューキノロン系抗菌薬などの選択が考えられるが，分離株の薬剤感受性を確認する必要がある。

6．ESBL産生菌

　ESBLs（extended spectrum β-lactamases）は，ペニシリン系および第1，第2世代のセフェム系抗菌薬を分解するタイプのβ-ラクタマーゼがさらに広いスペクトラムの抗菌薬に対する分解能を獲得し，第3，第4世代セファロスポリン系抗菌薬やモノバクタム系抗菌薬まで分解できるようになったものである。国内では大腸菌や肺炎桿菌でESBL産生菌が主に分離されており，現在，国内でも増加傾向にある。ESBL産生菌に対してはカルバペネム系抗菌薬が有効であり，重症感染症の場合は第1選択薬となる。さらに，ホスホマイシン（FOM），セフメタゾール（CMZ）などセファマイシン系抗菌薬，フロモキセフ（FMOX）やラタモキセフ（LMOX）などのオキサセフェム系抗菌薬が有効な場合がある。ただし，ESBL産生菌はニューキノロン系抗菌薬に耐性を示す割合が高い。

❖ その他の留意点

1．副作用

　抗菌薬の副作用は，各種基礎疾患を有する患者では特に注意すべき点である。例えば，腎機能の低下を有する症例では，クレアチニンクリアランスの測定や推定をもとに慎重な投与が望まれる[6]。アミノグリコシド系抗菌薬やバンコマイシンなどの抗菌薬は，TDMを利用するなどして副作用を軽減する投与法の工夫が必要である。

　ペニシリン系抗菌薬によるアナフィラキシー・ショックは，まれではあるものの重篤な副作用である。この反応はペニシリンとセフェムなどβ-ラクタム系抗菌薬の中で広く交差反応を示すことがわかっており，ペニシリンにアレルギーがある症例では

アズトレオナム（AZT）を除くβ-ラクタム系抗菌薬の使用について慎重な対応が必要である。

さらに，薬剤の併用によりもたらされる副作用にも注意すべきであり，抗ヒスタミン薬とマクロライド系抗菌薬などとの併用によるQT延長作用は，ときに致死的な不整脈を引き起こす可能性がある。また，消炎鎮痛薬とキノロン系抗菌薬との併用によるけいれんの誘発は，その頻度は高くないものの注意すべき事項である。カルバペネム系抗菌薬は，バルプロ酸との併用でバルプロ酸の血中濃度が低下するため，併用禁忌となっている。

2. 感染予防としての抗菌薬投与

周術期の感染予防として使用される抗菌薬は，皮膚表面に定着しているブドウ球菌属などを対象として，第1世代セファロスポリン系抗菌薬に属しているセファゾリン（CEZ）などが主に選択される。また，腸管の手術などグラム陰性菌や嫌気性菌などによる汚染が起こりやすい場合は，第2世代セファロスポリン系抗菌薬のセフメタゾール（CMZ）などが一般的に選択される。

これらの抗菌薬は術中に高い血中濃度が得られるように，術前1時間前頃から抗菌薬の点滴を開始して，執刀開始時に血中濃度がピークになるように投与する。CEZの血中半減期は2.5時間と長いため，通常の手術であれば1回の投与で十分であるが，もしも長時間の手術に及んだ場合は，抗菌薬の追加投与が行われる。なお，腸管の手術などの汚染手術を除けば，抗菌薬の予防投与は24時間以内に投与を終了することが望ましいとされている。術後の長期間の抗菌薬投与あるいは広域抗菌薬の投与は，MRSAや緑膿菌などによる耐性菌感染のリスクを高めるため，一部の例外を除き推奨されていない。

3. サイクリング療法とミキシング療法

院内で耐性菌が出現する可能性が高くなる要因の一つとして，病棟あるいは病院内で同じ抗菌薬を多用することが挙げられる。そこで，なるべく抗菌薬の使用を振り分ける目的で，サイクリング療法およびミキシング療法という考え方が提唱されている。

サイクリング療法とは，主に病棟単位で使用する抗菌薬を一定の期間，特定の薬剤に指定し，数カ月ごとに指定薬剤を変更し，そのサイクルを繰り返していく方法である。また，ミキシング療法は，患者ごとに抗菌薬を変更していき，各種抗菌薬の使用を平均化させ，なるべく抗菌薬が偏らないようにする方法である。いずれの方法についても，その有用性などについては賛否両論あり，現時点ではまだその評価は定まっていない。

❖ おわりに

　抗菌薬の使い分けに関しては，各専門家によって考え方が異なる点も多い．しかしいずれにしても，個々の患者にとってベストな抗菌薬を選択し，耐性菌や副作用の出現を抑えながら有効性を高めた投与法を行う，という考え方は共通であると思われる．ただし，実際の臨床の現場では"その患者にとってベストな選択"というのが一番難しく，答えも出しにくい点である．薬剤師の方々には，抗菌薬の専門家の立場として，より良い選択，より良い投与法に向けてサポートをしていただければ幸いである．

(松本 哲哉)

【文　献】
1) 松本哲哉, 山口惠三：作用機序からみた抗菌薬の使い方. 実践抗生物質・抗菌薬療法ガイド（縮刷版）（和田 攻, 他 編）, 文光社, pp15-19, 2005.
2) Moellering RC, Eliopoulos GM：Principals of anti-infective therapy：General principles. Principles and practice of infectious diseases 6th ed.（Mandell GL, Bennett JE, et al. Ed）, pp242-253, Elsevier, 2005.
3) Gilbert DN, Moellering RC, et al. Ed：Sanford Guide to Antimicrobial Therapy 2007 37th ed, p73, Antimicrobial Therapy Inc, 2007.
4) 松本哲哉：多剤耐性緑膿菌（MDRP）. モダンメディア, 53 (3)：74-79, 2007.
5) 舘田一博：MDRPに対する抗菌薬併用療法感受性検査. 臨床と微生物, 34 (2)：89-93, 2007.
6) 青木眞：抗菌薬の投与量の調節. レジデントのための感染症診療マニュアル, pp41-49, 医学書院, 2000.

4-2 薬剤感受性検査の読み方

Point

① *in vitro* ではMIC値が小さいほど少量の抗菌薬で菌の発育を抑制できるが，*in vivo* では必ずしもそうであるとは限らない。

② MIC (minimum inhibitory concentration；最小発育阻止濃度）は希釈法とEテストにより得られる。

③ ディスク法は希釈法の成績をもとに設定された定性的な方法で，成績は感性（S），中間（I），耐性（R）で表示され，MIC値は得られない。

④ 抗菌薬のMICブレイクポイントはCLSIのものが用いられているが，この他EUCASTや日本化学療法学会で設定したブレイクポイント，PK-PDのブレイクポイントが設定されている。

⑤ CLSIのブレイクポイントは，同じ抗菌薬でも菌群や菌種により異なる場合がある。

⑥ 日本化学療法学会のブレイクポイントは抗菌薬ごとに，呼吸器感染症，尿路感染症，敗血症について設定されている。菌種や菌群による違いはない。

⑦ *Staphylococcus* のメチシリン耐性株（MRS）は，オキサシリンまたはセフォキシチンの感受性により決定される。

⑧ VRE発見のきっかけはVCMのMIC値である。

⑨ ペニシリン耐性肺炎球菌はPCGのMIC値により決定される。

⑩ グラム陰性桿菌の多剤耐性菌は，インフルエンザ菌ではBLNARが，腸内細菌科ではESBL産生株やampC過剰産生株，ブドウ糖非発酵グラム陰性桿菌ではメタロβ-ラクタマーゼ産生株が増加している。

❖ はじめに

　日常検査における薬剤感受性検査法には希釈法，ディスク拡散法（ディスク法），Eテストの3つの方法があり，これらのうち，希釈法とディスク法は米国のCLSI（Clinical and Laboratory Standards Institute）により設定された標準法が用いられている[1]。一方，EテストはスウェーデンのABバイオディスク社により開発された簡便なMIC測定法で，FDA（米国食品医薬品局）においても承認されている方法である。3種の方法のうち，希釈法が最も精密な方法とされ，中でも微量液体希釈法は多くの菌種の抗菌薬感受性測定法の標準法とされている。

　本稿では，これらの測定法を概説した後，検査結果の読み方を中心に解説する。

❖ 薬剤感受性測定法の種類と適用

　わが国で用いられている薬剤感受性測定法3法の概要を表1に示した[2]。細菌の種類により測定に使用する培地や培養法が異なっており，これらの内容はCLSI文書に

表1　薬剤感受性測定法の種類

測定法の種類	1. ディスク拡散法	2. 希釈法	3. Eテスト
結果	感性（S），中間（I），耐性（R）の3段階で表示され，MIC値は得られない。	MIC値が得られる。MIC値をもとに，S・I・Rで表示される。	MIC値が得られ，S・I・Rで表示される。
方法	一定の濃度に調整した菌液をMueller Hinton寒天培地に綿棒で接種し，抗菌薬ディスクを配置して，培養後，阻止円直径の大きさから感性（S），中間（I），耐性（R）の3段階に判定する。指定された温度および培養時間を厳守し，培養する。なお，培地の厚さ，培養温度，培養時間などは決められた基準に従い実施する。	抗菌薬を2倍連続希釈（例：128〜0.06 μg/mL）した濃度系列の培地に一定の菌量を接種し，決められた条件下で培養後，菌の発育が阻止された最も低い濃度（最小発育阻止濃度：MIC）を求める。液体培地を用いた方法と寒天平板培地を用いた方法があるが，日常検査には，マイクロプレートと液体培地を用いた微量液体希釈法が用いられている。	測定法はディスク拡散法に類似しており，寒天培地に菌液を接種するまでは同じである。ディスクの代わりにEテストストリップを培地の表面に，空気が入らないように貼り付け，決められた条件下で培養する。判定は阻止帯が生じ始めたストリップの濃度目盛を読み取り，MIC値とする。Eテストの濃度目盛は通常用いられるMIC濃度の中間の濃度も設定されている。例えば，MIC値が1.5μg/mLと判定された場合，通常のMIC濃度で表示したい場合は1濃度上の目盛，すなわち2μg/mLと判定する。
市販品	・センシデスク（日本ベクトン・ディッキンソン） ・KBディスク（栄研化学） ・SNディスク（日水製薬）	自動測定機器を用いた測定システム* ・マイクロスキャン・ウォーカーウェイ（シーメンスヘルスケアーダイアグノスティックス） ・BDフェニックス（日本ベクトン・ディッキンソン） ・ライサス（日水製薬） ・IA MIC mkⅡ（栄研化学） ・バイテックⅡ（シスメックス・ビオメリュー）	・Eテスト（シスメックス・ビオメリュー） ・MICテストストリップ（アリーアメディカル）

＊：抗菌薬の濃度が少ないブレイクポイントパネルでは，MIC値に不等号の記号がついた結果として得られる場合が多い。

詳細に記載されている（例えば，*Staphylococcus*，*Streptococcus*，*Haemophilus*，腸内細菌科，嫌気性菌，真菌など）。

ディスク法は適用可能な細菌の範囲が*Staphylococcus*や腸内細菌科など増殖の速い菌種に限って使用可能であり，嫌気性菌や*Helicobacter pylori*など，増殖の遅い菌種には用いてはならないとされている。この理由は，耐性菌が感性菌と判定される（very major errors）など，誤った成績が得られる可能性があるからである。

EテストはCLSI法ではないが，方法はディスク法に準ずる。希釈法，ディスク法，Eテストの実際の判定がどのように行われるかについては図1～3に示したので参照されたい。

❖ MICの意味と精度管理

MIC（minimum inhibitory concentration）は2倍連続希釈した薬剤含有培地に一定濃度の菌液を決められた量だけ接種し，一定の条件下で培養後，肉眼的に菌の発育が完全に阻止された薬剤の最小濃度を採用する。MICには±1管（2倍）の誤差がある。例えば，4μg/mLのMIC値は2～8μg/mLの間に真のMIC値が存在する。このように成績は種々の因子により，ばらつきやすいので，精度管理が義務付けられている。

精度管理（QC；Quality control）はCLSIが指定した菌株（ATCC株）を用いて被検菌と同時に感受性を測定し，結果が決められた範囲に入っていればその検査は正しく行われ，成績は信頼できるとするものである（図1）。QCはディスク法では阻止円直径，希釈法ではMIC値がそれぞれ管理限界値が決められている。

菌はMIC濃度の培地で増殖を阻止されるが，この時点で生きた状態でいるのか死滅したのかは不明である。菌が抗菌薬により殺菌されたかどうかは，MIC判定後の

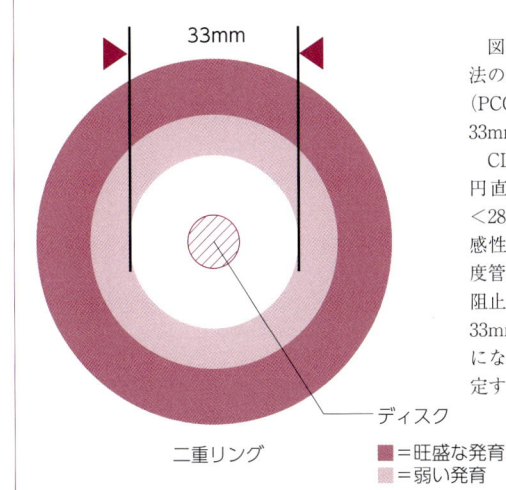

図は *S. aureus* ATCC 25923（CLSI 薬剤感受性測定法の精度管理用の菌株）を用いてベンジルペニシリン（PCG）の感受性を測定したもので，阻止円直径は33mmと判定された。

CLSIディスク法の*Staphylococcus*属のPCGの阻止円直径のブレイクポイントは≧29mmが感性（S），＜28mmが耐性（R）と設定されているので，33mmは感性（S）と判定される。また，CLSIディスク法の精度管理で，この菌株でPCGの感受性を測定した場合は，阻止円直径が26～37mmの範囲に入れば合格である。33mmは範囲内であるから管理限界値内に入ったことになる（注：二重阻止円の場合には内側の阻止円を測定する）。

■ = 旺盛な発育
■ = 弱い発育

図1　ディスク法の判定法

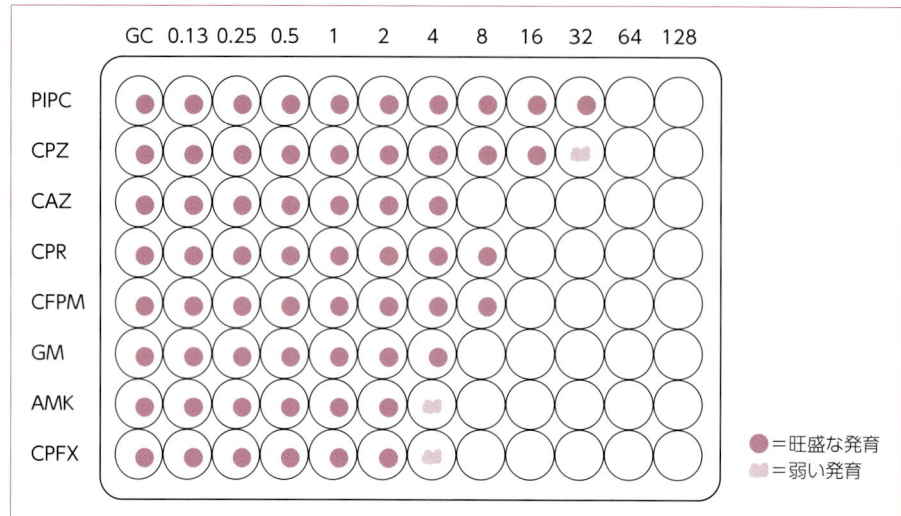

図は *Pseudomonas aeruginosa*（緑膿菌）を用いて，微量液体希釈法により，MIC を測定したものである。プレートには 8 種類の抗菌薬が 128 μg/mL の濃度を最高に，左に向かって 2 倍連続希釈されている。GC は抗菌薬を含まない対照ウェルである。MIC は薬剤の低い濃度から高い濃度に向かって観察し，菌の発育が完全に抑制された最初の濃度である。各抗菌薬の MIC（単位は μg/mL）は以下のとおりである。

ピペラシリン（PIPC）:64，セフォペラゾン（CPZ）:64，セフタジジム（CAZ）:8，セフピロム（CPR）:16，セフェピム（CFPM）:16，ゲンタマイシン（GM）:8，アミカシン（AMK）:8，シプロフロキサシン（CPFX）:8

MIC 値は CLSI の抗菌薬ブレイクポイントにより SIR で表現することができる。

図2　MICの判定法

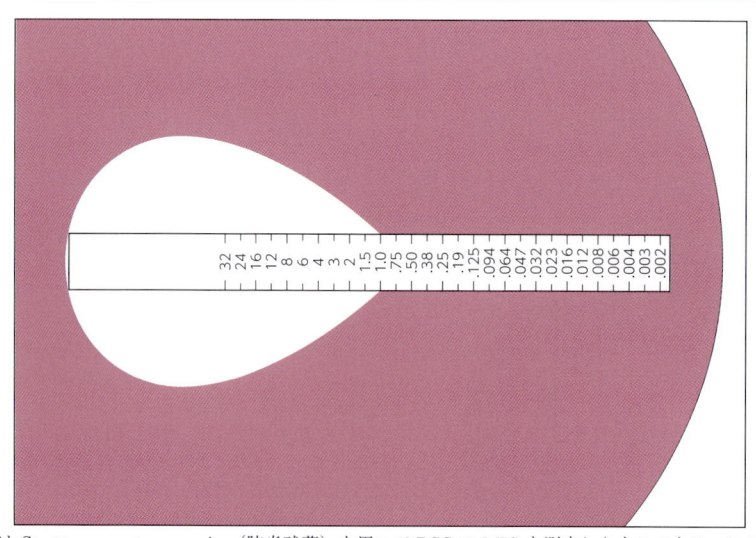

図は *Streptococcus pneumoniae*（肺炎球菌）を用いて PCG の MIC を測定したものである。E テストでは菌の阻止帯がストリップの目盛りと一致した部分の値が MIC 値となる。ストリップの目盛りが 1.0 の部分から菌の阻止帯が生じており，MIC 値は 1.0 μg/mL である。

S. pneumoniae の PCG の MIC ブレイクポイントは表7（●頁）に示すように，①非経口・髄膜炎以外，②非経口・髄膜炎，③経口薬（PCV）の3つがある。この図の MIC 値は 1 μg/mL であるから，①では（S），②では（R），③では（R）と解釈される。

図3　Eテスト

表2 S・I・Rの解釈

区　　分	解　釈
感　性 (S：Susceptible)	その感染症の適応となっている抗菌薬であることを条件とする。「その被検菌はその抗菌薬のMIC濃度で発育が抑制される」の意で，治療効果が期待できる。
中　間 (I：Intermediate)	下記の2つの解釈がある。 ①被検菌のMIC値は"S"の場合よりは抗菌活性に対するレスポンスが悪い。抗菌薬が高濃度移行する部位の感染症（尿路感染症など）や，大量投与が可能な抗菌薬（β-ラクタム系薬など）によっては治療効果が期待できる可能性がある。 ②成績解釈の大きな誤り（耐性を感性と判定，またはその逆）を防ぐための緩衝ゾーンとして設定されている。「感性」，「耐性」どっちつかずの判定である。なお，I（中間）の結果が得られた場合は，治療薬として選択しないのが一般的である。
耐　性 (R：Resistant)	「その被検菌のMIC値では菌の増殖が抑制されない」の意で，治療効果は期待できない。 この範疇に入る菌は，その抗菌薬に対し特別の耐性機構をもっていると考えられる。

注：CLSIの最新のドキュメントではSDD（susceptible dose dependent；「濃度依存性の感性」で，"抗菌薬の濃度によっては臨床効果が期待できる"の意）が追加され，一部の抗菌薬では（I）の代わりに用いられている[1]

　培地を用いて，菌の発育が認められなかった液体培地の一部を培養し，菌の生死を確認することによりMBC（minimum bactericidal concentration；最小殺菌濃度）を求めることもできる。β-ラクタム系抗菌薬など殺菌的に作用する抗菌薬は，MBCとMICは等しい値または近い値であるのに対し，静菌的に作用する抗菌薬では，MICとMBCは離れた濃度として存在する。

　*in vitro*では，MIC値はその値が小さいほど少量の抗菌薬で菌の発育を阻止するので優れていることになる。しかし，抗菌薬の投与量や投与方法は各薬剤により異なっており，*in vivo*では血中濃度や臓器・組織移行性も薬剤により異なることから，必ずしもMICの小さい薬剤が臨床的に優れているとは限らない。MICが小さな抗菌薬でも血中濃度が低く，組織移行性が悪ければ臨床効果は期待できない可能性がある。

　日常検査では種々の自動測定機器が用いられている。これらは多くの種類の抗菌薬について測定できる反面，各薬剤の採用濃度はブレイクポイント付近の少数の濃度に限られる。このためMIC値には＜4μg/mL，＞16μg/mLといった不等号記号の付くものが多く，明確なMIC値が得られない場合が多い。

❖ S・I・Rとは何か

　希釈法やEテストで得られるMIC値（μg/mL）や，ディスク法で得られる阻止円直径の大きさ（mm）は，その抗菌薬で治療した場合，効果が期待できるかどうかの判断をしなければならない。これはCLSIの設定した抗菌薬ブレイクポイントに基づいて解釈され，感性（S）・中間（I）・耐性（R）で表示される。表2にこれらの解釈を示した。

表3 CLSI，EUCAST，日本化学療法学会の抗菌薬ブレイクポイント

抗菌薬	CLSI S	CLSI I	CLSI R	EUCAST S (≦)	EUCAST R (>)	呼吸器 肺炎	呼吸器 慢性気道感染症	尿路 複雑性膀胱炎	尿路 複雑性腎盂腎炎	敗血症
ABPC	≦8	16	≧32	8	8	2	1	●	●	1
PIPC	≦16	32-64	≧128	8	16	2	1	16	8	1
CEZ	≦2	4	≧8	なし	なし	4	2	●	●	2
CMZ	≦8	16	≧32	なし	なし	●	●	●	●	●
CTX	≦1	2	≧4	1	2	2	0.5	●	●	1
CTRX	≦1	2	≧4	1	2	●	●	●	●	●
CAZ	≦4	8	≧16	1	4	4	2	32	16	2
CFPM	≦8	16	≧32	1	4	4	2	32	16	2
IPM/CS	≦1	2	≧4	2	8	2	1	16	8	1
MEPM	≦1	2	≧4	2	8	2	1	32	16	1
GM	≦4	8	≧16	2	4	2	2	●	●	●
AMK	≦16	32	≧64	8	16	4	4	8	4	1
MINO	≦4	8	≧16	●	●	1	1	●	●	●
CPFX	≦1	2	≧4	0.5	1	4	2	4	2	1
LVFX	≦2	4	≧8	1	2	2	2	4	2	●

注1：CLSIはM100，S-24，2014より，腸内細菌科のブレイクポイントを示した
注2：EUCASTはver.4.0，2014より，腸内細菌科のブレイクポイントを示した
注3：日本化学療法学会のものは投与方法と投与量が併記されているが，本表では省略した
注4：●はブレイクポイントが設定されていないもの

❖ 抗菌薬ブレイクポイント

希釈法で得られるMIC値や，ディスク法で得られる阻止円直径は，それぞれS・I・Rに区別されるが，この分岐点が抗菌薬ブレイクポイントである。国内の臨床微生物検査で用いられている感受性測定用自動機器やディスク法は，すべてCLSIのブレイクポイントにより解釈されている[1]。一方，日本化学療法学会，EUCAST（European Committee on Antimicrobial Susceptibility Testing）も抗菌薬ブレイクポイントを設定しており，また，最近ではPK-PDのブレイクポイントも検討されるなど，抗菌薬ブレイクポイントは現在，大きな転機を迎えている[3]。1例としてCLSI，EUCAST，日本化学療法学会のブレイクポイントを表3に示した。

1. CLSIの抗菌薬ブレイクポイント[1]

CLSIのブレイクポイントは，米国で運用することを前提に設定されたものであり，わが国とは抗菌薬の投与量や投与方法が異なることから難点も指摘されている。CLSIのブレイクポイントは多くの抗菌薬がS・I・Rの3段階に区分されるが，中にはS，Rの2段階のものもある。また，耐性菌のみられない抗菌薬ではSの範囲のみの設

表4 アンピシリン（ABPC）のMIC分布

菌　種	菌株数	MIC（μg/mL)										
		≦0.063	0.13	0.25	0.5	1	2	4	8	16	32	64	128	>128
Streptococcus pyogenes	111	111												
Streptococcus pneumoniae	221	154	10	13	8	8	26	2						
Enterococcus faecalis	167		1	1	87	44	31	3						
Staphylococcus aureus	63	4	10	6	6	8	16	6	3	3	1			
Haemophilus influenzae	148		22	60	26	9	2			7	19		2	1
Escherichia coli	123					1	25	35	1			1	7	53

注：表中の縦の太線はMICブレイクポイントを示す

定にとどまっている。CLSIのブレイクポイントは抗菌薬別に設定されており，さらに，一部の薬剤では菌群または菌種により異なった設定となっている。

　表4は6種類の菌種のアンピシリン（ABPC）のMIC分布とCLSIのブレイクポイントをみたものである。MIC分布は菌種により分布域が異なっていることがわかる。また，菌種により感性側に分布するグループと耐性側に分布するグループとが明らかに分かれているが，これらは2つの峰のようにみえることから，2峰性分布と呼ばれる。例えば*Haemophilus influenzae*（インフルエンザ菌）と*Escherichia coli*（大腸菌）では2峰性分布であり，MICの大きいグループは耐性菌（耐性機構を有する菌）と考えられる。このようにCLSIのブレイクポイントはMIC分布から推定される感性，耐性のブレイクポイントとよく一致していることがわかる。

　Streptococcus pyogenes（A群溶血レンサ球菌）は現在のところ，ペニシリン耐性菌は存在しないため感性（S）のブレイクポイントのみの設定である。また，*Streptococcus pneumoniae*（肺炎球菌）はABPCのブレイクポイントは設定されておらず，PCGの結果で代用することに決められている。

2. 日本化学療法学会のMICブレイクポイント

　日本化学療法学会の抗菌薬ブレイクポイント[4-8]は，臨床で用いるためのものであり，80％以上の有効率が得られる最も大きいMIC値を感性のブレイクポイントと定めている。本ブレイクポイントは，まず計算式で算出し，これを臨床データなどと照合させることにより決定される。ブレイクポイントの計算式には，抗菌薬の「最高血中濃度（C_{max}）」，「作用時間，血中濃度の半減期（t）」，「組織移行性（Rtr）」，「PAEの有無などの抗菌作用特性（A））」などが用いられている。

　抗菌薬ごとに呼吸器感染症（肺炎，慢性気道感染症に区別），尿路感染症（複雑性腎盂腎炎，複雑性膀胱炎に区別），敗血症の各ブレイクポイントが設定されている。これらは日本での抗菌薬の投与方法に基づいた設定であることからCLSIよりは適切であると考えられる。しかしながら，古い抗菌薬ではデータが不備なため設定されて

いない。また，感染症別の設定であるため，日常検査に用いられている薬剤感受性測定の自動機器で表示させることが困難であり，これらを自動的に表示できる機種は現在のところ開発されていない。

3. EUCASTの抗菌薬ブレイクポイント

EUCASTは，英国，フランス，ドイツ，オランダ，ノルウェー，スウェーデンの各国で用いられている抗菌薬ブレイクポイントを，それぞれの国の代表者で協議のもとに統一化したものである[9-10]。EUCASTのブレイクポイントは，細菌のMIC分布や耐性メカニズム，薬剤の体内動態（PK-PD特性），臨床での治療成績などをもとに総合的に設定されたとされている。設定は抗菌薬ごとに，また，同一抗菌薬でも菌種や菌群ごとに行われている。一般に，EUCASTのブレイクポイントはCLSIと同等ないし，やや小さい値のものが多い。

4. PK-PDのブレイクポイント

近年，抗菌薬の体内動態（PK；pharmacokinetics）と薬力学（PD；pharmacodynamics）の理論が臨床応用されるようになり，モンテカルロシミュレーションを用いてPK-PDのブレイクポイントが設定されている[11-13]。本ブレイクポイントは，抗菌薬の投与量，投与回数，点滴時間，患者の体重，クレアチニンクリアランス，感染部位などの各因子を加味して算出できるので，個々の患者にとってより適切な抗菌薬治療を行うことができるとして期待されている。また，日本化学療法学会のブレイクポイントと同様，わが国での抗菌薬の投与量や投与方法に合わせて設定できること，日本化学療法学会ブレイクポイントにはない抗菌薬で設定できることも利点である。今後，臨床データとの照合も含め，検討課題も多いが，期待も大きい。

❖ 主な薬剤耐性菌と検査の注意点

主な耐性菌のうちグラム陽性菌を表5に，グラム陰性菌を表6に示した。

1. *Staphylococus*（ブドウ球菌）

メチシリン耐性ブドウ球菌（methicillin-resistant staphylococci；MRS）の日常検査における判定には，オキサシリン（MPIPC）とセフォキシチン（CFX）の感受性検査が用いられており，両方またはどちらか一方に耐性の場合，MRSと決定される。MRSAを含めMRSと判定された*Staphylococcus*属菌は，セフタロリンを除くすべての*β*-ラクタム系抗菌薬（ペニシリン系，セフェム系，*β*-ラクタマーゼ阻害剤合剤，カルバペネム系など）に耐性と解釈される。

MRSAでは最近，市中感染型MRSA（CA-MRSA；community-associated MRSA）による小児や若年者の感染が注目されている[14]。CA-MRSAに対し，従来のMRSAを医療関連感染型MRSA（HA-MRSA healthcare-associated MRSA）と呼ぶ。

表5　グラム陽性の主な耐性菌

略　号	名　称	備　考
MRSA	Methicillin-resistant Staphylococcus aureus メチシリン耐性黄色ブドウ球菌	mecA遺伝子を保有し，β-ラクタム系薬に親和性の低いPBP2'を産生する．すべてのβ-ラクタム系薬で治療できない
VRSA	Vancomycin-resistant Staphylococcus aureus バンコマイシン耐性黄色ブドウ球菌	VREのバンコマイシン耐性遺伝子vanAを獲得し，耐性化した
VRE	Vancomycin-resistant Enterococcus バンコマイシン耐性腸球菌	VREはD-Ara^4-D-Ara^{5}がD-Ara^4-D-Lactate^5（vanA，vanB，vanD）に，D-Ara-D-Serine（vanC，vanE，vanG，vanL）に変化しているので，VCMが結合できない
PRSP	Penicillin-resistant Streptococcus pneumoniae ペニシリン耐性肺炎球菌	PBPの変異による耐性化．Pbp1a, pbp2b, pbp2xの遺伝子に変異が起こることによりβ-ラクタム系薬に耐性化する
MDRTB	Multi drug-resistant tuberculosis 多剤耐性結核菌	リファンピシン（RFP）とイソニコチン酸ヒドラジド（INH）に耐性の結核菌
XDRTB	Extensively drug-resistant tuberculosis 超多剤耐性結核菌	MDRTBで，アミカシン（AMK），カプレオマイシン（CPM），カナマイシン（KM）のいずれか1つ以上に耐性で，かつ，レボフロキサシン（LVFX）などのキノロン系にも耐性の結核菌

　EM耐性（R），CLDM感性（S）と判定された場合は，CLDM耐性株が含まれるので，真のCLDM感性株か否かをDテストなどにより確認する必要がある．このことはStaphylococcus のみではなく，溶血連鎖球菌（A群やG群など）や肺炎球菌でも同様のことがいえる．

　VRSAは2002〜2005年に米国で5株発見されたのみで，その後，検出されていない．VISAはVCMのMICが4μg/mLの株で，わが国でも非常にまれに検出される場合がある．

　メチシリン感性Staphylococcus属（MSS）のベンジルペニシリン（PCG）感性株は，MIC値だけで判定してはならない．ペニシリナーゼ産生株の検査は，β-ラクタマーゼ産生性を検査し，これが陽性の場合には，MICの値が"S"の範疇にあっても「ペニシリン耐性株」と決定する．ペニシリナーゼが検出限界以下の菌株の正確な判定法はβ-ラクタマーゼ遺伝子の有無により決定する．

　Staphylococcus属菌のバンコマイシン感受性検査にはディスク法を用いてはならない．理由は，ディスク法ではVISAはバンコマイシン感性菌として判定され，検出できない可能性が強いからである．

2. Enterococcus（腸球菌）

　院内感染の原因菌として重要なVRE（Vancomycin-resistant enterococci）はvanAまたはvanB遺伝子を保有する菌株であり，E. faecalisやE. faeciumにみられる．これらの耐性遺伝子はプラスミド性であるため，菌から菌に伝達されやすい．VanA型はVCMおよびTEICに耐性であるが，vanB型はVCMに耐性，TEICには感性とさ

表6 グラム陰性の主な耐性菌

略号	名称	備考
PPNG	Penicillinase-producing *Neisseria gonorrhoeae* ペニシリナーゼ産生淋菌	ペニシリナーゼ（ペニシリン分解酵素）を産生して耐性化した淋菌。現在では少ない。β-ラクタマーゼ阻害剤合剤（AMPC/CVAなど）に感性
CMRNG	Cromosomally mediated penicillin-resistant *N. gonorrhoeae* 染色体性ペニシリン耐性淋菌	PBPの変異による耐性化で、広範囲のβ-ラクタム系薬に耐性化している。β-ラクタマーゼ阻害剤合剤にも耐性
BLPAR	β-lactamase-positive ampicillin-resistant (*Haemophilus influenzae*) β-ラクタマーゼ産生インフルエンザ菌	ペニシリナーゼを産生してアンピシリン（ABPC）に耐性化したインフルエンザ菌。β-ラクタマーゼ阻害剤合剤には感性
BLNAR	β-lactamase-negative ampicillin-resistant (*Haemophilus influenzae*) β-ラクタマーゼ非産生インフルエンザ菌	β-ラクタマーゼ非産生であるが、PBPが変異を起こして耐性化したインフルエンザ菌。ペニシリンやβ-ラクタマーゼ阻害剤合剤には耐性である
BLPACR	β-lactamase-positive amoxicillin/clavulanic acid-resistant (*Haemophilus influenzae*) β-ラクタマーゼ産生アモキシシリン/クラブラン酸耐性インフルエンザ菌	BLPARとBLNARの両方の耐性メカニズムを備えたインフルエンザ菌。ペニシリン、β-ラクタマーゼ阻害剤合剤には耐性である
ESBLs	Extended-spectrum β-lactamases 基質特異性拡張型β-ラクタマーゼ	ペニシリナーゼは主にペニシリンを加水分解するが、突然変異により、第1世代セフェムから第4世代の広域セフェムも加水分解するようになったβ-ラクタマーゼである。ただし、セファマイシンは加水分解せず、クラブラン酸により阻害される
ampC過剰産生型	ampCβ-ラクタマーゼ過剰産生型耐性株	ampCには染色体性とプラスミド性がある。ampCはボロン酸で阻害されるため、このことを利用した検査法が用いられている
MBL	Metallo-β-lactamase メタロ-β-ラクタマーゼ	活性基の中心に亜鉛をもつ。カルバペネムを含むほとんどのβ-ラクタム系薬を加水分解するが、モノバクタムは分解しない。既存のβ-ラクタム系薬では治療できない。本酵素はSMA（メルカプト酢酸Na）により阻害されることを利用した検査法が用いられる
MDRPA	Multidrug-resistant *Pseudomonas aeruginosa* 多剤耐性緑膿菌	イミペネム（IPM）のMICが≧16μg/mL、アミカシン（AMK）のMICが≧32μg/mL、シプロフロキサシン（CPFX）のMICが≧4μg/mLの緑膿菌
MDRAB	Multidrug-resistant *Acinetobacter baumannii* 多剤耐性アシネトバクター・バウマニー	イミペネム（IPM）のMICが≧16μg/mL、アミカシン（AMK）のMICが≧32μg/mL、シプロフロキサシン（CPFX）のMICが≧4μg/mLの*A. baumannii*

れている。しかし、vanA型ではTEICに感性の株もあるので、正確にはPCR法により耐性遺伝子を検出して決定する。

　一方、*E. gallinarum*や*E. casseriflavus*は、染色体上にVCM耐性遺伝子*vanC*を保有しており、VCMに中等度耐性を示す。しかし、VanC遺伝子は子孫には伝達されるが、他の菌株には伝達されにくいことから、院内感染の原因として問題になることはほとんどない。

3. *Streptococcus pneumonia*（肺炎球菌）

　PRSP（Penicillin-resistant *S. pneumoniae*；ペニシリン耐性肺炎球菌），PISP（Penicillin-intermediate-resistant *S. pneumoniae*；ペニシリン中等度耐性耐性肺炎球

表7 肺炎球菌のPCGのMICブレイクポイント

PCG	解釈		
	感性（S）	中間（I）	耐性（R）
PCG（非経口）髄膜炎以外	≦2	4	≧8
PCG（非経口）髄膜炎	≦0.06	—	≧0.12
経口PC（PCV）	≦0.06	0.12〜1	≧2

菌），PSSP（Penicillin-susceptible *S. pneumoniae*；ペニシリン感性肺炎球菌）の識別はPCGのMICにより決定される。PCGのMIC値のブレイクポイントは表7に示すように3通りある。注射薬で髄膜炎用，注射薬で髄膜炎以外の感染症用，経口薬用である。

CTXやCTRX，CFPM，MEPMなど一部のβ-ラクタム系薬では，髄膜炎由来株とそれ以外の2通りのブレイクポイントが設定されている。

肺炎球菌のマクロライド耐性菌は非常に多いが，バンコマイシン（VCM）耐性菌は認められない。

肺炎球菌のベンジルペニシリン（PCG）感受性をディスク法で検査する場合は，PCGディスクを用いてはならない。オキサシリン（MPIPC）ディスクで検査し，「感性」の結果のみ採用する。感性とならなかった場合は希釈法でPCGのMICを検査してS・I・Rを決定する。

4. *Haemophilus influenzae*（インフルエンザ菌）

最近，β-ラクタマーゼ非産生ABPC耐性菌（β-lactamase-negative ampicillin-resistant；BLNAR）が急激に増加している。BLNARはβ-ラクタマーゼを産生しないこと，CVA/AMPCやSBT/ABPCに耐性であることが鑑別点として役立つ。BLNARの中にはABPCのMICがブレイクポイント付近のものが多く，このような菌株は感性株との識別が困難である（Low-BLNAR）[15]。第3世代セフェムに耐性のBLNARも認められる。

5. 腸内細菌科

基質特異性拡張型β-ラクタマーゼ（Extended spectrum β-lactamase；ESBL）産生株が*E. coli*, *Klebsiella*, *Proteus mirabilis*などで増加している[16]。ESBLはペニシリナーゼが突然変異を起こし，ペニシリン系のみならず広域セフェム系抗菌薬をも加水分解するようになったものである。これらはCLSIで定めた推定試験と確定試験（ESBLはクラブラン酸により阻害されることを応用した検査）により検査し決定される。

また，薬剤感受性パターンからも推定することもできる。ESBL産生株はペニシリン系（ABPC, PIPC），第1世代（CEZ），第2世代（CTM），第3（CTX, CTRX, CAZ），第4世代（CPR, CFPM）セファロスポリン系抗菌薬に耐性であり，一方，セファマイシン（CMZ），オキサセフェム（FMOX），カルバペネム系抗菌薬（IPM, MEPM）に感性である。なお，第3世代と第4世代セフェムは，これらの1種以上に耐性（全てに耐性とは限らない）といった見方をするとよい。ESBLはクラブラン酸により阻害され，感受性が回復するので，この性質を利用してESBLの確定試験が行われる。

このように，ESBL産生株は第3世代または第4世代セフェムに見かけ上感性（S）と判定されることがあるが，これらは臨床的には効果が得られない可能性が強い。

*Salmonella, Shigella*は第1および第2世代セファロスポリンおよびセファマイシン，アミノグリコシド系抗菌薬の感受性検査は*in vitro*で感性（S）と判定されても臨床的には効果が期待できない[1]。

*Salmonella*のシプロフロキサシン（CPFX）のブレイクポイントは，腸管外のサルモネラ症（腸チフスなど）由来株と腸管感染症由来株とで別々に設定されている。

ampC β-ラクタマーゼ過剰産生株は，*Enterobacter* spp., *Citrobacter freundii*, *E. coli*などで増加傾向が認められている。ampC過剰産生株はペニシリン系（PIPC），第1～第3世代セフェム，セファマイシン，オキサセフェムに耐性であるが，第4世代セフェム（CFPMなど）やカルバペネム系には感性である。なお，最近，第4世代セフェムに耐性の株もみられるようになった。

*E. coli*ではキノロン耐性株が急増している[17]。また，メタロ-β-ラクタマーゼ産生株は，現在のところまれである。NDM-1（New Delhi metallo-β-lactamase-1）やKPC（*Klebsiella pneumoniae* carbapenemase）産生*E. coli*や*Klebsiella*がわが国でも分離され，これらは腸内細菌科の菌に伝播されやすいことから脅威となっている。

6. ブドウ糖非発酵グラム陰性桿菌

・*Pseudomonas aeruginosa*（緑膿菌），*Acinetobacter baumannii*

多剤耐性緑膿菌（MDRP）は希釈法またはディスク法で測定した薬剤感受性成績（IPM AMK, CPFX）から決定される。MDRPはほとんどすべての抗菌薬に耐性であることから，抗菌薬の併用療法が検討されており，*in vitro*ではAMKとAZT，AMKとPIPCの組み合わせが優れていたことが報告されている[18-19]。

・その他のブドウ糖非発酵グラム陰性桿菌

*Stenotrophomonas maltophilia*はカルバペネム系薬に自然耐性であるが，ST合剤，ミノサイクリン（MINO），キノロン系薬には感性株が多い。ブドウ糖非発酵グラム陰性桿菌の中では*Myroides odoratus*, *Eryzabethkingia meningoseptica*, *Burkholderia cepacia*, *Achromobacter xylosoxidans*もしばしば多剤耐性株が検出される。

7. *Mycobacterium tuberculosis*（結核菌）

多剤耐性結核菌（Multi-drug-resistant tuberculosis；MDR-TB）は「INHとRFPの2剤以上に耐性の結核菌」，XDR-TBとはExtensively drug-resistance tuberculosisの略で「高度多剤耐性結核菌」や「超多剤耐性結核菌」と呼ばれ，「MDR-TBで，かつ，フルオロキノロン系抗菌薬の1剤以上に耐性，かつ，AMK，KM，CPM（カプレオマイシン）の3剤中，いずれか1剤以上に耐性の結核菌」とWHOにより定義されている[20]。これらの多剤耐性菌は結核の再発例で多くみられる。

❖ おわりに

以上，日常細菌検査の薬剤感受性検査について成績の解釈を中心に解説した。薬剤感受性検査の測定は細かいところまで規定された方法で行われるが，これらの一部が厳守されないと誤った結果になる可能性がある。また，抗菌薬ブレイクポイントについては現在，CLSIのものが広く用いられているが，種々のブレイクポイントが錯綜しており，将来，よりよいものに絞り込まれるものと思われる。CLSIでは毎年1月に，薬剤感受性測定法の文書を発行しており，これらに公表された新しい変更点などに注意していく必要がある。本稿では抗酸菌や真菌の薬剤感受性検査については割愛したが，これらについてもCLSI法が参考にされる。

（小栗 豊子）

【文 献】

1) Clinical and Laboratory Standards Institute：Performance Standards for Antimicrobial Susceptibility Testing; Twenty-fourth Information Supplement. M100-S24, CLSI, 2014.
2) 小栗豊子編：薬剤感受性検査法．臨床微生物検査ハンドブック（第4版），pp258-384，三輪書店，2012.
3) 三鴨廣繁，山岸由佳：薬剤感受性検査におけるブレイクポイントの考え方．臨床検査，56（4）：355-362，2012.
4) 日本化学療法学会抗菌薬感受性測定法検討委員会：呼吸器感染症および敗血症におけるブレイクポイント．Chemotherapy，42：906-914，1994.
5) 日本化学療法学会抗菌薬感受性測定法検討委員会：尿路感染症におけるブレイクポイント．日本化学療法学会雑誌，45（8）：711-726，1997.
6) 日本化学療法学会抗菌薬感受性測定法検討委員会：新規抗菌薬および既存抗菌薬の追加．日本化学療法学会雑誌，45（9）：757-761，1997.
7) 日本化学療法学会抗菌薬感受性測定法検討委員会：尿路感染症におけるブレイクポイントの一部変更．日本化学療法学会雑誌，46（10）：巻頭，1998.
8) Saito A, Inamatsu T, et al.：Clinical breakpoints in pulmonary infections and sepsis：new antimicrobial agents and supplemental information for some agents already released. J Infect Chemother, 5（4）：223-226, 1999.
9) European Committee on Antimicrobial Susceptibility Testing：Breakpoint tables for interpretation of MICs and zone diameters. Version 4.0, valid from 2014-01-01.
10) 木村利美：EUCASTブレイクポイント．臨床と微生物，39（1）：55-61，2012.
11) 猪川和朗：PK-PDブレイクポイント．臨床と微生物，39（1）：15-20，2012.
12) 三鴨廣繁，山岸由佳：PK/PD理論の応用と限界．臨床と微生物，36（4）：291-297，2009.
13) 小松方，中村彰宏，他：Pharmacokinetics/pharmacodynamics parameter算出プログラムの開発と，MIC値を活用した新しい感染症治療ガイドライン作成の試み―特にtime above MICによって評価される抗菌薬を対象に―．Jpn J Antibiotics, 56（6）：697-704, 2003.

14) 花木秀明：薬剤耐性菌のメカニズム・検出法・疫学 メチシリン耐性黄色ブドウ球菌（MRSA），バンコマイシン耐性黄色ブドウ球菌（VRSA）．臨床と微生物，36（増）：588-596，2009．
15) 生方公子，千葉菜穂子，他：薬剤耐性機構からみたβ-ラクタマーゼ非産生アンピシリン耐性インフルエンザ菌（BLNAR）の特徴．日本臨床微生物学会誌，9（1）：22-29，1999．
16) 石井良和：薬剤耐性菌のメカニズム・検出法・疫学 基質特異性拡張型β-ラクタマーゼ（ESBL）産生菌，AmpC型β-ラクタマーゼ（ESBL）産生菌，メタロ-β-ラクタマーゼ産生菌．臨床と微生物，36（増）：615-622，2009．
17) 荒川宜親：急激に多様化す路新型β-ラクタマーゼへの対策強化の緊急性．化学療法の領域，28（10）：2006-2011，2012．
18) 舘田一博：MDRPに対する抗菌薬併用療法感受性検査．臨床と微生物，34（2）：89-93，2007．
19) 小栗豊子，石井良和，他：ブレイクポイント・チェッカーボードプレートによる多剤耐性緑膿菌感染症に対する治療薬選択のためのスコア化による評価．日本化学療法学会誌，59（2）：172-176，2011．
20) 日本結核病学会抗酸菌検査法検討委員会：結核菌検査指針2007，結核予防会，2007．

■4章 抗菌薬の適正使用と限界

4-3 抗菌薬の TDM

Point

①投与設計に重要なPKパラメータは、1日投与量を既定するクリアランス（CL）、血中濃度の振れ幅を既定し、1回量あるいは負荷用量を既定する分布容積（Vd）である。

②TDMの採血は定常状態で行う。定常状態では、同じ投与間隔の場合、血中濃度と投与量は比例関係で投与設計が可能となる。半減期（$t_{1/2}$）の4〜5倍の経過時間で定常状態の90％以上の濃度に到達している。

③バンコマイシン（VCM）はトラフ値をモニタリングし、低感受性株を選択するリスクを避けるため10mg/L以上を維持する。腎機能障害はトラフ濃度依存的であり、20mg/L以上は腎毒性の発現が高率となる。投与指標となるPK-PDパラメータはAUC/MIC≧400であり、有効性・安全性・耐性防止の観点からトラフ値を代替指標とし10〜20mg/Lを目標とする。

④アミノ配糖体（AGs）のPK-PDパラメータの投与指標はC_{peak}/MICである。ピーク値（C_{peak}）は最高血中濃度（C_{max}）と区別され、薬物投与後に分布相が終了した時点の濃度を表す。腎機能障害はトラフ値依存的であり、1日1回投与では1mg/L未満にすることが望ましい。

❖ はじめに

　抗菌薬の適正使用管理（Antimicrobial Stewardship）は、副作用を最小限にし、十分な臨床効果を得、菌の耐性化を防止するために、適切な抗菌薬の選択・投与量・投与経路・投与期間に関わることであるが、それらの実践においてPharmacokinetics-Pharmacodynamics（PK-PD）理論に基づいた抗菌薬投与および薬物治療モニタリング（Therapeutic Drug Monitoring；TDM）は不可欠である。

　抗菌薬のTDMは入院患者で実施され、急性感染症の病態における薬物動態の個体間・個体内変動が大きいため、多くの抗菌薬に適応される考え方ではあるが、特にアミノ配糖体系抗菌薬、グリコペプチド系抗菌薬、ボリコナゾールのTDMの重要性から、

それらについては特定薬剤治療管理料が認められている。

❖ 薬物動態理論を理解する

　TDMを実施する際に，指数関数を用いた生物薬剤学の専門的な知識を要する部分があり，その高度な内容はTDM業務を臨床薬剤師から遠ざけてきた感がある。しかしながら2012年に報告されたTDMガイドライン[1]では，多くの医師，薬剤師が臨床で活用できるようわかりやすく解説している。

　以下に，TDMを実施するにあたり知っておきたい薬物動態理論として，①クリアランス（clearance；CL），②分布容積（volume of distribution；Vd），③半減期（half life, T-half；$t_{1/2}$），④定常状態（steady state；ss），⑤血中ピーク値（peak concentration；C_{peak}）——を解説する。

①クリアランス：1日投与量を既定する

> CLとは，薬物の代謝・排泄能の指標であり，薬物を含んだ血液（体液）を，単位時間あたりに除去する量として表わした値である。
> 代謝・排泄量（mg/h）＝平均薬物血中濃度（mg/L）×クリアランス（L/h）
> 腎排泄型の薬物クリアランスはクレアチニンクリアランス（creatinine clearance；Ccr）や糸球体濾過率（glomerular filtration rate；GFR）との相関性が高い。維持投与量の規定因子となる[1]。

　図1にCLと1日用量を決定する関係を示した。CLの単位はmL/minやL/hrなどで表され，単位時間あたりの体液の除去流量を示しており，水道の蛇口から出てくる水の流れと同様に考えるとわかりやすい。

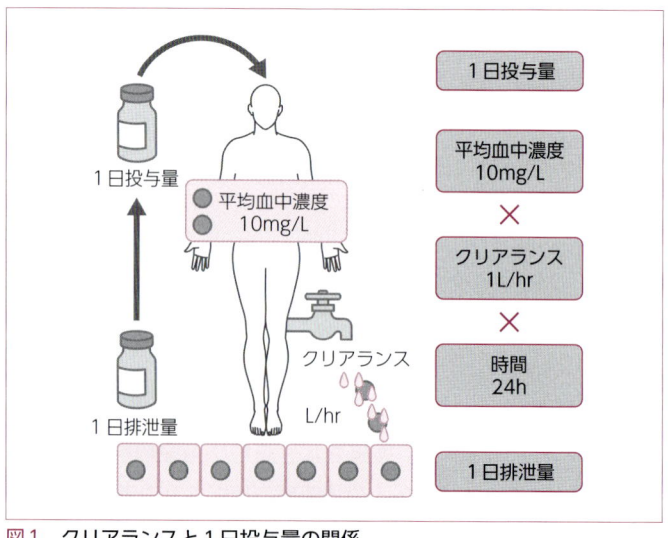

図1　クリアランスと1日投与量の関係

平均血中濃度を10mg/Lに維持したい場合の投与量を図1の例で考えてみると，10mg/Lの体液が蛇口から1L/hrで排泄される場合，24時間で対外に排泄される総量は10mg/L×1L/hr×24hr＝240mg/dayである。240mg/dayを持続的に体内に戻した場合，体内の濃度が10mg/Lに保たれることがわかる。

このことは1日投与量が体の大きさに依存せず，維持したい濃度とCLによって既定されることを表し，CLが同じ場合は体の小さな子どもと大きな大人でも同じ1日投与量であることを示している。体の大きさが異なっても1日投与量が同じであることは，体の大きな患者の排泄能力が低下しているためで，体の大きさではなく1日投与量の決定がCLに依存していることが確認できる。

②**分布容積（volume of distribution；Vd）：血中濃度の振れ幅を既定し，1回量あるいは負荷用量の決定要因**

> Vdとは，薬物の体内における拡がりの大きさを表す指標である。薬物が血中濃度と同じ濃度で均一に組織に分布すると仮定した場合，1回投与量が血中濃度上昇幅を与えるのに必要な体液の容量を表す[1]。

図2にVdと1回量（負荷用量）と血中濃度の振れ幅の関係を示した。Vdの単位はLやL/kgの容積で表される。例えば，アミノ配糖体系の抗菌薬（AGs）の分布容積は平均的に0.25L/kg程度で表される。

このことはAGsが投与された場合，体重の25％に相当する体液にAGsが広がることを意味するものであり，例えば，患者の体重が40kgであった場合，AGsの分布できる体液が10L存在し，400mgを体内に投与した場合の体内濃度は400mg/10L＝40mg/Lとなる。

投与量と容積の関係から，この濃度の振れ幅は元々の体内濃度にかかわらず一定であり，Vdは1回投与量が血中濃度上昇幅を与えるのに必要な体液の容量を表していることがわかる。

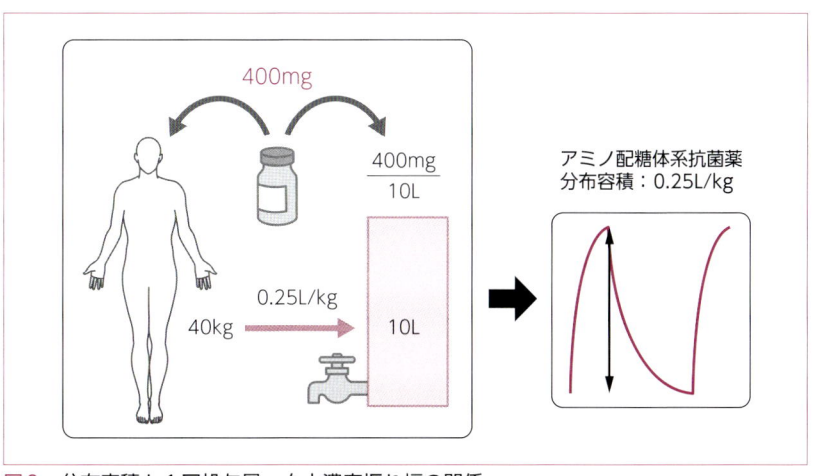

図2 分布容積と1回投与量・血中濃度振れ幅の関係

③半減期 (half life, T-half; $t_{1/2}$)

> $t_{1/2}$は，薬物血中濃度が半減するのに要する時間である。分布容積とクリアランスによって規定される指標である。半減期の変化のみでは投与量調整は行えない。
> $t_{1/2}$ (h) = 0.693 × 分布容積 (L) ÷ クリアランス (L/h)[1]

1日投与量はCLで決定されることを上述したが，$t_{1/2}$を算出する式を見てわかるように，$t_{1/2}$のみによって投与量を調整することはできない。100％腎排泄型の薬剤の排泄能はクレアチニンクリアランス（CLcr）によって決定されるが，腎機能が50mL/minに低下した場合，CLが低下するために1日投与量は減量しなければならない。一方，体重（Vd）が大きくなる場合も半減期が延長するが，CLが低下していなければ，1日投与量に変更は生じない。$t_{1/2}$の臨床的な応用は，後述する定常状態への到達時間の推定などに用いられる。

④定常状態 (steady state; ss)

> 定常状態とは，投与量と排泄量が等しくなり，血中濃度の蓄積がなくなった状態である。定常状態への到達時間は半減期に依存し，定常状態における血中濃度への到達率は，投与開始からの経過時間に規定される[1]。

薬物が生体に投与され，全て薬物が消失する前に次の投与が行われると，薬物は体内に蓄積することとなる。図1をみるとわかるように，体内濃度が高くなれば，排泄量が多くなることは明らかである。薬物の蓄積は，投与量と排泄量が等しくなった段階でなくなり，一定の濃度レベルが維持されることを示すものであり，この状態を定常状態と呼ぶ。

・**定常状態への到達率**

血中濃度がどの程度蓄積するかを示す蓄積率（R）は，消失速度定数（ke = 0.693 ÷ $t_{1/2}$）と投与間隔および初回からの投与回数 n を用いて以下の式で表される。

$$R = \frac{1-\exp^{(-0.693 \div t_{1/2} \times 投与間隔 \times n)}}{1-\exp^{(-0.693 \div t_{1/2} \times 投与間隔)}}$$

式から定常状態のRは，半減期と投与間隔×n，すなわち初回投与からの経過時間に依存していることがわかる。したがって，定常状態へ到達するまでの時間は初回投与からの経過時間で推定可能であり，半減期の長さを基準に考えることができる。定常状態の蓄積率を100％とした場合，半減期の4倍が経過した時点で定常状態の93.7％，5倍経過で96.9％に到達する。

・**定常状態における投与設計**

点滴静注を行っている最中の血中濃度は，以下の式で初回から定常状態まで表すことができる。静注も内服薬も点滴静注モデルで擬似的に表すことができるため，多くの血中濃度推移に使用することができる式である。

$$Cp = \frac{Dose/点滴時間 \times (1-e^{-ke \times n \times 点滴時間})}{CL} \times R \times e^{-ke \times t}$$

〔Cp：血中濃度，Dose：1回投与量，n：投与回数，t：点滴終了後経過時間〕

ここで点滴終了後任意のt時間における血中濃度はCp＝Dose×R×定数で表すことができ，定常状態において投与間隔に変更がなければRが一定であることから，投与量に比例して血中濃度が変化することがわかる。TDMにおいてソフトウエアを用いた投与設計がなされることがあるが，実測の血中濃度が得られている場合，多くは比例計算で投与設計が可能である。一方で非定常状態では，Rが未知であり，Keを用いた蓄積率の計算が必要となる。

⑤血中ピーク濃度（peak concentration；C_{peak}）

> 点滴終了直後の最も高い血中濃度を最高血中濃度（maximum concentration；C_{max}）と呼ぶ。採血による血中濃度のばらつきを小さくし，より臨床効果を反映する濃度を得るために，組織への分布が完了し血液－組織間濃度が平衡状態となった時点の濃度であるピーク濃度（peak concentration；C_{peak}）での評価を推奨する。点滴終了からC_{peak}となる時間は，抗菌薬によって異なり，点滴時間も影響する[1]。

最高血中濃度（maximum concentration；C_{max}）とは，血中における薬物濃度が最大を示す値であり，薬物を点滴静注した場合，点滴終了直後が一般に最高血中濃度である。ここで濃度依存的なAGsの有効性を考えた場合，TDMにおいては，C_{max}ではなくピーク値を使用する重要性を理解しなければならない。

本来，感染症の治療に用いる抗菌薬の有効性を考える場合，感染巣の濃度が評価されるべきであるが，感染部位の濃度を測定することは困難であり，感染巣と血中濃度が平衡状態にあることを仮定して血中濃度を代替指標としている。

図3に示すように，一般に薬物投与直後には血液側コンパートメントの濃度が最高となるが，血中と組織との平衡状態は成り立っておらず，血液側から組織側コンパートメントへ薬物が流れ込み，血中から組織への分布が終了した時点で，組織側コンパートメント濃度が高くなるため，その時点の血中濃度が有効性の評価に重要であると考えられる。また，分布相は薬物が組織へ拡散するために急激に血中濃度が低下するため，分布相における採血は血中濃度に大きなばらつきを生じる可能性が高い。

これらのことから，より臨床効果を反映し再現性の高い濃度を評価するために，TDMにおける採血は組織分布を避けた時点に行い，組織濃度が全般的に最も高くなっていると考えられるピーク値を使用する。

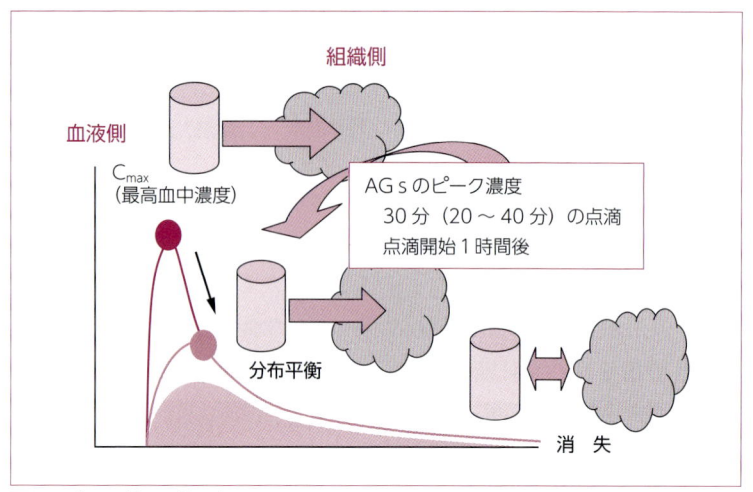

図3 ピーク値 の考え方

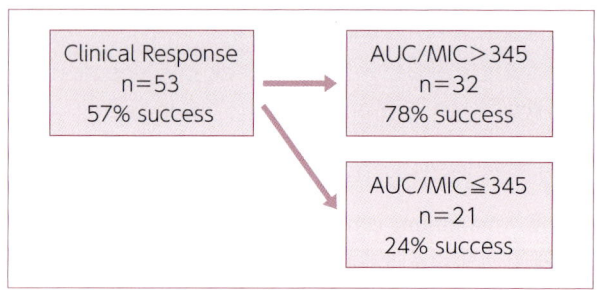

図4 MRSAに対するVCMのPK-PDパラメータ

❖ 各種抗菌薬のTDM各論

1. バンコマイシン（VCM）

・**PK-PDパラメータ**

VCMに重要なPK-PDパラメータはArea under the time-concentration curve（AUC）/最小発育阻止濃度（MIC）≧400である。Moise PAらは，VCMのPK-PDパラメータとしてAUC/MICを指標とした場合，AUC/MIC≦,＞345をスレッシュホールドにその有効性が異なり，細菌学的にはAUC/MIC≧400が重要であることを示している（図4）。

・**TDMの方法（採血ポイントなど）**

VCMの投与指標にはAUC/MICが重要であるが，AUC算出には複数の採血ポイントが必要であることから，トラフ値を測定することが推奨される。

・**TDMの目標値**

VCM低感受性黄色ブドウ球菌（Vancomycin Intermediate *S. aureus*；VISA）を選択するリスクを避けるために，トラフ値10μg/mL以上を維持することが推奨される。

表1 バンコマイシンの初期投与設計法

CLcr（mL/min/60kg）	<30	30≦, <50	50≦, <115	115≦
投 与 間 隔	24h	24h	12h	8h
投与量（CLcrはmL/min）		目標トラフ値		
CLcrの19倍	15mg/L前後	←――――― 10～15mg/L ―――――→		
CLcrの24倍	20mg/L前後	←――― 15～20mg/L ――→（初期投与は115≦も12h）		

　VISAはVCMの曝露によって細胞壁の肥厚が誘導され，VCMの細胞壁通過性を低下させる耐性機序を有するが，近年問題になっているのは*h*VISAの存在である。*h*VISAはVCM感受性でありながら，低濃度のVCMに曝露されることでMIC値が二次的に上昇しVISA株同様の耐性を示す株であり，臨床的にはVISAの検出された感染症患者の8割において，VCM開始1週間以内のトラフ値が10mg/L未満であったことが報告されている[3]。また，トラフ値20mg/L以上となると腎毒性の発現が高率となることから，目標トラフ値は10～20mg/Lに設定することが推奨されている。

　米国ではMICが1mg/Lの場合，トラフ値を15～20mg/Lにすることが推奨され，また，MICが1mg/L未満であっても，感染症の病態から*S. aureus*に起因する菌血症，心内膜炎，骨髄炎，髄膜炎，肺炎（院内肺炎，医療・介護関連肺炎），重症皮膚軟部組織感染等の場合，複雑性感染症として15～20mg/Lが推奨されている。ただし，日本化学療法学会ではトラフ濃度が高濃度になることによって腎機能障害発現が懸念されるため，必要と判断される場合に15～20mg/Lを目標トラフ値とすることを勧めている。

・初期投与設計（投与方法；投与量，投与間隔）

　本邦のガイドラインでは，腎機能正常例においては1回15～20mg/kg（実測体重）を12時間ごとに投与することを推奨しており，点滴時間はレッドマン症候群を回避するために，基本的に1g投与までは1時間をかけ，それ以上使用時には500mgあたり30分以上を目安に投与時間を延長する。

　ガイドラインでは目標濃度別の投与量は設定されていないが，VCMは腎排泄であることから1日投与量はCLcrから計算することが可能である。CLの概念で解説したように，例えば，体の中のVCM濃度を常に20mg/Lに維持することを考えると（平均血中濃度が20mg/LはVCMトラフ値10～15mg/Lに相当），VCMのクリアランス（CLvcm）はCLcr×0.65で表されるため，1日に消失されるVCMの量は20mg/Lが毎時CLcr×0.65÷1,000×60（L/hr）で消失されていくので，その24（hr）倍をかけた量を体内に補充すれば，平均血中濃度を20mg/Lに維持できることとなる（Dose = Css ave × CL × t）。

　同様に平均血中濃度を25.5mg/Lとするとトラフ値を15～20mg/Lに維持することができるので，以下のように1日投与量はCLcrを19～24倍すると求めることが可能である（表1）[4]。ただし，腎機能低下患者においては10～15mg/Lでは15mg/L付近

に，15～20mg/Lでは20mg/L付近になる可能性が高いことを念頭に入れなければならない。また，腎機能低下患者であっても早期に有効血中濃度に到達させるために，初日最低15mg/kg以上の投与量が必要である。

> ●トラフ値10～15mg/L
> ⇒ 20.0mg/L × CLcr × 0.65 ÷ 1000 × 60 × 24hr ＝ CLcr × 19
> ●トラフ値15～20mg/L
> ⇒ 25.5mg/L × CLcr × 0.65 ÷ 1000 × 60 × 24hr ＝ CLcr × 24

仮に体重60kg，CLcr100mL/minの場合，ガイドラインでは15～20mg/kg×2＝1,800～2,400mg/日，表1ではトラフ値10～15mg/L：1,900mg/日，トラフ値15～20mg/L：2,400mg/日となる〔CLcrの算出はCockcroft-Gault式でありCKDガイドラインでは血清クレアチニン（Scr）は測定法がJaffé法はそのままの値を，酵素法の場合には"Scr測定値+0.2"としているが，『図解 よくわかるTDM』（じほう）では，Scr値をそのまま代入してVCMの投与量を決めている〕。

腎機能障害が懸念されるため，あまり積極的に治療できず，トラフ値15mg/L付近を目標としたい場合はCLcrの21倍，比較的腎機能（80mL/min/60kg）が良ければCLcrの22倍程度を目安にする。いずれにしても，どのような治療を選択するかは患者の状態によるもので，15mg/L以上の設定・脱水・高齢者・重症患者などでは腎機能が安定していても，3日に1度は腎機能チェックを心がける必要がある。

投与間隔の決定：ガイドラインでは，投与間隔および目標血中濃度は腎機能正常において1日2回投与を原則としている。一方，血中濃度の傾き（半減期）が大きければ，トラフ値が下がることが推察される。半減期は分布容積とクリアランスによって決められるので，体重あたりの排泄が大きければ半減期が短くなりまる。したがって，表1の1日投与量設定において，さらに体重あたりのCLcrを指標として投与間隔を決定することができる（表1，CLcrは体重60kg当たりになっているので注意が必要）。

2. テイコプラニン（TEIC）

・PK-PDパラメータ

TEICの治療指標となるPK-PDパラメータは特に推奨されておらず，臨床的に，トラフ値がモニタリングパラメータである。

・TDMの方法（採血ポイントなど）

半減期が長く，初回から維持用量を投与した場合，定常状態の濃度域（有効濃度域）に到達するまでに4～5日以上を要するため，腎機能低下例であっても必ず負荷投与を行う。TDMは3日間投与後，4日目に行う。

・TDMの目標値

維持濃度が40～60mg/Lであった場合には発熱や血小板減少の頻度が高くなり，また，米国での臨床試験において，トラフ値が60mg/L以上を示した症例に血清クレア

表2 テイコプラニンの初期投与設計法

目標血中濃度	1日目	2日目	3日目
15mg/L≦	10mg/kg×2	10mg/kg×1	10mg/kg×1
	8mg/kg×2	8mg/kg×2	8mg/kg×1
10〜15mg/L	6mg/kg×2	6mg/kg×2	6mg/kg×1

表3 アミノ配糖体系抗菌薬の投与量と目標濃度

CLcr (mL/min/1.73m^2)	≧80	(目標ピーク値)	60〜79	40〜59	30〜39	20〜29+
ゲンタマイシン/トブラマイシン	5.1mg/kg	(16〜24mg/L)	4mg/kg	3.5	2.5	4 (48h毎)
	(重症:7mg/kg)					
アミカシン	15mg/kg	(56〜64mg/L)	12mg/kg	7.5	4	7.5 (48h毎)

(戸塚恭一・日本語監修,他:日本語版サンフォード感染症治療ガイド2013を参考に作成)

CLcr (mL/min/1.73m^2)	≧75	(目標ピーク値)	65〜74	55〜64	45〜54	35〜44	30〜34
アルベカシン	5.5〜6mg/kg	(15〜20mg/L)	5mg/kg	4.5	4	3.5	3

チニンの異常変動の発現頻度が高かったことから,トラフ値は60mg/Lを超えないように設定するが,通常用量ではこの濃度に達しない。TEICのTDMは,有効濃度域に到達していることを確認するためであり,目標トラフ値は(10)15〜30mg/Lに設定する。

・初期投与設計(投与方法;投与量,投与間隔)

一般的にTEICは3日間に分けてローディングを行うレジメンが多く,これまでに複数のレジメン(40mg/kg/3日間)が提案されおり,6mg/kg×2回/日を2日間投与では10〜15mg/Lと若干低めの設定となる(表2)。

3. アミノ配糖体系抗菌薬(アルベカシン・アミカシン・ゲンタマイシン・トブラマイシン)

・PK-PDパラメータ

AGsの治療指標となるPK-PDパラメータはC_{peak}/MIC≧8〜10である。AGsは感染性心内膜炎を除き,基本的に1日1回投与が推奨されTDMの対象となる。

・TDMの方法(採血ポイントなど)

AGsの腎毒性はトラフ値の上昇に起因するため,一定濃度以下であることを確認する必要がある。したがって,採血は有効性の確認のためにピーク値と副作用防止確認のためにトラフ値の2ポイントを採血する。AGsのピーク値は投与開始後1時間〔30分(20〜40分を許容範囲)の点滴静注後,さらに30分後〕である。

・TDMの目標値と初期投与設計

1日複数回投与の際に安全性が問題となるため,ガイドラインのトラフ値には1日分割投与の目標参考値が設定されている。表3にAGsの目標濃度と投与設計の一例

を紹介する。腎機能の指標となるCLCrは標準体表面積あたりであることを注意しなければならない。

（木村　利美）

【文　献】
1）日本化学療法学会 編：抗菌薬TDMガイドライン，杏林社，2012.
2）Moise PA, et al.：Am J Health Syst Pharm, 57（suppl 2）：S4-S9, 2000.
3）Howden BP, et al.：Clin Infect Dis, 38（4）：521-528, 2004.
4）木村利美：よくわかるTDM第2版，じほう，2007.

■ 4章　抗菌薬の適正使用と限界

4-4 抗菌薬投与時の安全確保
1）乳幼児

Point

①新生児・乳幼児は成長と発達に伴い薬物動態が変化するため，投与量は体重のみならず，日齢や出生時の在胎週数によって異なることに注意が必要である。

②乳幼児へ内服抗菌薬を投与する場合は，服用性に注意が必要であり，経静脈投与を行う場合は，血管外漏出による組織障害に注意し，点滴刺入部位の確認などを行う必要がある。

③乳幼児に特有の薬物動態や薬動力学に基づく副作用や禁忌事項があるため，個々の抗菌薬投与前に確認する必要がある。

❖ はじめに

　乳幼児に抗菌薬を処方する場合，まずは感染症の原因微生物を患者の年齢，基礎疾患と感染している臓器から類推する。そのうえで，その病原体に対して抗菌活性があり，感染臓器へ移行性の良い抗菌薬を投与する。最適な治療を行ううえでは，薬物動態や薬動力学を考慮した投与が必要であり，同時に抗菌薬が患者に害を及ぼさないことが必須である。

　安全かつ有効な乳幼児への抗菌薬投与を実現するためには，成長・発達に伴う小児特有の薬物動態の変化，薬動力学的な変化についての理解と，実際の投与方法における注意事項の把握が必要となる。

❖ 投与方法

　抗菌薬の投与にあたっては経路，速度，溶媒に注意が必要である。

　乳幼児に経口投与可能な抗菌薬は，ほぼドライシロップ製剤に限定され，確実な効果を得るためには服用性や吸収率がポイントとなる。内服抗菌薬の多くは酸味のある飲み物で苦味が増すが，服用性を向上させるための工夫として，アイスクリームなど比較的相性の良い乳製品との組み合わせが挙げられる。一方で，テトラサイクリン系

抗菌薬は牛乳と一緒に内服すると吸収率が落ちるなどの特徴があるため，個々の薬剤について確認が必要である。

経静脈投与用の抗菌薬製剤の多くは組織刺激性があり，末梢血管が細い乳幼児では，しばしば血管外漏出による組織障害を来す。特にバンコマイシンやアシクロビルなどによる組織壊死などでは，重篤な有害事象の報告もある[1-3]。

多くの抗菌薬は血管痛や即時反応に対する配慮から，静注ではなく点滴静注で投与されている。小児に限った注意事項ではないが，投与時間に特に配慮が必要な事項として，バンコマイシンによるレッドマン症候群，ペニシリンGカリウムの急速投与による高カリウム血症の懸念，マクロライドの急速静注による不整脈やクリンダマイシンの急速投与による心停止などの報告がある。

また，使用する溶媒に注意が必要な抗菌薬としてセフトリアキソンが挙げられ，同薬はカルシウム含有製剤との併用で結晶化することが知られ，特に肺や腎障害を来した新生児の死亡例などの報告が複数ある[4]。

❖ 小児の薬物動態と安全性

体重あたりの投与量の調整が必要な小児の場合，投与量を誤るリスクを常に抱えている。単純な計算間違いにより過少投与となり治療効果が不十分になる事例や，過量投与による有害事象の事例は後を絶たず，投与量の確認ができるシステムが必要である。また，年齢や基礎疾患により投与量が異なることも重要なポイントである。成長や発達に伴う薬物動態の変化も一定の法則があるわけではなく，薬剤ごとに考える必要がある。

1. 投与薬剤の分布

投与された抗菌薬はそれぞれ，脂溶性や蛋白結合率などの特性により体内で分布する場所が異なる。乳幼児では蛋白結合率や体内のコンパートメントの組成が成人とは大きく異なる。例えば，新生児の血中蛋白・アルブミン濃度は比較的低く，結合能も低いことが知られており，蛋白と結合する抗菌薬は新生児の体内では遊離型が増えることになる。また，体内に存在する他の蛋白結合性物質との競合が懸念される。新生児の黄疸では，ビリルビンは蛋白と結合していない遊離型が増えると，まだ十分に発達していない脳血液関門を越え，大脳基底核に特異的に結合して核黄疸を来す可能性がある。そのため，新生児期にはサルファ剤，ジクロキサシリン，セフォペラゾン，セフトリアキソンは原則避けるべきである。

2. 薬物血中濃度

小児の体水分量や組成は全体重の80％を占め，成人の60％とは隔たりがあることも，薬剤の投与量に影響を与える。多くの抗菌薬は水溶性で細胞外液に分布するが，新生児では体水分量の35～40％が細胞外液で，成人の20％と比べ2倍近い分布体積が

ある。さらに，血管内水分量より組織間液の比率が高いので，抗菌薬は体に広く分布し，最高血中濃度が低くなり，半減期が延長することに留意が必要である。ゲンタマイシンやアミカシンなどアミノグリコシドの新生児体内分布体積は大きく，血中濃度のピーク値は低くなる。その一方でアミノグリコシドは濃度依存性の抗菌薬であるため，血中濃度のピーク値低下を避ける必要があり，分布体積に応じて1回量が多くなる傾向がある。一方，投与間隔は以上の理由と腎機能を反映し，在胎週数が少ないほど長くなる。実際には個々の患者での体内薬物動態が異なることは少なくなく，TDM（therapeutic drug monitoring）が必要である。

3. 代謝と排泄

抗菌薬の代謝に関わる新生児・乳児の肝機能は成人とは異なり，生後半年ほどかけて成人並になる。ただし，中には5歳くらいまで酵素活性が成人並にならないものや，逆に，小児期を通して成人の酵素活性を上回る場合もある。例えば，クロラムフェニコールは抗菌活性や組織移行性など優れた特性を有する薬であるが，新生児期における肝内グルクロン酸抱合能の低さを背景に，代謝産物が蓄積し循環不全を来すグレイベビー症候群により死亡した症例が1960年代に経験された。クロラムフェニコールの半減期は成人では4〜6時間程度だが，半減期が20時間もかかることが後に確認されている。

ほかに，セフォタキシムを不活化する酵素活性は新生児では低く，さらに腎臓での排泄も遅れるため，新生児における排泄は乳児と比べても3〜4倍かかることが知れている。逆にリネゾリドの排泄は成人の3倍も速く，特に1歳未満の子どもではその傾向が顕著であるため，成人では12時間ごとに投与されるのに対して，小児では8時間ごとの投与となる。

多くのベータラクタム系抗菌薬およびアミノ配糖体は代謝を受けず腎臓から排泄されるため，新生児や乳幼児の腎機能を考慮する必要がある。新生児の糸球体濾過量は成人の1/3から1/2程度であることを反映し，バンコマイシンの投与間隔は未熟児では12〜18時間，新生児で8〜12時間，そして生後1カ月になると6時間が推奨されている。実際には排泄能を予想するのは困難で，治療域が狭いアミノグリコシド系抗菌薬（ゲンタマイシン，アミカシン）やバンコマイシンは結局の所血中濃度を測定することが重要になる。

❖ アレルギー反応の回避

1. 求められる準備

即時反応が小児に特に多いことはないが，抗菌薬の使用自体が小児では多いため，常に留意が必要な事象である。

適切な問診を行うことが，抗菌薬による副作用を予防するために重要である。特に抗菌薬によるアレルギー歴がない場合は通常の投与方法に従い投与を行うが，即時反

4章　抗菌薬の適正使用と限界

表1　アレルギーの兆候

即時型アレルギー反応を疑わせる症状・所見	**全身反応**：しびれ感，熱感，頭痛，眩暈，痙攣，耳鳴，不安，頻脈，血圧低下，意識消失，不快感，口内・咽喉部異常感，口渇，咳嗽，喘鳴，腹部蠕動，嘔吐，下痢，発汗，悪寒，発疹など **局所反応**：注射部位から中枢にかけての皮膚発赤，膨疹，疼痛，掻痒感など
重篤な遅延型反応を疑わせる症状・所見	**DRESS症候群やStevens Johnson症候群など**：発熱，粘膜疹，多型滲出性紅斑，皮膚びらんなど，ただし，DIHS（薬剤性過敏症症候群）は投与後2週間以上経ってから発症することが多い（誘因は抗痙攣薬が多いが，抗生剤ではミノサイクリンに注意）。
擬似反応の例	抗菌薬関連下痢症，ウイルス性発疹，特にEBウイルスに感染している患者においてペニシリン系抗菌薬投与による発疹の頻度は高い，レッドマン症候群（バンコマイシンの組織中濃度の上昇によるヒスタミン遊離によっておこる，紅斑，掻痒など）。

応は予見できない場合が多く，常にその可能性を想定し準備を怠らないことが重要である。①救急カート・酸素投与機器の所在を確認すること，②初回投与後は5分程度ベッドサイドで経過観察し，バイタルサインや患者の状態（全身状態，皮疹の有無，呼吸様式など）を確認すること，③開始後15分間は，特に十分な経過観察を行うこと，また，④バンコマイシンは所定の溶解法と投与時間を遵守し，レッドマン症候群に注意して投与すること——が必要である。投与中に症状が出現した場合は投与を一時中止し，医師に連絡する必要がある。

2. 観察項目

アレルギー疾患や抗菌薬以外の薬剤に対するアレルギーを有する場合は，表1に示すような兆候の観察を頻回に行うなど，特に慎重に投与する。抗菌薬によるアレルギー歴がある場合，詳細な問診のうえ，抗菌薬による重篤な急性薬物反応であるか擬似反応であるかの判断を行い，交差反応性などを加味して医師の判断のもとで抗菌薬の選択・投与を行う。アナフィラキシーやスティーブンス・ジョンソン症候群などの既往がある場合，当該抗菌薬の投与は禁忌とし，また，原則として同系統の抗菌薬の使用は禁忌とし，代替薬を選択する。同系統の抗菌薬を選択せざるを得ない場合は，アレルギー専門医へ相談のうえ，救急措置を行える体制のもと実施する必要がある。

なお，かつては頻回に行われていたルチンでの皮内テストは行わない。アナフィラキシー様反応を含め副作用症状の多くはI型アレルギーではないため，皮内テストでの予見は困難である。アレルギー歴の有無にかかわらず，投与時の十分な観察がアナフィラキシー発症の早期診断に重要である。

アナフィラキシー発症時の対応は一般的なアナフィラキシーに対する処置に準じて行うが，各施設でバイタルサインなどによりRapid Response System（RRS）のコール基準を設け，素早い初期対応が行えるように準備する必要がある。

❖ 小児に特有の副作用

小児における特殊な副作用には，前述の薬理学に関わるものと，成長発達と関連した薬動力学によるものがある（表2）。いずれも過去の経験の集積から見出された副

表2　乳幼児に対して注意すべき抗菌薬の副作用

	特徴的な副作用	注意点
ペニシリンGカリウム	高カリウム血症	急速静注を行わないこと
セフォタキシム	カルシウム含有製剤との併用で結晶化 高ビリルビン血症	新生児では使用注意
カルバペネム	バルプロ酸の血中濃度低下による痙攣誘発	併用禁忌
ST合剤	核黄疸	新生児では禁忌
テトラサイクリン系	歯牙着色	8歳未満は原則投与しない
キノロン系抗菌薬	軟骨障害，関節痛	軟骨障害は動物実験における所見であるが，関節痛や腱断裂は有意に認められる副作用である
エリスロマイシン	肥厚性幽門狭窄症	新生児・乳児では注意
クロラムフェニコール	グレイベビー症候群	新生児では禁忌

作用であり，副作用を予見する明確な理論はないため，それぞれ各論としての知識が必要となる。

・キノロン系

　キノロン系抗菌薬は原則，小児においては禁忌になっている。幼若動物への投与において軟骨障害が認められたことが背景にあるが，現在までの使用経験の集積からヒトにおける軟骨障害は明らかではない。一方で，関節痛とは有意な関連が認められ，また，成人における腱断裂との関連も知られているため，使用中に運動をする場合は注意喚起が必要である。キノロン系抗菌薬の抗菌スペクトルは極めて広いが，DNAジャイレースへの点変異により容易に耐性を獲得することが知られ，院内では限定使用薬に設定するなど明確な基準を設けて例外的な使用を行うべきである。

・テトラサイクリン系

　テトラサイクリンは，カルシウムとキレートを形成し歯牙の黄染を来すことが知られている。永久歯が形成される前の小児には禁忌である。テトラサイクリン系抗菌薬の種類によって歯牙黄染のリスクが異なることが知られ，やむを得ず使用する場合は患者・保護者への説明を行い，リスクの少ない薬剤を選択する必要がある。

・カルバペネム系

　カルバペネムは小児に特有の禁忌事項はないが，小児期に比較的多いてんかん患者ではバルプロ酸の血中濃度が下がり，てんかん発作の誘因となることがある。また，極めてスペクトラムの広い抗菌薬であり，使用はESBL産生腸内細菌による感染症などに限定すべき薬剤である。

・ピボキシル基を有する薬剤

　ピボキシル基は内服抗菌薬の吸収率を上げるための工夫であるが，低カルニチン血症を来し脳症の誘因となる可能性が，日本小児科学会や医薬品医療機器総合機構（PMDA）から医薬品適正使用のお願いとして通知されている[5]。なお，ピボキシル基の有無にかかわらず，第3世代内服抗菌薬でなければ治療不能な疾患は一般小児科

外来では決して多くはなく，より抗菌スペクトルの狭いアモキシシリンでの代用が可能なことが多いことに注意されたい。

・アミノグリコシド系

アミノグリコシドは年齢にかかわらず腎障害や聴毒性が知られているが，近年，遺伝子の変異を背景とした聴毒性の存在が確認されており，家族歴の聴取を行い不用意な投与を避けることに留意したい[6]。

(宮入 烈)

【文 献】

1) Bohm NM, Wong JG：Bullous dermatosis associated with vancomycin extravasation. Am J Med Sci, 343(2)：177-179, 2012.
2) Buck ML, Vittone SB, et al.：Vesicular eruptions following acyclovir administration. Ann Pharmacother, 27(12)：1458-1459, 1993.
3) Robbins MS, Stromquist C, et al.：Acyclovir pH--possible cause of extravasation tissue injury. Ann Pharmacother, 27(2)：238, 1993.
4) Bradley JS, Wassel RT, et al.：Intravenous ceftriaxone and calcium in the neonate：assessing the risk for cardiopulmonary adverse events. Pediatrics, 123(4)：e609-e613, 2009.
5) 日本小児科学会薬事委員会報告：ピボキシル基含有抗菌薬投与による二次性カルニチン欠乏症への注意喚起．日本小児科学会雑誌, 116(4)：804-806, 2012.
6) Johnson RF, Cohen AP, et al.：Genetic mutations and aminoglycoside-induced ototoxicity in neonates. Otolaryngol Head Neck Surg, 142(5)：704-707, 2010.

■ 4章　抗菌薬の適正使用と限界

4-4 抗菌薬投与時の安全確保
2）妊婦

> **Point**
>
> ① 催奇形の観点で最も危険な時期は，妊娠28日目〜50日目までの器官形成期である。
>
> ② 妊娠中のアミノグリコシド系抗結核薬使用，妊娠後期のテトラサイクリン系抗生物質の使用に関して，胎児への有害作用が報告されている。
>
> ③ 妊娠中は，腎クリアランスが高まり，分布容積が増え，蛋白結合率が低下する。難治性感染症の治療では体内動態の変化を考慮する。
>
> ④ 妊婦感染症に比較的安全に投与しうる抗菌薬として，使用経験が豊富で胎児への有害作用がみられないペニシリン系，セフェム系，マクロライド系の抗菌薬が挙げられる。
>
> ⑤ 新たに妊婦に抗菌薬を投与する際は添付文書が基本となるが，既に妊婦に投与した抗菌薬の胎児危険度は，疫学調査などの詳細情報を調査して判断する必要がある。

❖ 妊婦への抗菌薬投与時の注意点

1. 妊娠中の薬物療法の特殊性

　　妊娠中の薬物療法では，妊娠が疾患に及ぼす影響，妊娠期の薬物体内動態の変化などを考慮したうえで，胎児に悪影響を及ぼさない薬物を選択する必要がある。一方，胎児への影響を懸念するために，抗生物質，抗結核薬などの治療上不可欠な薬物の処方が控えられることによる母児の不利益は避けなければならない。そのためには，薬物の催奇形情報を適正に評価し，治療上の必要性を満たし催奇形の危険度が低い薬物を使用する必要がある。

2. 妊娠中の薬物療法の原則

　　わが国では，医療用医薬品添付文書の使用上の注意「妊婦，産婦，授乳婦への投与

の項」に必要な注意が記載されている。この項の措置が「投与しないこと」と記載された薬剤は，妊婦，妊娠を希望する女性，妊娠可能な女性に投薬しないことが原則となる。

また，妊婦を対象とした薬物療法では，使用経験が長く，疫学調査などにより妊婦と胎児への安全性情報が得られる薬剤を選択することが原則となる。

抗生物質，抗結核薬，抗ウイルス薬など，妊娠中であっても投薬の必然性（必要性と安全性）がある薬剤は，必要量を必要な期間投薬する。妊婦であっても，投与量，投与期間を制限することにより有効性が得られなければ，投薬自体が意味を失うからである。

❖ 妊婦へ投与した薬物自体の胎児への危険度[1]

わが国では，妊娠・授乳期に投与した薬物の危険度の公的評価として，医療用医薬品添付文書の「使用上の注意」，「妊婦，産婦，授乳婦等への投与」の項の記載がある。記載は，旧厚生省薬務局長通知（薬発第607号）に基づき記載するよう定められている。

添付文書の措置に「投与しないこと」，「投与しないことが望ましい」と記載された薬剤は，妊婦には処方しないことが原則である。

一方，妊娠に気付かずに投与してしまい催奇形の危険度や妊娠継続の可否を問われた場合には，この記載は必ずしも参考にはならない。これは，対応する理由が「催奇形性を疑う症例のある」ものから「妊娠中の投与に関する安全性が確立していない」ものまで含まれており「投与しないこと」と記載された薬剤のすべてに催奇形性があるわけではないためである。こうした場合には，『実践 妊娠と薬 第2版』（林昌洋，佐藤孝道，北川浩明 編：じほう），『Drugs in Pregnancy and Lactation』（Briggs GG：Williams & Wilkins）などの書籍を参考に，詳細情報の調査と評価に基づいたカウンセリングを行う必要がある。

現時点で，日常診療に用いられる薬剤のうち，根拠をもって催奇形との関連が懸念されている薬剤を表1にまとめた。

最近では医薬品の開発がグローバル化されたこともあり，海外の公的な妊婦薬物療法のリスクカテゴリーを参照することが容易になった。米国医薬品食品局（FDA）のpregnancy category（表2）や，豪州TGAの分類基準は国内でも比較的入手しやすい情報となっている。FDAのpregnancy categoryでは，「A」として，「胎児への障害の可能性はうすい」との位置付けをしており，「B」として「動物の生殖試験では有害作用がみられるが，ヒト妊婦に関する第1三半期の対照比較研究では確認されていない」と位置付けているため，妊娠中はこれらに位置付けられる薬剤が選択の一つの目安となる。抗菌薬各論では，FDAのpregnancy categoryを併記したので参考にしていただきたい。なお，「C」はヒトでの情報がない「未知」との位置づけである。中等度リスクとの誤解が多く注意が必要である。

表1 ヒトで催奇形性・胎児毒性を示す証拠が報告されている薬物*1

一般名または薬物群名	代表的な商品名, その他	報告された催奇形性・胎児毒性
アミノグリコシド系抗結核薬	カナマイシン注, ストレプトマイシン注	非可逆的第Ⅷ脳神経障害, 先天性聴力障害
アンジオテンシン変換酵素阻害薬（ACE-I）／アンジオテンシン受容体拮抗薬（ARB）	カプトプリル, レニベース, 他／ニューロタン, ディオバン, 他	《中・後期》胎児腎障害・無尿, 羊水過少, 肺低形成, 四肢拘縮, 頭蓋変形
エトレチナート	チガソン	催奇形性, 皮下脂肪に蓄積されるため継続治療後は年単位で血中に残存
カルバマゼピン*2	テグレトール, 他	催奇形性
サリドマイド	個人輸入・治験（多発性骨髄腫）	催奇形性：サリドマイド胎芽病（上肢・下肢形成不全, 内臓奇形, 他）
シクロホスファミド*3	エンドキサンP錠	催奇形性：中枢神経系, 他
ダナゾール	ボンゾール, 他	催奇形性：女児外性器の男性化
テトラサイクリン系抗生物質	アクロマイシン, レダマイシン, ミノマイシン, 他	《中・後期》歯牙の着色, エナメル質の形成不全
トリメタジオン	ミノ・アレビアチン	催奇形性：胎児トリメタジオン症候群
バルプロ酸ナトリウム*2	デパケン, セレニカR, 他	催奇形性：二分脊椎, 胎児バルプロ酸症候群
非ステロイド性消炎鎮痛薬（インドメタシン, ジクロフェナクナトリウム, 他）	インダシン, ボルタレン, 他	《妊娠後期》動脈管収縮, 胎児循環持続症, 羊水過少, 新生児壊死性腸炎
ビタミンA（大量）	チョコラA, 他	催奇形性
フェニトイン*2	アレビアチン, ヒダントール, 他	催奇形性：胎児ヒダントイン症候群
フェノバルビタール*2	フェノバール, 他	催奇形性：口唇裂・口蓋裂, 他
ミソプロストール	サイトテック	催奇形性, メビウス症候群, 子宮収縮・流早産
メソトレキセート	リウマトレックス, 他	催奇形性：メソトレキセート胎芽病
ワルファリン	ワーファリン, 他	催奇形性：ワルファリン胎芽病, 点状軟骨異栄養症, 中枢神経系の先天異常

*1：抗がん剤としてのみ用いる薬物は本表の対象外とした。
*2：てんかん治療中の妊婦では治療上の必要性が高い場合は投与可。妊婦へ催奇形性に関する情報を提供したうえで, 健常児を得る確率が高い（抗てんかん薬全般として90％程度）ことを説明し励ますことが必要と米国小児科学会薬物委員会より勧告されている。
*3：保険適用外で, 膠原病（難治性の全身性エリテマトーデス, 強皮症に合併する肺線維症, 血管炎症候群, 他）に処方されることがあり注意が必要である。

❖ 妊娠の時期と薬物の胎児への影響[1]

1. 受精前～妊娠27日目まで（無影響期）

受精前に薬剤の影響を強く受けた卵子は, 受精能力を失うか, 受精しても着床しなかったり, 妊娠早期に流産として消失すると考えられている。出生に至る可能性があるとすれば, 染色体異常か遺伝子レベルの異常で, いわゆる催奇形は発生しない。この時期の投薬については, 胎児への影響を基本的には考慮する必要がない。

表2 米国FDA Pregnancy Category Definitions

カテゴリーA	ヒト妊婦に関する妊娠第1三半期の対照比較研究で，胎児への危険性は証明されず（また，その後の第2，第3三半期において危険を示す証拠はなく），胎児への障害の可能性はうすいもの。
カテゴリーB	いずれの動物生殖試験でも胎児への危険性は否定されている；しかしながら，ヒト妊婦に関する対照比較研究は実施されていないもの。 あるいは，動物を用いた生殖試験で有害作用（妊孕能低下を除く）がみられているが，ヒト妊婦に関する第1三半期の対照比較研究では確認されなかったもの（また，その後の第2，第3三半期において危険を示す証拠はないもの）。
カテゴリーC	いずれの動物研究でも，胎児への有害作用（催奇形性，胎児（芽）致死作用，その他）が明らかにされており，ヒト妊婦での対照比較研究は実施されていないもの。 あるいは，ヒト妊婦，動物ともに研究が入手できないもの。 胎児への潜在的危険を治療による利益が上まわると判断される場合のみ投与する。
カテゴリーD	ヒト胎児に対する危険の明確な根拠が存在するが，危険であっても妊婦への使用による利益により容認できるもの（例えば，生命が危険にさらされている状況，または重篤な疾病で安全な薬剤が使用できない，あるいは効果がない状況）。
カテゴリーX	動物またはヒトでの研究で，胎児異常が証明されている場合，あるいはヒトでの使用経験上胎児への危険に関する証拠がある場合，またはその両方の場合で，起こりうるどんな利益よりも明らかに危険が大きいもの。 ここに分類される薬剤は，妊婦または妊娠する可能性のある婦人には禁忌である。

2. 妊娠28日目〜50日目まで（絶対過敏期）

　この時期は胎児の中枢神経，心臓，消化器，四肢などの重要臓器が発生・分化し，催奇形という意味では胎児が最も薬物の影響を受けやすい絶対過敏期になる。

　妊婦がサリドマイドを服用した時期と，それによって生じた奇形の間には明確な相関があり，最終月経から32日目以前，あるいは52日目以降の服用では奇形が発生していない。

　ただし，胎芽・胎児の発育には相当の個体差があり，最終月経から胎齢を推定する方法そのものにもある程度のばらつきがあるので，絶対過敏期の臨床的境界をあいまいにしていることに注意しておく必要がある。

　この時期の薬剤の投与は，治療上不可欠なものに限るとともに，催奇形の危険度の低い薬剤を選択するなど特に慎重な配慮が必要である。

3. 妊娠51日目〜112日目まで（相対過敏期，比較過敏期）

　胎児の重要な器官の形成は終わっているが，性器の分化や口蓋の閉鎖などはなお続いている。催奇形性という意味で薬剤に対する胎児の感受性は次第に低下するが，催奇形性のある薬剤の投与はなお慎重であったほうがよい。

4. 妊娠113日〜分娩まで（潜在過敏期）

　薬剤の投与によって，内因性に奇形のような形態的異常は形成されない。胎児の機能的発育に及ぼす影響や発育の抑制，子宮内胎児死亡のほか，分娩直前では新生児の適応障害や薬剤の離脱症状などである。

　なお，感染症による発熱に対して処方されることのある非ステロイド性解熱鎮痛薬

（NSAIDs）は，胎児動脈管の収縮の問題が指摘されている。妊娠後期にNSAIDsが投与されると胎児に移行し，プロスタグランジンの生成が阻害されるため動脈管が収縮し，胎児に肺高血圧と右心不全が生じるおそれがある。

❖ 妊娠中の胎児危険度の総合評価[1]

妊娠中に使用した薬物が胎児に及ぼす影響は，薬物そのもののもつ危険度と服薬時期の危険度によって左右される。最も危険な5点に位置付けられる薬物でも，無影響期である最終月経開始日の0日目〜27日目の間に服薬したのであれば，影響があったとすれば妊娠が成立しない。一方，妊娠が成立していれば胎児に影響はなかったものと考えられる。逆に，最も危険な絶対過敏期であっても，服用した薬物が食物やお茶などに含まれている程度の量のビタミンやカフェインなどであれば，その危険度は考慮する必要はないものと評価できる。

また，インフルエンザウイルス感染症などで高体温が続くと胎児異常につながる可能性がある。抗菌薬，抗ウイルス薬の影響とともに子宮環境を良いコンディションに保つことの効果も総合評価時に加味する必要がある。

❖ 抗菌薬

1. 妊婦への抗菌薬投与の実際

一般的な選択手順に加えて，妊婦を対象とした感染症治療に際しては，ヒトでの使用実績が豊富で，胎児への影響が少ないことが，疫学調査や症例シリーズ研究などで明らかになっている薬剤の選択が勧められる。

このため，呼吸器感染症，尿路感染症をはじめとする多くの妊婦感染症において，β-ラクタム系の抗生物質であるセフェム系，ならびにペニシリン系の薬剤が第1選択と考えられている。

なお，妊娠中は下記のような腎機能や分布容積に関わる母体の変化があり，薬物の体内動態が変化することが報告されている（表3）。妊娠中の難治性呼吸器感染症の治療にあたる際には，こうした変化についても留意する必要がある。

・**腎機能の変化**

妊娠中は，徐々に腎血流量が増えて腎クリアランスが高まることが知られている。このため，アンピシリンやジゴキシンなどの腎排泄型の薬物は，妊娠前と比べて排泄が速くなり血中濃度が低下する可能性がある。

・**肝機能の変化**

妊娠中は肝血流に大きな変化はなく，薬物の肝排泄については大きな変化がないことが報告されている。しかし，肝で代謝されるクリンダマイシンの排泄速度は妊娠中に増加しているとの報告もあり，個々の薬物について確認が必要である。

・**分布容積の変化**

妊娠中は，血漿容積が50％増加し，心拍出量が30％増えることが知られている。

表3 妊娠期の薬物体内動態の変化

		半減期（t$_{1/2\beta}$）	分布容積（L）	クリアランス（mL/分）
アンピシリン	［妊娠時］	52.4 ± 3.9	32.8 ± 2.5	450 ± 31
	［非妊娠］	69.6 ± 6.1	34.5 ± 2.7	370 ± 30
ピペラシリン	［妊娠時］	46.5 ± 10	67.6 ± 11.8	1,538 ± 362
	［非妊娠］	53.7 ± 4.6	41.9 ± 6.2	540 ± 75
イミペネム	［妊娠時］	36 ± 8	47.1 ± 14.8	973 ± 47
	［非妊娠］	41 ± 16	18.9 ± 5.8	338 ± 85

（Koren G eds.：Maternal-Fetal Toxicology 3rd. pp9-12, MARCEL DEKKER INC, 2001.）

　また，妊娠中にみられる体水分量の増加は平均8Lで，その6割は胎盤，胎児および羊水に，残りの4割は母体の組織に分布すると考えられている。このため，多くの薬物の血清中濃度が低下することが報告されている。

・蛋白結合の変化

　妊娠中は，アルブミン産生が血漿容積増大に追い付かず低アルブミン傾向となる。このため，薬物の蛋白結合が低下することが報告されている。これは遊離型の薬物が増加することを意味している。遊離型の薬物は，組織への移行が容易なため，結果として大きな分布容積となる。

2. 妊婦へ安全に投与しうると考えられている抗生物質

・ペニシリン系（アモキシシリン，FDA pregnancy category：B）

　ペニシリン系の薬剤はヒトでの使用経験が豊富で，妊娠中の使用に関しても複数の疫学調査において催奇形との関連が認められなかったことが報告されている。このため妊婦に用いる抗菌薬として胎児への安全性が高いと考えられている。

【報告】ペニシリン系の薬剤は，妊娠第1三半期に使用した3,546例と妊娠中のいずれかの時期に服用した7,147例の母子の調査において，催奇形との関連が認められなかったことが報告されている[3]ことをはじめとして，個々の薬剤についても妊婦使用実績が報告されているものが多い。

【報告】妊娠第1三半期にアモキシシリンまたはアンピシリンを摂取した284例の母親の児，ならびに妊娠中のいずれかの時期にこれらの薬物を服用した1,060例の母親の児について，先天異常の頻度は増加しなかった[4]。

・セフェム系（セファレキシン，FDA pregnancy category：B）

　セフェム系の抗生物質に関しても，妊婦治療実績が豊富で，胎児への影響は認められなかったとの調査が複数報告されており，妊娠中に第1選択としうる薬剤と考えられている。

【報告】奇形を有する2万2,865例の児を対象としたケース・コントロールスタディでは，妊娠第1三半期あるいは妊娠中のいずれかの時期のセファレキシン使用との関連は認められなかった[5]。

【報告】器官形成期に相当する妊娠2カ月目に相当する時期にセファレキシンの投与を受けた母親の児に，障害は認められなかったことが報告されている[6]。

・マクロライド系（エリスロマイシン，FDA pregnancy category：B）

　ペニシリン系，セフェム系の抗生物質と並んで，妊婦に選択しうる抗生物質として，マクロライド系の抗生物質，エリスロマイシンが挙げられる。特に，妊婦の子宮頸管炎などで問題となるクラミジア感染症に対して有効な薬剤として処方されている。

【報告】妊娠第1三半期にエリスロマイシンを使用した79例と妊娠中のいずれかの時期に使用した230例の母子の調査において，催奇形との関連がなかったことが報告されている[13]。

【報告】妊娠第2三半期または第3三半期における腟感染症に対する抗生物質療法の対照試験では，エリスロマイシンによる治療を受けた398例の女性の児に関して，先天奇形の頻度が予測値を超えることはなかった[7]。

【報告】クラリスロマイシンは，動物実験で大量投与により催奇形性が報告されている。一方，催奇形情報サービス施設の共同研究により行われたプロスペクティブ調査では，妊娠第1三半期にクラリスロマイシンによる治療を受けた女性の122例の児では，先天奇形の頻度は催奇形と関連しない抗生物質の投与を受けた対照群と有意な差はなかった[8]。

3. 妊娠中の使用を控えるべき抗生物質・抗菌薬

・ニューキノロン系の抗菌薬（シプロフロキサシン，FDA pregnancy category：C）

　1990年代から繁用されているニューキノロン系の抗菌薬は，優れた抗菌活性と抗菌スペクトルを有しているが，幼弱犬を用いた動物実験で関節毒性が知られていること，生殖試験で大量投与した際に胎児毒性が知られていること，ヒトでの使用経験が少ないなどの理由により，妊婦への投与は避けるべき薬剤と考えられており，わが国の添付文書では禁忌に位置付けられている。

　一方，CDCはペニシリン耐性の炭疽菌に曝露された妊婦の初期予防療法の抗菌薬として，シプロフロキサシンが選択されると勧告している。

【報告】ヨーロッパ催奇形情報サービス施設の共同研究により行われた前向き研究では，妊娠第1三半期にシプロフロキサシンの治療を受けた母親44例に関して先天異常の確率（4.5%）は通常と異なることはなかったと報告されている[9]。

【報告】北米催奇形情報サービスグループにより特定された前向きの症例シリーズ研究では，妊娠中にキノロン系抗菌薬により治療を受けた女性200例の児に明らかな有害作用はなかった。このうち105例はシプロフロキサシンによる治療を受けており，そのうち68%は妊娠第1三半期の治療だった[10]。

・テトラサイクリン系（FDA pregnancy category：D）

　テトラサイクリン系の抗生物質は，胎児の骨への沈着が指摘されており，歯牙の着

色やエナメル質の形成不全などの胎児毒性が知られている。特に妊娠中・後期には注意が必要な薬剤である。

テトラサイクリンは，妊娠第2三半期または第3三半期の使用により歯牙の着色を起こすが，ミノサイクリンが同様の問題を引き起こすか否かは，ヒトでの情報がなく明らかでない。

【報告】妊娠期共同研究によると，妊娠第1三半期にテトラサイクリンによる治療を受けた341例の女性の児では，主要な奇形や，小奇形などの一般的な先天奇形の頻度は予想値を上回らなかった[3]。

・アミノグリコシド系抗生物質（FDA pregnancy category：D）

ストレプトマイシン，カナマイシンなどの抗結核薬では，母親の使用により聴覚障害が生じたことが報告されている。このためゲンタマイシン，トブラマイシンなどのアミノグリコシド系の薬剤についても，第8脳神経障害による聴覚毒性を生じうるとの注意喚起がなされている。治療上，ゲンタマイシン，トブラマイシンなどのアミノグリコシド系の薬剤が必要不可欠な妊婦では，血中濃度管理が重要となる。

【報告】妊娠第1三半期または第2三半期にゲンタマイシンの投与を受けた女性の57例の児に関する対照試験では，新生児に治療関連の有害作用は認められなかった[11]。

4. 結核治療薬

米国胸部疾患学会，米国疾患管理センターと米国感染症学会は，結核の診断，治療，予防に関する指針[12]を公表している。

指針では，無治療の結核は妊婦とその胎児に対して，結核治療薬が及ぼすよりはるかに大きな危険をもたらすこと，妊娠中の結核は治療的流産の適応とはならないことを示している。初期治療はイソニアジドとリファンピシン，エタンブトールを用いるとされている。一方，ピラジナミドは，催奇形性に関する十分なデータが得られていないので，妊婦への一般的な投与は控えるべきことが示されている。なお，イソニアジドを服用する妊婦には，胎児の神経系への影響を軽減する目的でピリドキシンの投与が推奨されている。

ストレプトマイシンは，抗結核薬のなかで唯一胎児への有害作用を有していることが文献報告されている薬剤である。聴覚器の発達を障害して先天性の聾を引き起こす可能性がある。サイクロセリンあるいはエチオナミドに関しては，胎児リスクに関する十分な情報が得られていないと述べられている。

5. 抗インフルエンザウイルス薬

妊婦がインフルエンザウイルスに感染すると重症化しやすいことが知られている。このため，ワクチン接種などで感染しないよう予防することが原則となる。

妊娠中にインフルエンザウイルスに感染した場合，オセルタミビル，ザナミビルなどのノイラミニダーゼ阻害剤による治療は禁忌とはならず，母体の重症化を防ぐとと

もに，高熱による胎児への悪影響を避ける観点でも治療が推奨されている[1,2]。インフルエンザワクチン，オセルタミビルは，小規模ながら胎児に催奇形などの有害作用を及ぼさなかったとの疫学研究が報告されている[3,4]。

(林 昌洋)

【文 献】

1) 林昌洋, 佐藤孝道, 北川浩明 編：実践 妊娠と薬 第2版. pp7-11, じほう, 2010.
2) Koren G eds.：Maternal-Fetal Toxicology 3rd. pp9-12, MARCEL DEKKER INC, 2001.
3) Heinonen OP, Slone D, et al.：Birth Defects and Drugs in Pregnancy, pp296-313, 435, Publishing Sciences Group, 1977.
4) Colley DP, Kay J, et al.：Amoxycillin and ampicillin：a study of their use in pregnancy. Aust J Pharm, 64：107-111, 1983.
5) Czeizel AE, Rockenbauer M, et al.：Use of cephalosporins during pregnancy and in the presence of congenital abnormalities：A population-based, case-control study. Am J Obstet Gynecol, 184：1289-1296, 2001.
6) Goodspeed AH：Cephalexin in special cases. J Antimicrob Chemother, 1 (3 suppl)：105, 1975.
7) McCormack WM, Rosner B, et al.：Effect of birth weight of erythromycin treatment of pregnant women. Obstet Gynecol, 69：202-207, 1987.
8) Einarson A, Schick B, et al.：A prospective controlled multicentre study of clarithromycin in pregnancy. Teratology, 57 (4/5)：188, 1998.
9) Schaefer C, Amoura-Elefant E, et al.：Pregnancy outcome after prenatal quinolone exposure. Evaluation of a case registry of the European Network of Teratology Information Services (ENTIS). Eur J Obstet Gynecol Reprod Biol, 69：83-89, 1996.
10) Loebstein R, Addis A, et al.：Pregnancy outcome following gestational exposure to fluoroquinolones：A multicenter prospective controlled study. Antimicrob Agents Chemother, 42 (6)：1336-1339, 1998.
11) Wing DA, Hendershott CM, et al.：A randomized trial of three antibiotic regimens for the treatment of pyelonephritis in pregnancy. Obstet Gynecol, 92 (2)：249-253, 1998.
12) American Thoracic Society, CDC, and Infectious Disease Society of America：Treatment of tuberculosis. MMWR, 52 (RR-11)：62-63, 2003.
13) Fiore AE, Fry A, et al.：Centers for Disease Control and Prevention (CDC)：Antiviral agents for the treatment and chemoprophylaxis of influenza---recommendations of the Advisory Committee on Immunization Practices (ACIP). MMWR Recomm Rep, 60 (1)：1-24, 2011.
14) 日本産科婦人科学会：妊娠している婦人もしくは授乳中の婦人に対してのインフルエンザに対する対応Q&A, 2010年12月22日. (http://www.jsog.or.jp/news/html/announce_20101222.html)
15) 林昌洋, 佐藤孝道, 北川浩明 編：実践 妊娠と薬 第2版. pp972-975, じほう, 2010.
16) 林昌洋, 佐藤孝道, 北川浩明 編：実践 妊娠と薬 第2版. pp981-983, じほう, 2010.

■ 4章 抗菌薬の適正使用と限界

4-4 抗菌薬投与時の安全確保
3）高齢者

Point

①高齢者においても健常成人と同様，PK/PDを考慮した抗菌薬の用法・用量設定が必要となる。

②高齢者では成人に比較し，血中濃度半減期の延長，血中濃度曲線下面積の増大，尿中排泄率の低下がみられる。

③高齢者に対する抗菌薬投与においては，体重と排泄機能の低下を考慮し，1回投与量を減らし，投与間隔を延長する。

④アミノ配糖体系抗菌薬，グリコペプチド系抗菌薬使用の際は，血中濃度モニタリング（TDM）が必須である。

⑤抗菌薬の副作用は健常成人と変わるものではないが，予備能力の低下や訴えが乏しいことから重篤化しやすいので監視を強化する。

❖ はじめに

　　　高齢者は種々の感染症を来しやすく，しばしば難治となる。最も高頻度なのが肺炎に代表される呼吸器感染症であり，およそ半数を占め，その他では尿路感染症，敗血症，褥瘡感染症が主なものである。その易感染性の要因としては，老化に伴うT細胞数・T細胞機能の低下に代表される細胞性免疫の低下，基礎疾患による低栄養状態，抗腫瘍薬，ステロイドなどによる免疫不全，局所防御能の低下などがあげられる。さらに入院症例では，さまざまな医療処置が施されており，感染症発症の誘因となりやすい。

❖ 高齢者における抗菌薬の体内動態

　　　高齢者では，健常成人と比較して潜在的に腎機能が低下しており，抗菌薬の血中濃度半減期は延長する。これは特に腎排泄型の薬剤で著明である。また，一般的には体重減少例が多く，投与量に対する留意が必要となる。

1. 経口抗菌薬

高齢者においても，最高血中濃度（C_{max}）は健常成人に比較して大差はないが，血中濃度半減期（$T_{1/2}$）の延長と血中濃度曲線下面積（AUC）の増大，尿中排泄率の低下を認め，特に腎排泄型の薬剤で顕著である．一方，マクロライド系，モキシフロキサシン（MFLX），ガレノキサシン（GRNX），リネゾリド（LZD）などではあっても軽微である．

2. 注射用抗菌薬

経口抗菌薬と同様に，腎排泄型の薬剤では$T_{1/2}$の延長，AUCの増大，尿中排泄率の低下を認める．肝排泄型のセフォペラゾン（CPZ），セフピラミド（CPM）では影響が軽微で，LZDでは健常成人と大差がない．

❖ 高齢者における抗菌薬の用法

当然のことではあるが，明らかに細菌感染症と考えられる場合あるいは疑われる場合のみ抗菌薬は適応となり，可能な限り抗菌スペクトルの狭い薬剤が選択されるべきであるが，empiricに使用する場合は，院内肺炎などでは抗菌スペクトルの広い薬剤を選択せざるを得ず，また，MRSAおよび緑膿菌も念頭に置いた治療も必要となる．さらに，MRSAおよび緑膿菌が検出された際には，感染なのか定着（colonization）なのかの判断がきわめて重要となる．

また，高齢者は潜在的な腎機能低下があり，腎毒性の強いアミノ配糖体系薬剤は注意が必要であり，血中濃度モニタリング（TDM）を行うことが望ましい．

いずれにしても高齢者においては重篤化する可能性が大であり，適切な抗菌薬を選択することが肝要で，de-escalationを念頭に置いた治療も考慮されるべきである．

1. 投与量，投与間隔

軽症，中等症までは経口抗菌薬も適応となるが，宿主病態を配慮した薬剤の選択が望まれる．

投与量の決定には体重と腎機能の配慮が必要となり，健常成人の50〜70%程度の量が使用されることが一般的であるが，loading doseがポイントとなる薬剤〔テイコプラニン（TEIC）など〕では，健常成人と同様の1回投与量が必要となる．

ほとんどの抗菌薬は腎排泄型であり，高齢者では潜在的腎機能低下があるため，腎からの排泄は遅延し，血中濃度半減期は延長する．したがって，腎機能（クレアチニンクリアランス，C_{cr}）の低下に応じ投与間隔を空ける必要がある（表1）．C_{cr}は加齢とともに低下し，おおよそ80歳で健常成人の50%未満となる．簡易的には血清クレアチニン（S_{cr}）によりC_{cr}を推定することが可能であるが（Cockcroft-Gault式，表2），C_{cr}を測定することが望ましい．

年齢に伴う肝機能の低下はほとんど認められないため，肝排泄型の薬剤での投与法

表1 高齢者における抗菌薬の体内動態

成人に比べて
・血中濃度半減期（$T_{1/2}$）の延長
・血中濃度曲線下面積（AUC）の増大
・尿中排泄率の低下

【高齢者における抗菌薬の投与方法（模式図）】
（成　人）　○　○　○　○　○　○　○
（高齢者）　○　　　○　　　○　　　○
　　　　1回投与量を減らし，投与間隔を延ばす

曝露された濃度が同じでも，成人に比べて副作用が出やすい
➡副作用の監視を強化する

表2　Cockcroft-Gaultの式

$$Ccr = \frac{(140 - 年齢) \times 体重 (Kg)}{72 \times 血清クレアチニン値 (mg/dL)}$$

（女性の場合はこれに0.85を掛ける）

の変更は必要ない．

2. 投与期間

明らかな解熱がみられ，他の臨床症状が改善しており，検査所見も改善傾向であれば，可能な限り短期間で抗菌薬は終了する．

3. 有害事象

副作用は健常成人と変わるものではないが，予備能力が不十分なことや，訴えが乏しいことから重篤化しやすいので注意が必要である．高齢者においては，アミノ配糖体系，グリコペプチド系では特に腎機能障害が出現しやすいためTDMは必須である．セフェム系の腎障害もときにみられ，アミノ配糖体系の第8脳神経障害，ニューキノロン系，カルバペネム系による中枢神経症状の発現にも注意を要する．

（川崎　聡，青木　信樹）

【文　献】

1) 柏木征三郎：高齢者がかかりやすい感染症は？．高齢者を知る事典 – 気づいてわかるケアの根拠 – （介護・医療予防研究会　編），pp118-119，厚生科学研究所，2000.
2) Gills S, Kozak R, et al.：Immunological studies of aging. Decreased production and response to T cell growth factor by lymphocytes from aged human. J Clin Invest, 67 (4)：937-942, 1981.
3) 稲松孝思：高齢者の感染症 – 高齢者医療倫理の問題も含めて．日本臨床，61：303-307，2003.
4) 中田紘一郎：我が国における院内肺炎の現状 – 米国胸部学会（ATS）ガイドラインと関連して．Therapeutic Reseach, 19 (4)：791-793, 1998.
5) 相馬一亥：院内肺炎の診療と予防 – 人工呼吸器関連肺炎（VAP）を中心に．Medical Practice, 19 (11)：1788-

  1793, 2002.
6) 山本俊信, 山本俊幸：老人の呼吸器感染症. Medicament News, 1442：14-16, 1993.
7) 日本呼吸器学会呼吸器感染症に関するガイドライン作成委員会：成人院内肺炎診療ガイドライン, 日本呼吸器学会, 2008.
8) 青木信樹：腎機能障害を有するMRSA感染症患者に対するテイコプラニン（TEIC）の有効性及び安全性の検討. 第51回日本化学療法学会総会, 横浜, 2003.
9) 上原慎也, 中島光好, 他：腎機能障害患者におけるdoripenemの体内動態. 日本化学療法学会雑誌, 53 (S-1)：125-135, 2005.
10) 加藤昭彦, 深山牧子, 他：老年者におけるクレアチニンクリアランス推定式の検討. 日老会誌, 25 (5)：503-507, 1988.
11) 小橋吉博, 二木芳人：治療効果の特徴. 臨床と微生物, 30 (6)：667-670, 2003.

4章 トレーニング問題

（解答は348頁）

Q1 蛋白合成阻害が主な作用である抗菌薬を選びなさい

①ペニシリン系抗菌薬
②セファロスポリン系抗菌薬
③ニューキノロン系抗菌薬
④テトラサイクリン系抗菌薬
⑤マクロライド系抗菌薬

Q2 耐性菌による感染を考慮すべき例として誤っているのはどれか，選びなさい

①長期入院患者
②最近，抗菌薬投与を受けた患者
③過去に耐性菌が分離された患者
④透析患者
⑤人口ペースメーカー植え込み患者

Q3 起炎菌の判明後，抗菌薬を広域から狭域へ変更する方法はどれか，選びなさい

①スイッチ療法　　②サイクリング療法　　③ミキシング療法
④デ・エスカレーション　　⑤エンピリック治療

Q4 バルプロ酸との併用が禁忌なのはどれか，選びなさい

①ペニシリン系抗菌薬
②セファロスポリン系抗菌薬
③カルバペネム系抗菌薬
④テトラサイクリン系抗菌薬
⑤マクロライド系抗菌薬

トレーニング問題

Q5 TDM が不要な抗 MRSA 薬を選びなさい

①アルベカシン　②ダプトマイシン　③テイコプラニン
④バンコマイシン　⑤リネゾリド

Q6 微量液体希釈法による MIC の判定では，次のうちどちらを採用するか，選びなさい

①菌の発育を認めた最小濃度　②菌の発育が阻止された最小濃度

Q7 MIC 値を得ることができる薬剤感受性測定法はどれか，選びなさい

①ディスク拡散　②E テスト　③希釈法

Q8 薬剤感受性検査の結果の解釈で中間（I）はどのような意味があるか，述べなさい

Q9 肺炎球菌の PCG のブレイクポイントで，非経口，髄膜炎以外の場合に用いる判定基準を選びなさい

判定基準	感性（S）	中間（I）	耐性（R）
①	$\leq 0.06\,\mu g/mL$	なし	$\geq 0.12\,\mu g/mL$
②	$\leq 2\,\mu g/mL$	$4\,\mu g/mL$	$\geq 8\,\mu g/mL$
③	$\leq 0.06\,\mu g/mL$	$0.12\sim1\,\mu g/mL$	$\geq 2\,\mu g/mL$

Q10 MDRP，MDRA の判定に用いられる抗菌薬はどれか，選びなさい

①PIPC　　②CAZ　　③IPM　　④AMK　　⑤CPFX

Q11 PBP（ペニシリン結合蛋白）の変異により耐性化したものはどれか，選びなさい

① PPNG　　② BLNAR　　③ MRSA　　④ ESBL　　⑤ PISP

Q12 １日投与量を決定している薬物動態パラメータは次のうちどれか，選びなさい

①クリアランス　　②分布容積　　③半減期　　④消失速度定数　　⑤蓄積率

Q13 バンコマイシンについて述べている内容はどれか選びなさい

① AUC/MIC ≧ 400 が目標
②トラフ値≧ 10mg/L が必要
③ピーク値を採血
④腎機能低下では初日 15mg/kg 未満
⑤トラフ値≧ 20mg で聴覚障害の頻度が高い

Q14 アミノ配糖体について述べている内容はどれか選びなさい

① C_{peak}/MIC ≧ 8 〜 10 が目標
②投与量指標の腎機能は標準体表面積で評価
③最高血中濃度を採血
④１日分を分割で投与が原則
⑤トラフ値の上昇で腎機能障害の頻度が高い

Q15 次の抗菌薬のうち，新生児に禁忌あるいは慎重な投与が必要となっているものはどれか選びなさい

①アンピシリン　　②バンコマイシン　　　　③クロラムフェニコール
④ST 合剤　　⑤アミノグリコシド系抗菌薬

Q16 テトラサイクリン系抗菌薬を小児に投与する場合の注意点はどれか，選びなさい

①幽門狭窄症　　　②歯牙着色　　　③痙攣誘発
④牛乳とともに服用すると吸収が悪くなる　　⑤軟骨障害

Q17 アナフィラキシーに対応するために常に行うべき対応はどれか，選びなさい

①十分な問診　　②皮内反応　　③事前の準備と十分な観察
④アナフィラキシーの症状についての認知を深めること

Q18 次の抗菌薬のうち，ヒト胎児への有害作用が報告されているのはどれか選びなさい

①アモキシシリン　　②エリスロマイシン　　③クラリスロマイシン
④ストレプトマイシン　　⑤テトラサイクリン

Q19 催奇形の点で最も危険な時期を選びなさい

①妊娠 7 日目～27 日目
②妊娠 28 日目～50 日目
③妊娠 35 日目～65 日目
④妊娠 51 日目～112 日目
⑤妊娠 66 日目～妊娠 120 日目

4章 抗菌薬の適正使用と限界

Q20 妊娠中の体内動態の変化について，正しいのはどれか選びなさい

①妊娠中は，一般に腎血流量が増えて腎クリアランスが高まる
②妊娠中は，一般に肝血流量が増えて肝クリアランスが高まる
③妊娠中は，ピペラシリンのクリアランスは高くなる
④妊娠中は，一般に血漿容積が15％程度増加する
⑤妊娠中は，蛋白結合率が変化し遊離型薬物が増加する可能性がある

Q21 次の薬剤のうち，TDMが必要なのはどれか選びなさい

①メロペネム　②テイコプラニン　③アルベカシン
④リネゾリド　⑤バンコマイシン

Q22 次の薬剤のうち，腎排泄型のものはどれか選びなさい

①エリスロマイシン　②アモキシシリン　③セフジトレン
④モキシフロキサシン　⑤アミカシン

Q23 高齢者に対する抗菌薬の投与法を決定するとき考慮することはどれか選びなさい

①呼吸機能　②身長　③体重　④体温　⑤腎機能

5章

消毒薬の適正使用と限界

■5章 消毒薬の適正使用と限界

5-1 消毒の基礎知識

Point

①熱が第1選択消毒法である。
②紫外線による環境や器材の消毒は望ましくない。
③消毒薬の噴霧は望ましくない。
④くん蒸は望ましくない。
⑤熱消毒が行えない場合に，消毒薬による消毒を行う。

❖ 消毒でのチェックポイント

消毒とは，病原微生物を殺滅することである。熱（熱水，蒸気）や消毒薬などにより消毒を行う。

1. 熱が第1選択消毒法である

熱（熱水，蒸気）は，消毒薬に比べて効果が確実で，残留毒性がないという利点がある。したがって，耐熱性の器材・リネンの消毒には，熱消毒が適している[1-10]。たとえば，腸管出血性大腸菌やノロウイルス汚染の下着の消毒には，熱水のほうが有効である。表1に，熱による消毒例を示した。

2. 紫外線による環境や器材の消毒は望ましくない

紫外線は角結膜炎などの原因になり，発がん性が指摘されている[11]。また，紫外線はクリーンな表面には有効なものの，汚れなどが付着した表面には無効である。したがって，紫外線による環境や器材の消毒は控えたい。例えば，パスボックスでの紫外線の使用や，ミキシング時でのクリーンベンチ内の紫外線照射は行ってはならない（図1）。

表1 熱による消毒例

方法	消毒対象	利用する装置（条件）
熱水	鋼製小物，耐熱性プラスチック器材	ウオッシャーディスインフェクタ*1（80～93℃・3～10分間）　中型　小型
		家庭用の食器洗浄機（70～80℃・3～10分間）
	リネン	熱水洗濯機（70～80℃・10分間）　小型　中型
	食器	食器洗浄機（業務用：80℃・10秒間など，家庭用：70～80℃・3～10分間）　業務用　家庭用
蒸気	差し込み便器，尿器，ポータブルトイレのバケツ，吸引瓶，陰洗ボトル	フラッシャーディスインフェクタ*2（90℃・1分間）

*1：「洗浄→熱水消毒」の工程が自動的に行える装置
*2：「汚物処理→洗浄→蒸気消毒」の工程が自動的に行える装置

3. 消毒薬の噴霧は望ましくない

　　消毒薬の噴霧を行うと，消毒薬を大量に吸入したり，眼に浴びたりするなどの毒性が問題になる[12]。また，噴霧法は清拭法に比べて消毒効果が不確実である。したがって，次亜塩素酸ナトリウムや二酸化塩素などの噴霧は控える必要がある。

4. くん蒸は望ましくない

　　くん蒸は勧められない。曝露による毒性が問題になるからである。例えば，オゾンは強力な殺菌効果を示す[13]。しかし，有効濃度である0.1ppm以上のオゾンガスには強い毒性があり，動物実験で発がん性も指摘されている[14]。したがって，オゾンを環境の消毒・脱臭に用いることは勧められない（図2）。なお，水の殺菌や，完全密

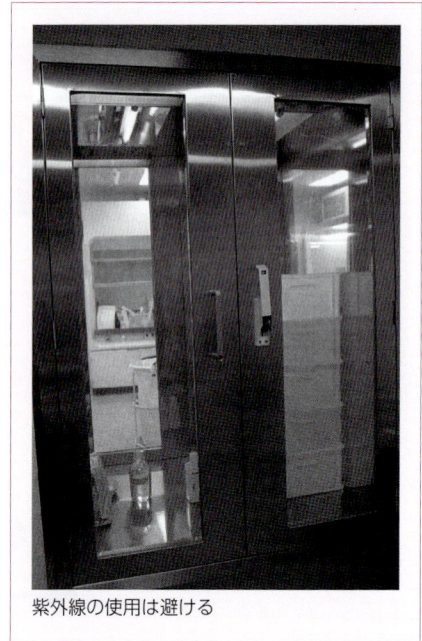

図1 パスボックス
紫外線の使用は避ける

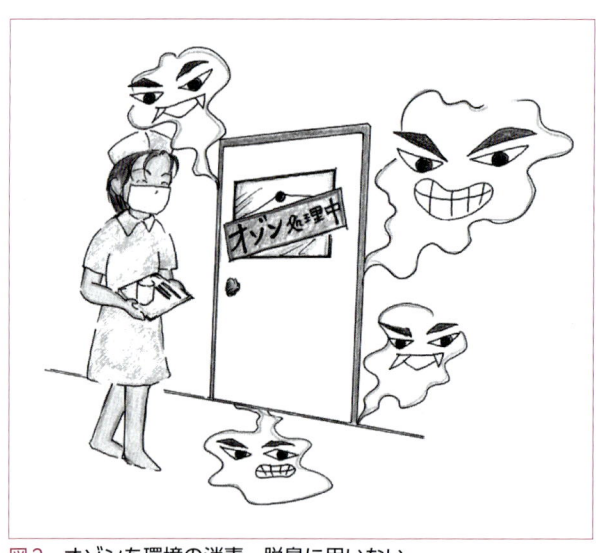

図2 オゾンを環境の消毒・脱臭に用いない

　封空間（滅菌機など）でのオゾンの使用は問題ない。
　一方，二酸化塩素のくん蒸も，毒性の観点から望ましくない。

❖ 消毒薬による消毒

熱消毒が行えない場合には，消毒薬による消毒を行う。

1. 微生物の消毒薬抵抗性と，消毒薬の抗菌スペクトル

図3に，微生物を消毒薬抵抗性が強い順に並べるとともに，消毒薬の抗菌スペクトル（範囲）を示した。消毒薬に最も抵抗性を示すのは細菌芽胞（スポア）である。芽胞を殺滅すれば，全微生物を殺滅することになり，消毒よりむしろ滅菌になる。

細菌芽胞の次に抵抗性を示すものとして結核菌（*Mycobacterium tuberculosis*）とウイルスがあげられる。結核菌は外膜がろう質で覆われており，消毒薬が効きにくい。一方，ウイルスの消毒薬抵抗性はウイルス間での差が大きく，抵抗性が最も強いのはノロウイルスやA型肝炎ウイルスなどで，次いでアデノウイルスなどである。ヘルペスウイルスやインフルエンザウイルスなどは細菌と同様に抵抗性が弱いウイルスである。

次いで消毒薬抵抗性を示すものとして，アスペルギルス属（*Aspergillus* spp.）などの糸状真菌があげられる。

消毒薬に最も良い感受性を示すものとして，メチシリン耐性黄色ブドウ球菌（MRSA）などの一般細菌やカンジダ・アルビカンス（*Candida albicans*）などの酵母様真菌があげられる。

*1：一部のウイルスの消毒薬抵抗性は，一般細菌と同程度に弱い。
*2：一部の一般細菌は，低水準消毒薬に抵抗性を示す。
*3：バチルス属（*Bacillus* spp.）の芽胞に対するフタラールの効果は弱い。
*4：両性界面活性剤は結核菌にも有効である

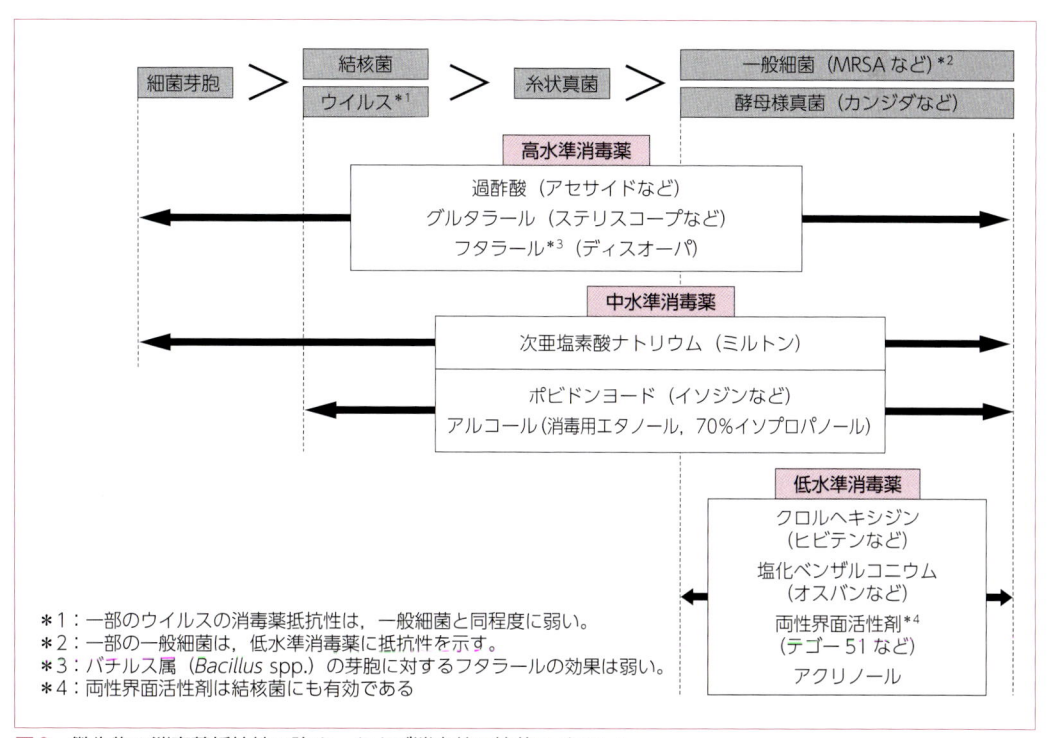

図3 微生物の消毒薬抵抗性の強さ，および消毒薬の抗菌スペクトル

表2 消毒薬の使用上の留意点

水準	消毒薬	使用濃度	対象	留意点
高水準	過酢酸 　アセサイド　など	0.3%	内視鏡	・付着に注意！ ・蒸気の曝露に注意！ ・適用後には十分なすすぎ（リンス）が必要
	グルタラール 　ステリスコープ　など	2〜3.5%		
	フタラール 　ディスオーパ	0.55%		
中水準	次亜塩素酸ナトリウム 　ミルトン 　次亜塩「ヨシダ」など	0.01% (100ppm)	「食」関連器材 「呼吸器」関連器材	・金属製器材には用いない ・塩素ガスの曝露に注意！
		0.1% (1,000ppm)	環境 （芽胞, ウイルス, 細菌）	
	ポビドンヨード 　イソジン 　イオダインM　など	原液	手術野 創傷部位 粘膜	・新生児への大量使用を避ける ・患者と手術台の間に溜まるほどの大量使用を避ける
	アルコール 　消毒用エタノール 　70%イソプロパノール	原液	正常皮膚 アンプル・バイアル 環境（ウイルス, 細菌）	・引火性に注意！ ・粘膜や損傷皮膚には禁忌！
	速乾性手指消毒薬 　ウエルパス 　ヒビソフト　など	原液	手指	・目に見える汚れがある場合には用いない ・手荒れや傷がある手指には用いない ・引火性に注意！
低水準	クロルヘキシジン 　ヒビテン 　ステリクロン　など	0.05%	創傷部位	・濃度間違いがないようにする ・含浸綿（ガーゼ）は細菌汚染を受けやすい
	塩化ベンザルコニウム 　オスバン　など	0.02%	粘膜	
	塩化ベンゼトニウム 　ハイアミン　など	0.1〜0.2%	環境（細菌）	
	両性界面活性剤 　テゴー51　など	0.1〜0.2%	環境（細菌）	

　一方，最も広い抗菌スペクトルを示す消毒薬は高水準，中水準および低水準に分けられる。これらのうち，過酢酸（アセサイドなど），グルタラール（ステリスコープなど）およびフタラール（ディスオーパ）などの高水準消毒薬や，中水準消毒薬のうちの次亜塩素酸ナトリウム（ミルトンなど）である。これらの消毒薬はすべての微生物に有効である。なお，次亜塩素酸ナトリウムは汚れ（有機物）の存在で効力低下が生じやすいので，中水準消毒薬に分類されている。

　次に広い抗菌スペクトルを示すのは，中水準消毒薬のうちのポビドンヨード（イソジンなど）やアルコールである。これらの消毒薬は芽胞を除く微生物に有効である。

　一方，クロルヘキシジン（ヒビテンなど）や塩化ベンザルコニウム（オスバンなど）といった低水準消毒薬は一般細菌や酵母様真菌などに有効で，抗菌スペクトルの狭い消毒薬といえる。

　表2に，主な消毒薬の使用上の留意点を示した。

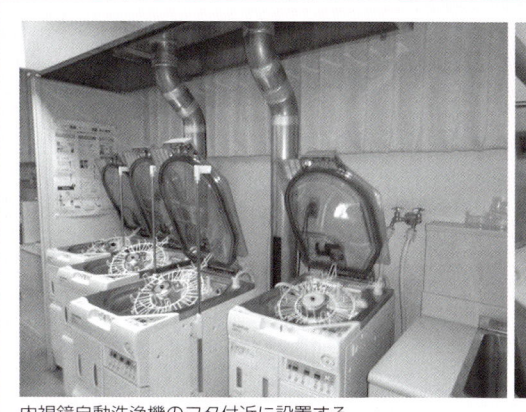

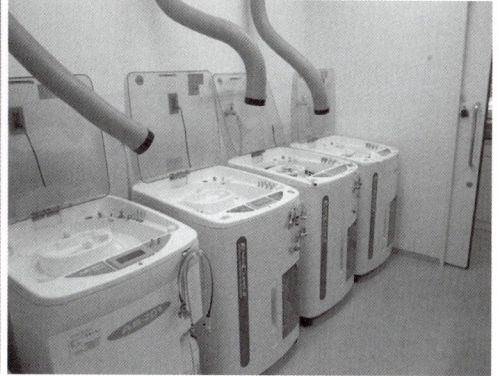

内視鏡自動洗浄機のフタ付近に設置する

図4 高水準消毒薬の蒸気曝露防止用のドラフト（換気装置）

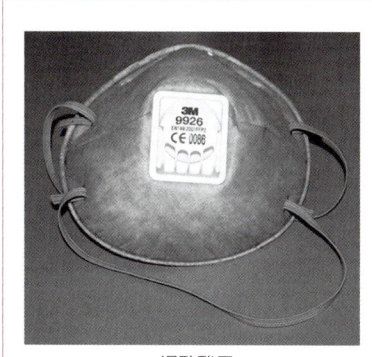

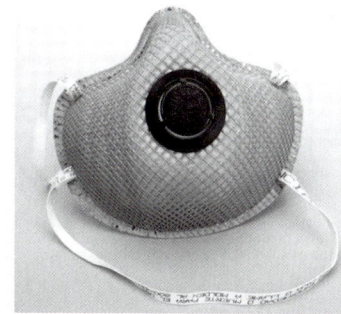

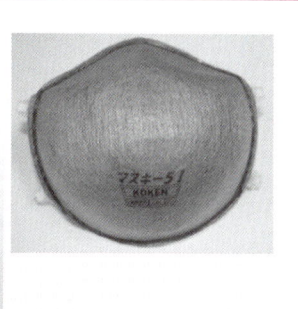

過酢酸用　　　　　　　　　　グルタラールやフタラール用

図5 高水準消毒薬の蒸気の曝露防止用マスク

2. 消毒薬各論

消毒薬の使用にあたっては，効力，材質に及ぼす影響，および患者や医療スタッフへの毒性などを考慮する必要がある．代表的な消毒薬について次に述べる．

・エタンペルオキソ酸，グルタラール，フタラール

エタンペルオキソ酸は過酢酸と表記する．過酢酸（アセサイド，エスサイド），グルタラール（ステリスコープ，サイデックスプラス28など）およびフタラール（ディスオーパ）などの高水準消毒薬は，内視鏡に適した消毒薬である[15-19]．ただし，毒性が高いので，内視鏡消毒以外の目的での使用は差し控えたい．また，皮膚などへの飛び散りに対して注意を払うとともに，換気のよい場所で取り扱う必要がある（図4）[20-22]．

可能であれば専用のマスクを着用して取り扱いたい（図5）．過酢酸には酸性ガス用マスク（No.9926；3Mヘルスケアなど）を，グルタラールやフタラールにはグルタ

表3 高水準消毒薬の特徴

消毒薬	消毒に要する時間	利点	欠点	備考
過酢酸	5分間	・殺菌力が強い ・カセット方式のため，内視鏡自動洗浄機への充填時での蒸気曝露がない	・材質を傷めることがある	・10分間を超える浸漬を避ける
グルタラール	10分間	・材質を傷めにくい ・比較的に安価	・刺激臭が強い	・0.05ppm以下の環境濃度で用いる（換気に特に留意する）
フタラール	10分間	・材質を傷めにくい ・緩衝化剤の添加が不要	・汚れ（有機物）と強固に結合する	・用手法では用いない

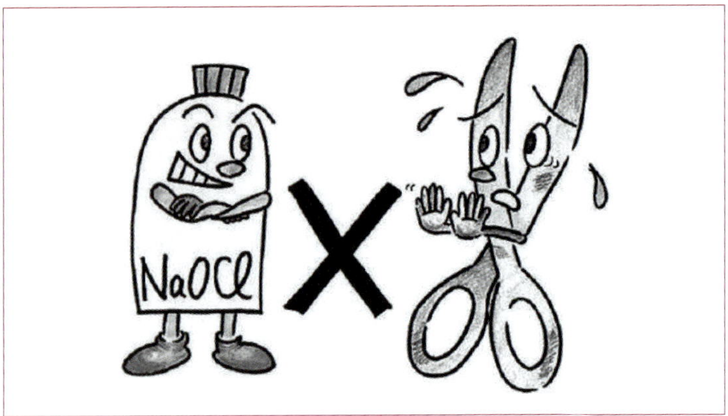

図6 次亜塩素酸ナトリウムは金属腐食性を示す

ラール用マスク（Moldex2400；ニチオン，マスキー51；興研など）を用いる。さらに，消毒後の内視鏡に対しては十分なすすぎ（リンス）が必要である[23,24]。表3に，高水準消毒薬の特徴についてまとめた。

・次亜塩素酸ナトリウム

　次亜塩素酸ナトリウム（ミルトン，次亜塩「ヨシダ」など）は，汚れ（有機物汚染）により不活性化を受けやすい性質を有するものの，過酢酸やグルタラールと同様に広範囲抗菌スペクトルを示す消毒薬である。芽胞やウイルス汚染の環境の消毒には，0.1％（1,000ppm）液での清拭を行う[25]。また，哺乳瓶や投薬容器などの「食」関連器材や，超音波ネブライザー（薬液カップや蛇管）などの「呼吸器」関連器材の消毒には，0.01〜0.02％（100〜200ppm）液への浸漬を行う[26,27]。なお，本薬は金属腐食性が強いので，鋼製器材の消毒には適さない（図6）。また，本薬は遮光下では比較的安定である（図7）[28]。しかし，直射日光下では急速に分解することに留意したい（図8）。

　表4に，次亜塩素酸ナトリウムの希釈例を示した。

・ポビドンヨード

　ポビドンヨード（イソジン，イオダインMなど）は生体用の消毒薬である。ただし，

0.1%（1,000ppm）液では，7日間ごとの作り替えで差しつかえない。

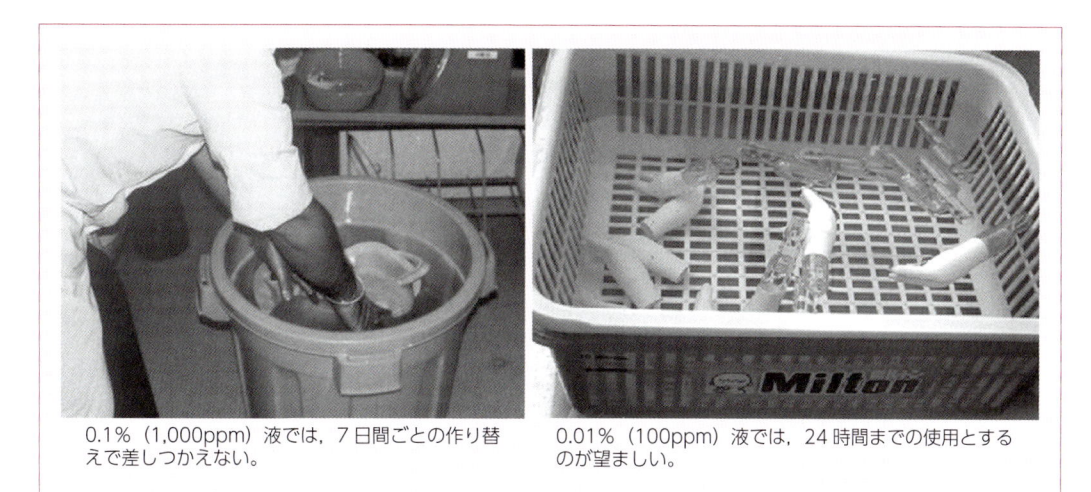

0.01%（100ppm）液では，24時間までの使用とするのが望ましい。

図7　次亜塩素酸ナトリウムでの消毒

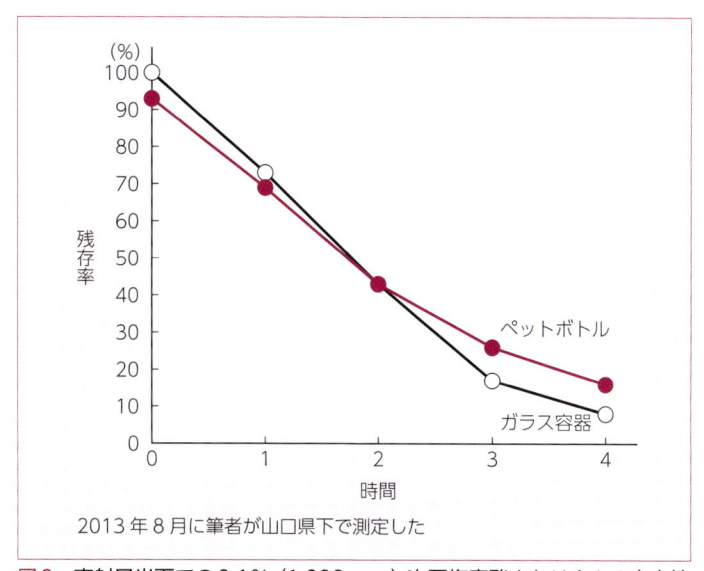

2013年8月に筆者が山口県下で測定した

図8　直射日光下での0.1%（1,000ppm）次亜塩素酸ナトリウムの安定性

腹腔や胸腔への使用や[29]，新生児への広範囲または頻回使用などは避けるべきである[30]。

また，本薬が湿潤状態で30分間以上にわたって接触すると，正常皮膚であっても化学熱傷が生じる[31]。したがって，術野消毒で患者と手術台の間に溜まるほど大量に用いるなど，湿潤状態での30分間以上の接触は避けねばならない。山口大学医学部附属病院手術部では，患者と手術台の間に吸水シーツを敷いて，本薬が患者と手術台の間に溜まるのを防いでいる（図9）。

このほか，ポビドンヨードは消毒用エタノールに比べて即効性に欠ける[32,33]。したがって，ポビドンヨード消毒では，十分な殺菌効果を得るため，塗布後にしばらくそのままにしておく必要がある。塗布後に2分間以上（自然乾燥するまで）待てば，ポ

5章 消毒薬の適正使用と限界

表4 次亜塩素酸ナトリウムの希釈例

調製する濃度	用いる製品	製品濃度（％）	希釈法
0.01% (100ppm)	ミルトン ミルクポン ピュリファンP ヤクラックスD テキサントP	1〜1.1	水1Lに対して10mL
	ピューラックス 次亜塩6%「ヨシダ」[*1] テキサント[*1] クロライン[*1] サンラック5%[*1] リーアルラックス6[*1] ハイター[*2]	5〜6	水1Lに対して2mL
	ピューラックス10 ハイポライト10[*1] 旭クロール[*1] クロールネオ[*1] リーアルラックス10[*1] サニーラックス[*1]	10	水1Lに対して1mL
0.1% (1,000ppm)	ミルトン ミルクポン ピュリファンP ヤクラックスD テキサントP	1〜1.1	水1Lに対して100mL
	ピューラックス 次亜塩6%「ヨシダ」[*1] テキサント[*1] クロライン[*1] サンラック5%[*1] リーアルラックス6[*1] ハイター[*2]	5〜6	水1Lに対して20mL
	ピューラックス10 ハイポライト10[*1] 旭クロール[*1] クロールネオ[*1] リーアルラックス10[*1] サニーラックス[*1]	10	水1Lに対して10mL

[*1]：冷所（1〜15℃）保存が必要な製品
[*2]：ハイターは医薬品ではないので，濃度は確実なものではない

化学熱傷対策として吸水シーツを使用する

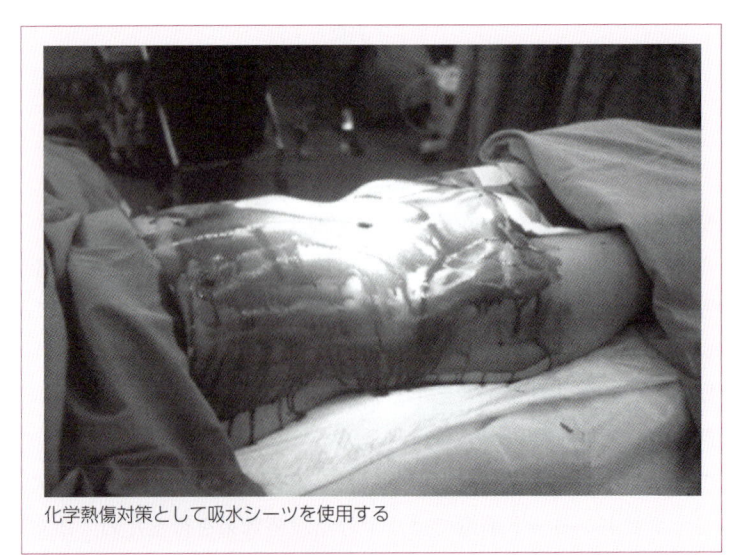

図9 ポビドンヨードによる術野消毒

表5 メチシリン耐性黄色ブドウ球菌（MRSA）に対する消毒薬の効果

消毒薬	菌株*	接触後の生菌数/mL				
		15秒	30秒	1分	2分	5分
ポビドンヨード	A	5.7×10^3	4.0×10^2	5	0	0
	B	1.4×10^5	1.0×10^4	1.3×10^2	0	0
消毒用エタノール	A	0	0	0	0	0
	B	0	0	0	0	0

＊：臨床分離株
サスペンジョン法で行った。初発菌量は菌株Aで1.3×10^6生菌数/mL、菌株Bで2.1×10^6生菌数/mLであった（2回繰り返しの平均値）

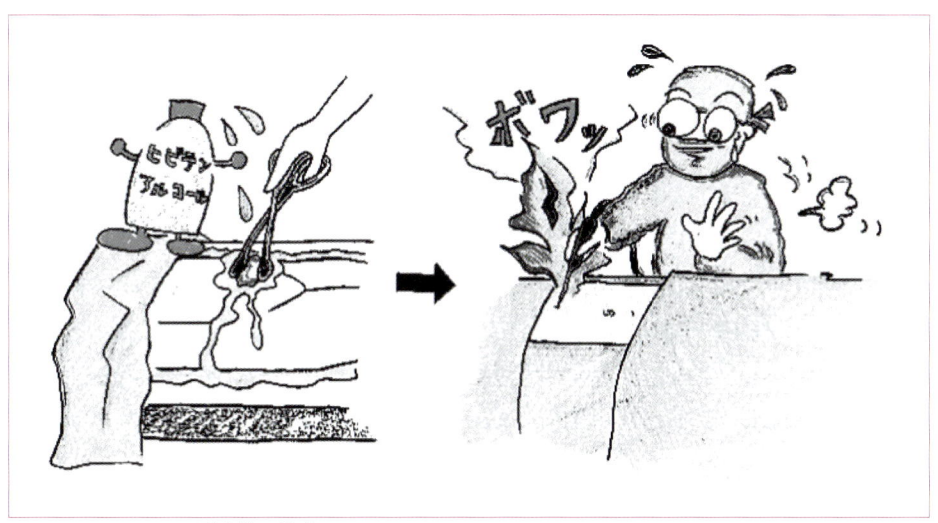

図10 アルコールの引火性に注意！

ビドンヨードの十分な殺菌効果が期待できる。早く乾かしたいからといって、あおいだりガーゼで拭き取ったりすることは望ましくない。

表5に、MRSAに対するポビドンヨードおよび消毒用エタノールの効果を示した。この表から、MRSAの殺滅にポビドンヨードでは2分間の接触が、消毒用エタノールでは15秒間の接触が必要になることがわかる（筆者データ）。

・アルコール

アルコール（消毒用エタノール、70％イソプロパノールなど）は注射部位、アンプル・バイアル、体温計、およびドアノブなどの消毒に適している。また、0.5％クロルヘキシジンアルコール（マスキンエタノールなど）や63％エタノール含有ポビドンヨード（イソジンフィールド）などが術野消毒やカテーテル刺入部位の消毒に適している[34,35]。

ただし、アルコールの粘膜や損傷皮膚への適用は禁忌である。また、アルコールでは引火性に対する注意が必要である。患者付近から青白い炎が上がる事故はまれではない（図10）[36,37]。したがって、手術野へのアルコール製剤の使用に際しては、皮膚

5章 消毒薬の適正使用と限界

表6 各種の速乾性手指消毒薬

使用目的	主成分	剤形	商品名	使用上の留意点
衛生学的手指衛生	消毒用エタノール	液	消毒用エタプラス	①傷や手荒れがある手指には用いない（刺激性がある） ②汚れのある手指では，洗浄と乾燥後に用いる ③引火性に注意！
		ゲル	エタプラスゲル ピュアラビング サニサーラEG，EGO，W ゴージョーMHS	
	消毒用エタノール＊ (pHを酸性化)	液	ウエルセプト ウィル・ステラV ラビショット	
	0.2%クロルヘキシジン含有の消毒用エタノール	液	ヒビソフト ヒビスコールA液 ウエルアップ 消毒用グルコジンハンドリキッド0.2% ワードケアハンドローション0.2% アセスクリン イワコールラブ ラポテックラビング	
		ゲル	ヒビスコールSジェル1 ヘキザックハンドゲル	
		泡	ウエルフォーム	
	0.2%塩化ベンザルコニウム含有の消毒用エタノール	液	ウエルパス ウエッシュクリーン オスバンラビング カネパス ハンドコール ビオシラビング ベルコムローション ベンゼットラブ ホエスミンラビング ラビネット リナパス ピュアミスト トリゾンラブ ザルコラブ	
	0.5%ポビドンヨード含有の消毒用エタノール	液	イソジンパーム	
手術時手指衛生	0.5%クロルヘキシジン含有の消毒用エタノール	液	ステリクロンハンドローション0.5% ウエルアップハンドローション0.5%	①傷や手荒れがある手指には用いない（刺激性がある） ②引火性に注意！
	1%クロルヘキシジン含有の消毒用エタノール	液	ウエルアップハンドローション1% グルコジン消毒用ハンドローション1%	

＊：ノロウイルスなどのウイルスに対する殺菌力が増強した製品

と手術台の間に溜まるほどの大量使用は避けるとともに，アルコールの乾燥を確認してから電気メスなどを使用する必要がある．また，アルコールが乾燥するまでの時間を確保するという観点から，アルコール製剤の使用後にはポビドンヨード（イソジンなど）を用いるなどの工夫も望ましい．

一方，消毒用エタノールを主成分とする速乾性手指消毒薬（ウエルパス，ヒビソフトなど）が手指に汎用されている．表6に，各種の速乾性手指消毒薬について示した[40,41]．

濃度誤りの防止に有用である

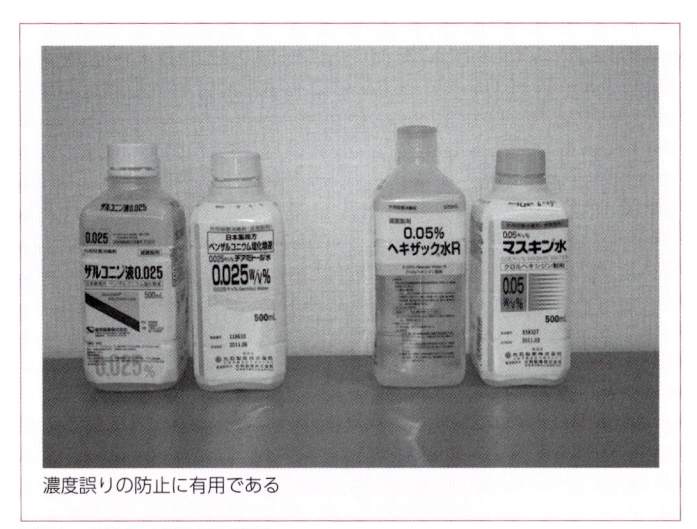

図11　希釈・滅菌済み製品

・クロルヘキシジングルコン酸塩，ベンザルコニウム塩化物，ベンゼトニウム塩化物，アルキルジアミノエチルグリシン塩酸塩

　それぞれクロルヘキシジン，塩化ベンザルコニウム，塩化ベンゼトニウム，両性界面活性剤と表記する。これらの低水準消毒薬は生体消毒やMRSA汚染環境の消毒などに汎用されている。

　ただし，適正濃度での使用に留意したい。例えば，クロルヘキシジン（ヒビテン，マスキンなど）の0.05％液は創部消毒に有用であるが，誤って0.5％液を用いるとショック発現の可能性がある[42-44]。このような消毒薬の濃度の誤りは，希釈調製時に生じることが多い。したがって，濃度の誤りを防止するため，クロルヘキシジンや塩化ベンザルコニウムなどの生体適用では，希釈・滅菌済み製品の使用が勧められる（図11）。

　また，低水準消毒薬の綿（ガーゼ）は，長期間にわたる分割使用や継ぎ足し使用により細菌汚染を受けやすいとの認識も必要である。

　図12に，低水準消毒薬含浸の綿（ガーゼ）の細菌汚染例を示した。汚染原因としては，水分を含んだ綿（ガーゼ）からの栄養分が緑膿菌などにとって好適な増殖環境となることがあげられる[45-47]。したがって，低水準消毒薬含浸の綿（ガーゼ）の作り替えは，乾燥または滅菌済みの容器を用いて24時間ごとに行う必要がある（図13）。なお，滅菌済みの単包装の低水準消毒薬含浸綿球（ザルコニン0.025％綿球，ステリクロン0.05％綿球など）が市販されている。

（尾家　重治）

5章 消毒薬の適正使用と限界

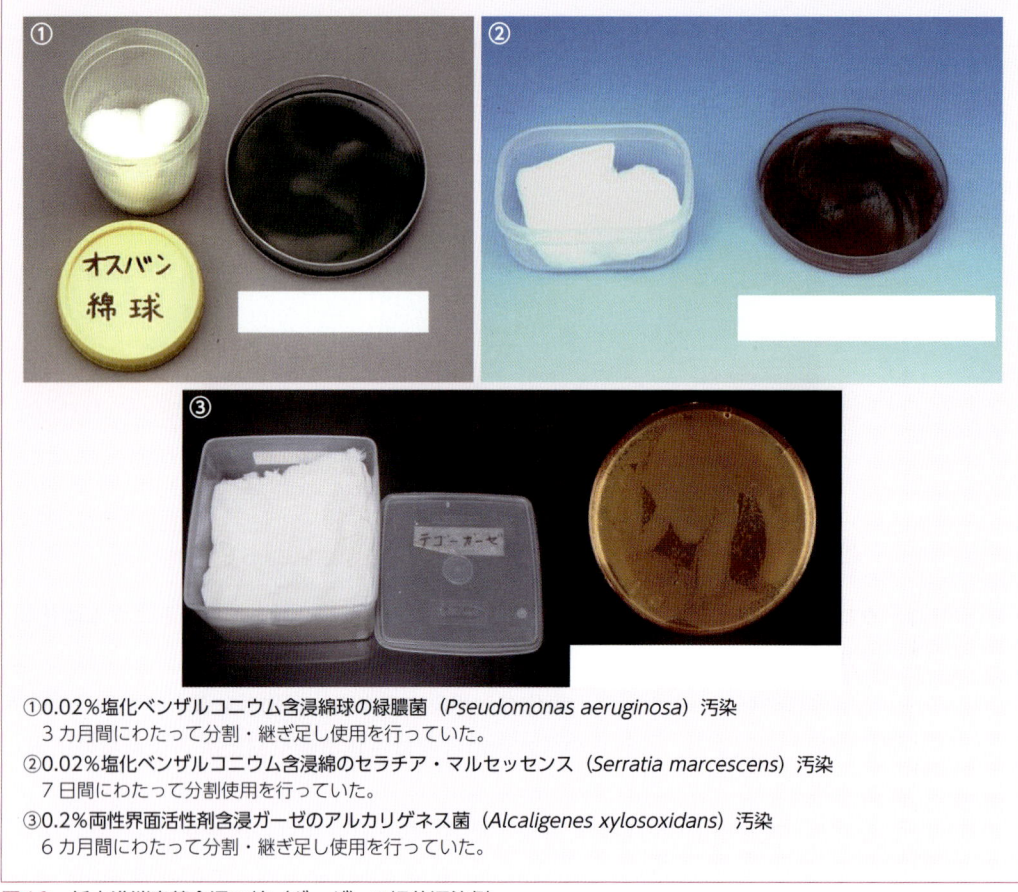

①0.02％塩化ベンザルコニウム含浸綿球の緑膿菌（*Pseudomonas aeruginosa*）汚染
　3カ月間にわたって分割・継ぎ足し使用を行っていた。
②0.02％塩化ベンザルコニウム含浸綿のセラチア・マルセッセンス（*Serratia marcescens*）汚染
　7日間にわたって分割使用を行っていた。
③0.2％両性界面活性剤含浸ガーゼのアルカリゲネス菌（*Alcaligenes xylosoxidans*）汚染
　6カ月間にわたって分割・継ぎ足し使用を行っていた。

図12　低水準消毒薬含浸の綿（ガーゼ）の細菌汚染例

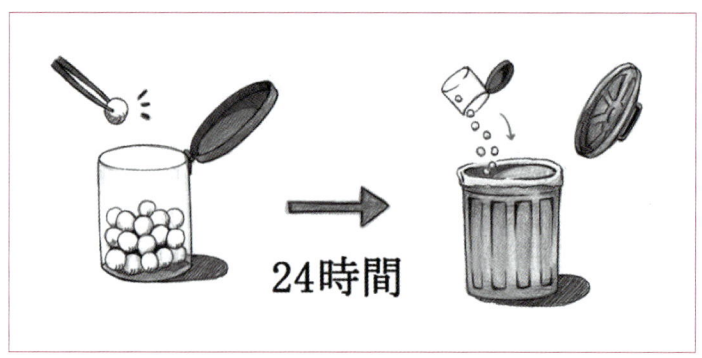

図13　低水準消毒薬の含浸綿（ガーゼ）は24時間で廃棄する

【文　献】
1）小林寬伊，他：新版 消毒と滅菌のガイドライン，へるす出版，2011.
2）Collins BJ：Heat disinfection and disinfector machines. J Sterile Serv Manage, 3（3）：7-8, 1985.
3）The Microbiology Advisory committee to the DHSS：Decontamination of Equipment, Linen or Other Surfaces Contaminated with Hepatitis B and/or Human Immunodeficiency Virus. Department of Health and

Social Security HN (87) 1, London, DHSS.
4) 尾家重治, 神谷晃：メチシリン耐性黄色ブドウ球菌（MRSA）に対する温水の効果．環境感染，8 (1)：11-14, 1993.
5) Oie S, Kamiya A, et al.：Efficacy of disinfectants and heat against *Escherichia coli* O157：H7. Microbios, 98 (389)：7-14, 1999.
6) Miles RS, Wolfe R, et al.：Evaluation of the draeger anaesthetic equipment washing machine（ANDA 9002）. J Hosp Infect, 13 (4)：399-411, 1989.
7) Smith MD, et al：An evaluation of the Hamo LS-76 washing, drying and disinfecting machine for anaesthetic equipment. J Hosp Infect, 22 (2)：149-157, 1992.
8) Barrie D：The provision of food and catering services in hospital. J Hosp Infect, 33 (1)：13-33, 1996.
9) Nyström B：New technology for sterilization and disinfection. Am J Med, 91 (3B)：264S-266S, 1991.
10) Ebner W, Eitel A, et al.：Can household dishwashers be used to disinfect medical equipment?. J Hosp Infect, 45 (2)：155-159, 2000.
11) Riley RL：Ultraviolet air disinfection：rationale for whole building irradiation. Infect Control Hosp Epidemiol, 15 (5)：324-325, 1994.
12) Center for Disease Control and Prevention：Guideline for handwashing and hospital environmental control, Public Health Service, 1985.
13) Dyas A, Boughton BJ, et al.：Ozone killing action against bacterial and fungal species; microbiological testing of a domestic ozone generator. J Clin Pathol, 36 (10)：1102-1104, 1983.
14) Boeniger MF：Use of ozone generating devices to improve indoor air quality. Am Ind Hyg Assoc J, 56 (6)：590-598, 1995.
15) Honeybourne D, Babb J, et al.：British Thoracic Society guidelines on diagnostic flexible bronchoscopy. Thorax, 56 (suppl 1)：i1-i21, 2001.
16) 尾家重治, 神谷晃：アルデヒド系消毒薬の殺芽胞効果．環境感染，18 (4)：401-403, 2003.
17) Rey JF, Bjorkman D, et al：OMGE/OMED Practice Guideline Endoscope Disinfection, Dec 14, 2005. (http://www.omed.org/downloads/pdf/guidelines/wgo_omed_endoscope_disinfection.pdf)
18) Nelson DB, Muscarella LF：Current issues in endoscope reprocessing and infection control during gastrointestinal endoscopy. World J Gastroenterol, 12 (25)：3953-3964, 2006.
19) ASGE Quality Assurance in Endoscopy Committee：Multisociety guideline on reprocessing flexible gastrointestinal endoscopes：2011. Gastrointest Endosc, 73 (6)：1075-1084, 2011.
20) 尾家重治, 足立タツ子, 他：2％グルタラールの暴露による医療従事者の副作用．手術医学，16 (4)：615-618, 1995.
21) Nayebzadeh A：The effect of work practices on personal exposure to glutaraldehyde among health care workers. Ind Health, 45 (2)：289-295, 2007.
22) Rideout K, Teschke, et al.：Considering risks to healthcare workers from glutaraldehyde alternatives in high-level disinfection. J Hosp Infect, 59 (1)：4-11, 2005.
23) Karpelowsky JS, et al.：Glutaraldehyde-induced bowel injury after laparoscopy. J Pediatr Surg, 41 (6)：E23-25, 2006.
24) Sokol WN：Nine episodes of anaphylaxis following cystoscopy caused by Cidex OPA (ortho-phthalaldehyde) high-level disinfectant in 4 patients after cystoscopy. J Allergy Clin Immunol, 114 (2)：392-397, 2004.
25) Tsiquaye KN, Barnard J：Chemical disinfection of duck hepatitis B virus：a model for inactivation of hepatitis B virus. J Antimicrob Chemother, 32 (2)：313-323, 1993.
26) Oie S, Kamiya A：Comparison of microbial contamination of enteral feeding solution between repeated use of administration sets after washing with water and after washing followed by disinfection. J Hosp Infect, 48 (4)：304-307, 2001.
27) Oie S, Makieda D, et al.：Microbial contamination of nebulization solution and its measures. Biol Pharm Bull, 29 (3)：503-507, 2006.
28) Rutala WA, Cole EC, et al.：Stability and bacterial activity of chlorine solutions. Infect Control Hosp Epidemiol, 19 (5)：323-327, 1998.
29) Joshi P：A complication of povidone-iodine. Anaesthesia, 44 (8)：692, 1989.
30) Smerdely P, Lim A, et al.：Topical iodine-containing antiseptics and neonatal hypothyroidism in very-low-birthweight infants. Lancet, 2 (8664)：661-664, 1989.

31) 中野園子, 内山昭則, 他：ポビドンヨードによる化学熱傷. 麻酔, 40 (5)：812-815, 1991.
32) Haley CE, Marling-Cason M, et al.：Bactericidal activity of antiseptics against methicillin-resistant *Staphylococcus aurous*. J Clin Microbiol, 21 (6)：991-992, 1985.
33) Laufman H：Current use of skin and wound cleansers and antiseptics. Am J Surg, 157 (3)：359-365, 1989.
34) Garland JS, Buck RK, et al.：Comparison of 10％povidone-iodine and 0.5％chlorhexidine gluconate for the prevention of peripheral intravenous catheter colonization in neonates：a prospective trial. Pediatr Infect Dis J, 14 (6)：510-516, 1995.
35) Himer A, et al：Prospective randomized trial of 10％povidone-iodine versus 0.5％tincture of chlorhexidine as cutaneous antisepsis for prevention of central venous catheter infection. Clin Infect Dis, 31 (4)：1001-1007, 2000.
36) 木村哲, 佐藤重仁, 他：電気メスの火花がアルコール含有消毒液およびスポンジ枕に引火し熱傷を生じた症例. 手術医学, 16 (2)：222-223, 1995.
37) Willis J, et al：Burns with Hibitane tincture. FDA Drug Bull, 15 (1)：9, 1985.
38) Rotter ML：Arguments for alcoholic hand disinfection. J Hosp Infect, 48 (suppl A)：S4-S8, 2001.
39) Bryce EA, Spence D, et al.：An in-use evaluation of an alcohol-based pre-surgical hand disinfectant. Infect Control Hosp Epidemiol, 22 (10)：635-639, 2001.
40) 尾家重治, 土家大輔, 他：術前手指消毒におけるウォーターレス法（ラビング法）の効果. 感染制御, 5 (3)：237-242, 2009.
41) 奥西淳二, 和田祐爾, 他：Waterless手術時手指消毒法の有用性. 環境感染, 25 (4)：217-222, 2010.
42) OkanoM, Nomura M, et al.：Anaphylactic symptoms due to chlorhexidine gluconate. Arch Dermatol, 125 (1)：50-52, 1989.
43) Ohtoshi T, Yamauchi N, et al.：IgE antibody-mediated shock reaction caused by topical application of chlorhexidine. Clin Allergy, 16 (2), 155-161, 1986.
44) Evans RJ：Acute anaphylaxis due to topical chlorhexidine acetate. Br Med J, 304 (6828)：686, 1992.
45) Oie S, Yoshida H, et al.：Microbial contamination of water-soaked cotton gauze and its cause. Microbios, 104 (409)：159-166, 2001.
46) Oie S, Kamiya A：Microbial contamination of antiseptics and disinfectants. Am J Infect Control, 24 (5)：389-395, 1996.
47) Oie S, Kamiya A.：Microbial contamination of antiseptic-soaked cotton balls. Biol Pharm Bull, 20 (6)：667-669, 1997.

■ 5章　消毒薬の適正使用と限界

5-2 環境の消毒

Point

①次亜塩素酸ナトリウムは，芽胞，ウイルスおよび一般細菌に有効である。

②消毒用エタノールは，ウイルスおよび一般細菌に有効である。

③塩化ベンザルコニウムは一般細菌に有効である。

④高水準消毒薬を環境の消毒に用いてはならない。

❖ はじめに

　欧米では，医療関連施設内における環境消毒の重要性が再認識されてきている[1-4]。この理由としては，「環境が感染源となった」との証明は難しいものの，感染源になり得ることは明らかだからである。例えば，環境がメチシリン耐性黄色ブドウ球菌（MRSA）汚染を受けていると，手指もMRSA汚染を受ける可能性が高くなる。また，床の上を歩くことによって，床上の細菌の15％程度は舞い上がる（図1）。したがって，過剰な環境消毒は不要なものの，適正な環境消毒は必要である。

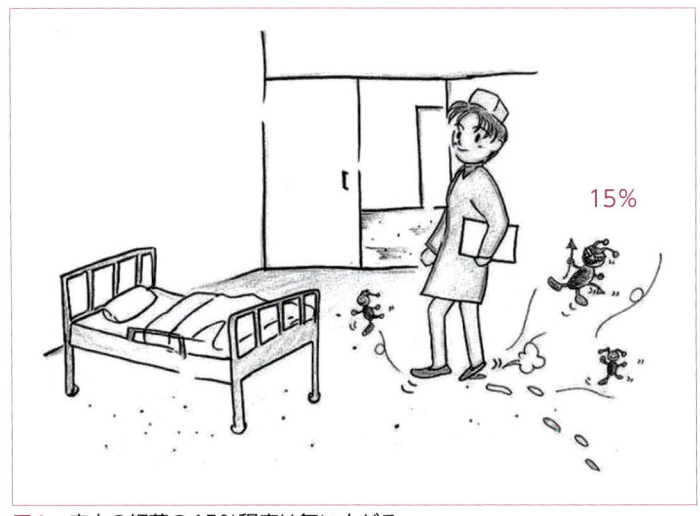

図1　床上の細菌の15％程度は舞い上がる

287

表1　環境消毒が必須な感染症

分　類	起　因　菌
少菌量で感染が成立する感染症	腸管出血性大腸菌 ノロウイルス クロストリジウム・ディフィシル　など
多剤耐性菌による感染症	MRSA バンコマイシン耐性腸球菌（VRE） 多剤耐性緑膿菌（MDRP） 多剤耐性アシネトバクター　など

❖ 環境消毒が必要な感染症

接触感染する感染症で環境消毒が必要になるが，とくに，少菌量で感染が成立する感染症や，多剤耐性菌による感染症で環境消毒が必須である[5-7]（表1）。前者では感染が生じやすく，また後者では治療が行いにくいからである。

❖ 環境消毒に用いる消毒薬

環境用の消毒薬としては，次亜塩素酸ナトリウム（ミルトンなど），アルコール（消毒用エタノール），および塩化ベンザルコニウム（オスバンなど）や両性界面活性剤（テゴー51など）等があげられる（表2）。

次亜塩素酸ナトリウムは，MRSAなどの細菌のみならず，ノロウイルスなどのウイルスや偽膜性大腸炎の起因菌であるクロストリジウム・ディフィシル（*Clostridium difficile*）の芽胞にも有効である[8-11]。ノロウイルスやクロストリジウム・ディフィシル芽胞で汚染された環境表面には，0.1％（1,000ppm）液での清拭を行う。

アルコールは，MRSAなどの細菌のみならず，ノロウイルスなどのウイルスにも有効である[12-14]。アルコール含浸ガーゼなどでの清拭を行うと，拭き取り効果も期待できる。

一方，塩化ベンザルコニウムや両性界面活性剤は，MRSAや腸管出血性大腸菌などの細菌に有効である。これらの消毒薬は通常10％製品が市販されているので，50倍に希釈して環境消毒に使用する。なお，浴槽や沐浴槽などの消毒では，これらの消毒薬の製品原液（10％）をスポンジにたらして，それでゴシゴシこすっても差し支えない。

❖ 環境消毒での留意点

1. 高水準消毒薬を用いない

グルタラール（ステリハイドなど），フタラール（ディスオーパ）および過酢酸（アセサイドなど）等の高水準消毒薬を環境消毒に用いてはならない。なぜなら，これらの高水準消毒薬は効力が強いものの，毒性も強いからである（図2）[15-19]。高水準消

5-2 環境の消毒

表2 環境消毒に用いる消毒薬

消毒薬	特　徴
次亜塩素酸ナトリウム ミルトン 次亜塩 0.1％液「ヨシダ」 ジアエンフォーム*1	・MRSAなどの細菌，ノロウイルスなどのウイルス，クロストリジウム・ディフィシルなどの芽胞に有効 ・金属腐食性 ・塩素ガスが粘膜を刺激する × 広範囲のNaOCl清拭
アルコール 免税の消毒用エタノール サラサイド*2　　ザルクリーン*2 ウエルセプト環境除菌用*2	・MRSAなどの細菌，ノロウイルスなどのウイルスに有効 ・速乾性 ・引火性
塩化ベンザルコニウム オスバン **両性界面活性剤** テゴー51	・MRSAなどの細菌に有効 ・含浸ガーゼは細菌汚染を受けやすい（24時間以内に作り替える）

＊1：0.1〜0.5％（1,000〜5,000ppm）次亜塩素酸ナトリウム含有
＊2：ノロウイルスなどのウイルスに対して抗菌力が増した環境用アルコール製剤

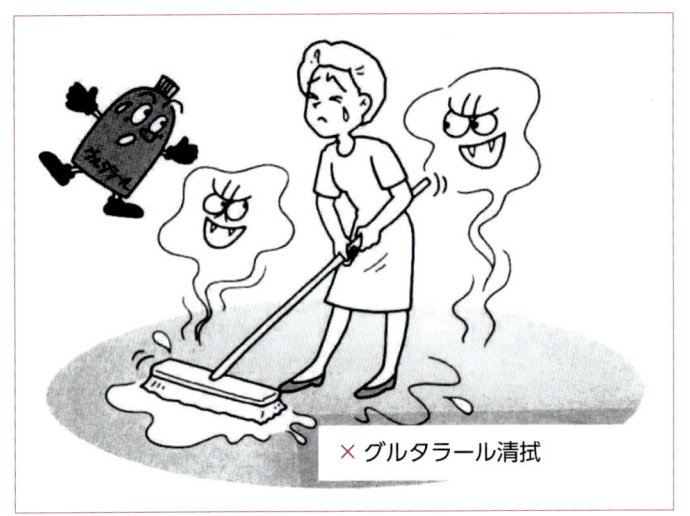

図2　高水準消毒薬を環境消毒に用いてはならない

次亜塩素酸ナトリウムを用いない

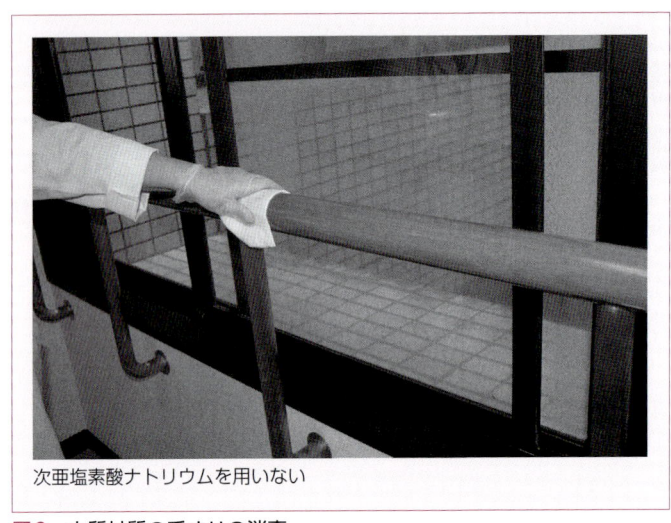

図3　木質材質の手すりの消毒

毒薬の蒸気は目や呼吸器系の粘膜を刺激し，結膜炎，鼻炎および喘息などの原因になる。なお，喘息は職場のみならず，帰宅してから発症するケースがあることに留意したい。

2. 木質箇所に次亜塩素酸ナトリウムを用いない

次亜塩素酸ナトリウム（ミルトンなど）は木質材質（パルプ）との接触により不活化を受ける[20,21]。したがって，木質箇所の消毒に次亜塩素酸ナトリウムを用いてはならない。木質箇所（手すり，イス，ベンチなど）には消毒用エタノールなどで対応する（図3）。

また，次亜塩素酸ナトリウムは金属腐食性を示す。特に0.5％（5,000ppm）などの高濃度液は強い金属腐食性を示す[23]。したがって，金属箇所への次亜塩素酸ナトリウムの使用も勧められない。

3. 色・柄のある箇所に次亜塩素酸ナトリウムを用いない

　次亜塩素酸ナトリウムは脱色作用を示す。筆者が調べたところ，新生児が着ていた色・柄物の衣類の約90％が本薬により脱色した。また，本薬による床の脱色例も珍しくない。したがって，色・柄のある箇所への本薬の使用は差し控えるのが望ましい。例えば，ノロウイルスで汚染されたじゅうたんの消毒では，汚れの除去後に，消毒用エタノールをしみ込ませたり，スチームアイロンなどで対応する。

4. 芽胞汚染の環境消毒にアルコールを用いない

　アルコール（消毒用エタノールなど）は芽胞には無効である。したがって，アルコールをクロストリジウム・ディフィシル感染症患者の環境消毒などに用いてはならない。次亜塩素酸ナトリウムのほうを用いる。

5. ウイルス汚染の環境消毒に塩化ベンザルコニウムを用いない

　塩化ベンザルコニウム（オスバンなど）や両性界面活性剤（テゴー51など）等の低水準消毒薬は，十分な殺ウイルス効果を示さない[23-25]。したがって，ノロウイルスやB型肝炎ウイルスなどのウイルス汚染を受けた環境の消毒に，低水準消毒薬は適さない。

　ウイルス汚染の環境消毒には，消毒用エタノールや0.1％（1,000ppm）次亜塩素酸ナトリウムを選択する。これらの消毒薬を含浸させたガーゼなどでの清拭を行う。二度拭きが望ましい。

6. ウイルス汚染の環境消毒に低濃度エタノールを用いない

　エタノール含有製剤は，約10vol％から80vol％の濃度の製品が発売されているが，低濃度エタノールの消毒効果は劣る。例えば「ノロウイルスの除菌に」などの謳い文句で50vol％エタノール液が市販されているが，このような低濃度エタノールはノロウイルスやB型肝炎ウイルスなどのウイルスには十分な効果を示さない[26-28]。ウイルス汚染の環境消毒には，76.9〜81.4vol％エタノールを含有する消毒用エタノールを用いる必要がある。

　ただし，消毒用エタノールより低いエタノール製品であっても，サラサイド，ザルクリーン，ウエルセプト環境除菌用などの環境消毒用アルコール製品は強い抗ウイルス作用を示すことがわかっている。pH調整や有機酸などの添加により抗ウイルス作用が増強している。

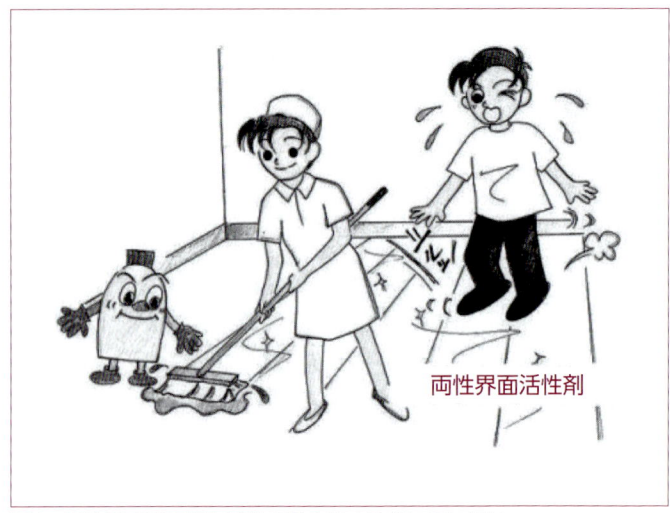

図4 両性界面活性剤を患者の行き来する床に用いない

7. 患者が行き来する床に両性界面活性剤を用いない

　　両性界面活性剤（テゴー51など）は文字通り，その界面活性作用により強い洗浄効果を示す．このため，本薬は洗浄を兼ねた消毒に汎用されている．しかし，本薬を床の清拭に用いると，その強い洗浄効果のために滑りやすくなる欠点がある（図4）．したがって，患者が行き来しているような床への本薬の使用は勧められない．転倒の原因になる．

（尾家　重治）

【文　献】

1) Cozad A, Jones RD：Disinfection and the prevention of infectious disease. Am J Infect Control, 31 (4)：243-254, 2003.
2) Rutala WA, Weber DJ：The benefits of surface disinfection. Am J Infect Control, 32 (4)：226-231, 2004.
3) Dettenkofer M, Wenzler S, et al.：Does disinfection of environmental surfaces influence nosocomial infection rates? A systematic review. Am J Infect Control, 32 (2)：84-89, 2004.
4) Rutala WA, Weber DJ：Surface disinfection：should we do it? J Hosp Infect, 48 (Suppl. A)：S64-S68, 2001.
5) Simon A, Schildgen O, et al.：Norovirus outbreak in a pediatric oncology unit. Scand J Gastroenterol, 41 (6)：693-699, 2006.
6) Rao GG, Saunders BP, et al.：Laboratory acquired verotoxin producing Escherichia coli (VTEC) infection. J Hosp Infect, 33 (3)：228-230, 1996.
7) Kaatz GW, Gitlin SD, et al.：Acquisition of Clostridium difficile from the hospital environment. Am J Epidemiol, 127 (6)：1289-1294, 1988.
8) 小林晃子，尾家重治，他：高水準消毒薬の殺芽胞効果に及ぼす温度および有機物の影響．環境感染，21 (4)：236-240, 2006.
9) Rutala WA, Gergen MF, et al.：Inactivation of Clostridium difficile spores by disinfectants. Infect Control Hosp Epidemiol, 14 (1)：36-39, 1993.
10) 尾家重治，小林晃子，他：Clostridium difficileの芽胞に対する次亜塩素酸ナトリウムおよびジクロルイソシアヌール酸ナトリウムの消毒効果．環境感染，27 (2)：119-122, 2012.
11) 尾家重治，小林晃子，他：Clostridium difficileの芽胞に対する次亜塩素酸ナトリウム清拭の消毒効果．環境感染，27 (5)：329-332, 2012.

12) Van Engelenburg FAC, Terpstra FG, et al.：The virucidal spectrum of a high concentration alcohol mixture. J Hosp Infect, 51 (2)：121-125, 2002.
13) Belliot G, Lavaux A, et al.：Use of murine norovirus as a surrogate to evaluate resistance of human norovirus to disinfectants. Appl Environment Microbiol, 74 (10)：3315-3318, 2008.
14) Shimizu-Onda Y, Akasaka T, et al.：The virucidal effect against murine norovirus and feline calicivirus as surrogates for human norovirus by ethanol-based sanitizers. J Infect Chemother, 19 (4)：779-781, 2013.
15) 尾家重治, 足立タツ子, 他：2%グルタラールの暴露による医療従事者の副作用. 手術医学, 16 (4)：615-618, 1995.
16) Jachuck SJ, Bound CL, et al.：Occupational hazard in hospital staff exposed to 2 per cent glutaraldehyde in an endoscopy unit. J Soc Occup Med, 39 (2)：69-71, 1989.
17) Calder IM, Wright LP, et al.：Glutaraldehyde allergy in endoscopy units. Lancet, 339 (8790)：433, 1992.
18) Gannon PF, Bright P, et al.：Occupational asthma due to glutaraldehyde and formaldehyde in endoscopy and x ray departments. Thorax, 50 (2)：156-159, 1995.
19) Weber DJ, Sickbert-Bennett EE, et al.：Lessons learned from a norovirus outbreak in a locked pediatric inpatient psychiatric unit. Infect Control Hosp Epidemiol, 26 (10)：841-843, 2005.
20) Oie S, et al：Disinfection methods for spores of Bacillus atrophaeus, B. anthracis, Clostridium tetani, C. botulinum and C. difficile. Biol Pharm Bull, 34 (8)：1325-1329, 2011.
21) World Health Organization：Improving public health preparedness for and response to the threat of epidemic：anthrax network, Report of a WHO meeting, 29-30 March 2003.
22) Gardner JF, Peel MM：Introduction to sterilization, disinfection and infection control, Second Edition, Churchill Livingstone. 1991.
23) Narang HK, Codd AA：Action of commonly used disinfectants against enteroviruses. J Hosp Infect, 4 (2)：209-212, 1983.
24) Sattar SA, Springthorpe VS, et al.：Chemical disinfection of non-porous inanimate surfaces experimentally contaminated with four human pathogenic viruses. Epidemiol Infect, 102 (3)：493-505, 1989.
25) Marks PJ, Vipond IB, et al.：A school outbreak of Norwalk-like virus：evidence for airborne transmission. Epidemiol Infect, 131 (1)：727-736, 2003.
26) 野田伸司, 渡辺実, 他：アルコール類のウイルス不活性化作用に関する研究―ウイルスに対する各種アルコール不活化効果について―. 感染症誌, 55 (5)：355-366, 1981.
27) Druce JD, Jardine D, et al.：Susceptibility of HIV to inactivation by disinfectants and ultraviolet light. J Hosp Infect, 30 (3)：167-180, 1995.
28) Kampf G, Grotheer D, et al.：Efficacy of three ethanol-based hand rubs against feline calicivirus, a surrogate virus for norovirus. J Hosp Infect, 60 (2)：144-149, 2005.

5章 トレーニング問題

（解答は349頁）

Q1 内視鏡の消毒に適した消毒薬を1つ選びなさい

①フタラール　②ポビドンヨード　③消毒用エタノール
④塩化ベンザルコニウム　⑤クロルヘキシジン

Q2 食器の消毒に適した消毒薬を1つ選びなさい

①消毒用エタノール　②次亜塩素酸ナトリウム　③塩化ベンザルコニウム
④クロルヘキシジン　⑤アクリノール

Q3 次の消毒薬の含浸綿のうち，細菌汚染を受けやすいものを1つ選びなさい

①消毒用エタノール　②塩化ベンザルコニウム　③次亜塩素酸ナトリウム
④ポビドンヨード　⑤ヨードチンキ

Q4 クロストリジウム・ディフィシルの芽胞に有効な消毒薬を1つ選びなさい

①消毒用エタノール　②0.5％クロルヘキシジンアルコール
③次亜塩素酸ナトリウム　④ポビドンヨード　⑤クロルヘキシジン

Q5 環境の消毒に用いてはならない消毒薬を1つ選びなさい

①塩化ベンザルコニウム　②塩化ベンゼトニウム　③消毒用エタノール
④次亜塩素酸ナトリウム　⑤グルタラール

Q6 木質材質（パルプ）で不活化を受けやすい消毒薬を1つ選びなさい

①消毒用エタノール　②次亜塩素酸ナトリウム　③塩化ベンザルコニウム
④両性界面活性剤　⑤クロルヘキシジン

6章

チームで実践する感染対策

■ 6章　チームで実践する感染対策

6-1 ICT業務と院内の感染対策
1）院内感染サーベイランス

Point

① サーベイランスは，有効な感染制御策を早期に検討することが可能となり，新たな感染制御策の立案や，細菌感染症の蔓延の防止策を考えるうえで重要である。

② 自施設のサーベイランスの結果と，公表されている多施設のサーベイランスの結果を比較検討することで，実施している感染制御策についての評価ができ，新たな感染制御に関する立案や改善策を図ることが可能となる。

③ 薬剤耐性菌サーベイランスは，薬剤耐性菌感染症による治療期間の延遅延や医療経済の抑制策として有効である。

④ 薬剤耐性菌サーベイランスでは，対象となる菌株の性質や特徴を踏まえてサーベイランスを実施することで，有効な感染制御策の評価が可能となる。

❖ はじめに

　厚生労働省院内感染対策サーベイランス（Japan Nosocomial Infection Surveillance；JANIS）の公開情報によれば[1,2]，Methicillin-resistant *Staphylococcus aureus*（MRSA）は，国内の医療施設で最も頻繁に分離されている薬剤耐性菌である[3]。これらMRSAをはじめ抗菌薬に耐性あるいは低感受性を示す病原微生物の院内伝播により，治療期間の遅延や保険医療経済の増大がもたらされ社会的な問題となっている[4,5]。そのため，各医療施設では院内感染制御を目的とした委員会（ICC）の設置や，Infection Control Team（ICT）による院内ラウンドおよびサーベイランスの実施が図られている[6,7]。効果的なサーベイランスの実施は，有効な感染制御策を早期に検討することが可能となり，新たな感染制御策の立案や，細菌感染症の蔓延の防止策を考えるうえで重要である。本項では，院内感染制御策の一環として実施されているサーベイランスの概要および対象となる耐性菌について解説する。

❖ サーベイランスの意義

サーベイランスは「疾病監視システム」と訳され，院内感染サーベイランスは，院内における感染症の発生状況を迅速に把握するための感染制御策の一つである。また，院内感染サーベイランスは単にデータを収集するにとどまらず，これらの結果を評価することにより病院での感染防止策の立案や評価が可能となる[8]。

❖ サーベイランスの歴史

英国でペニシリンが発見され，1942年に初めて臨床使用された[9]。その後，1950〜1960年代に全米の医療施設では Staphylococcus aureus (S.aureus) による小児および術後感染症が増加し，そのため，1958年に米国病院協会 (American Hospital Association；AHA) は，院内感染サーベイランスを実施するように勧告を行った。なお，同年には英国でMRSAが世界で初めて報告されている[10]。

さらに1960年，米国疾病管理予防センター (Centers for Disease Control and Prevention；CDC) は病院の組織内に病院感染担当者 (Infection control practitioners；ICP) を設置するように勧告[11]，1970年にはCDC主導により院内感染サーベイランスシステム (National Nosocomial Infections Surveillance；NNIS)[*1] が構築された[12]。このサーベイランスでは，全米の約300施設が参加し，患者の分類，起因微生物，感染症の種類および頻度などの基本的データが収集された。解析されたデータは米国の"標準的な"院内感染率の指標とされ，このデータと各施設のデータを比較検討することが可能となった。そして1970年，CDCが行ったSENIC (Study on the Efficacy of Nosocomial Infection Control) プロジェクトにより院内感染症を減少させるためのエビデンスが確立された[13]。

一方，1976年に米国病院評価機構 (Joint Commission on Accreditation of Healthcare Organizations；JCAHO)[*2] は，優良医療施設の認定基準として，院内感染対策の実施や院内サーベイランスの実施などの項目の追加を行った。さらに1983年には，メディケアにDRG／PPS (保険給付の定額払い制度) が導入され，院内感染にかかる費用 (余分な医療費，節約可能な医療費) の削減が病院経営上の最重要課題となった。このような背景により米国の院内感染対策が構築され今日に至っている。

わが国では，米国に遅れたもののCDCの開発したNNISシステムを各施設で改良し，包括的なサーベイランスが実施されてきた。全国共通のサーベイランスとしては，1999年に日本環境感染学会の事業としてJNISシステム (Japanese Nosocomial Infections Surveillance；JNIS) が構築され[14]，2000年には厚生労働省により院内感染対策サーベイランス (JANIS) 事業が開始された[3]。また，日本医療機能評価機構

[*1]：CDCは2006年より，NNIS (National Nosocomial Infections Surveillance System) をNHSN (National Healthcare Safety Network) として報告している。
[*2]：米国病院評価機構 (Joint Commission on Accreditation of Healthcare Organizations；JCAHO) は，現在では国際医療機関 (Joint Commission International；JCI) となっている。

の評価項目にも院内感染管理やサーベイランスなどの項目が加えられている。

❖ サーベイランスの種類

　医療関連感染（Healthcare-Associated Infection；HAI）サーベイランスとは[15]，特定の患者や職員を対象とし，医療関連感染の発生に関する情報を収集し，その解析や検討を行い，その結果を現場の医療従事者にフィードバックするとともに感染制御策を図るプロセスを指す。

　HAIサーベイランスはinfection based surveillanceとlaboratory based surveillanceに分けられる。infection based surveillanceは主にICT，ICPが担当し，感染症の症例数より感染率を算出し，感染率のベースラインを設定する。一方，laboratory based surveillanceは主に細菌室の検査技師が担当し，分離菌の検出状況，薬剤感受性を把握することで，特定の菌種・耐性菌の早期発見，あるいは抗菌薬の適正使用に用いる。また，前者はさらに①包括的サーベイランス[16]，②ターゲットサーベイランス[17]および③コンビネーションサーベイランス──に分類される。

・**包括的サーベイランス**[16]

　全入院患者を対象として，院内の全ての感染症を調査する方法である。病院全体の感染症の情報が得られるため，アウトブレイクを把握しやすいが，時間と労力が必要となるのが欠点である[18]。

・**ターゲットサーベイランス**[17]

　対象を限定したサーベイランスで，NICU等の特定の部署の侵襲的医療器具（血管内カテーテルや尿路カテーテル，人工呼吸器など）に関連した感染症，侵襲的処置（手術など）に関連した感染症という具合に，焦点を絞ったサーベイランスを行う[19,20]。長所は，効率的で，原因の調査が可能となり，対策も立てやすい点である。短所としては，サーベイランスを実施していない部署や期間が生じるため，アウトブレイクを見逃す危険性がある。

・**コンビネーションサーベイランス**

　laboratory based surveillanceの薬剤耐性菌サーベイランスも同時に実施し，併せて，部署や侵襲的医療器具，処置に焦点を合わせたターゲットサーベイランスを行うものである。実際には多くの施設がこの方法でサーベイランスを実施しており，現実的で推奨されるサーベイランスと思われる。

❖ サーベイランスにより収集されたデータの解析

　ここで，CDCが公表しているNHSN Reportsを用い，中心静脈カテーテル関連血流感染（Central Line-associated Bloodstream Infection；CLABSI）サーベイランスのデータの評価・解析方法の例を示す。なお，NHSN ReportsはCDCのウェブサイト（http://www.cdc.gov/nhsn/datastat.html）よりダウンロード可能である。本項では2011年のデータを引用し説明する[21]。

1. サーベイランス実施と収集するデータ（例）

　自施設の特定病棟で，中心静脈カテーテル挿入患者を対象としたCLABSIのサーベイランスを半年間実施した。①1カ月ごとのCLABSI発生件数，②延べ中心静脈カテーテル使用日数，③1カ月ごとの延べ中心静脈カテーテル使用日数，④延べ入院患者数——などのデータを収集した。また，CLABSIの判定は，CDCのNHSNの診断基準を使用し，カルテより中心静脈カテーテル挿入者の年齢，性別，疾患，治療方法（手術，化学療法，対症療法），カテーテル挿入場所・部位・種類・期間，点滴内容（高カロリー，血液・血液製剤，脂肪乳剤投与の有無）のデータを収集した。1カ月ごとのCLABSI発生率，および1カ月ごとの中心静脈カテーテル使用比は次式（式1および2）に従って算出した。

（式1）
$$1カ月ごとのCLABSI発生率 = \frac{CLABSI発生件数}{延べ中心静脈カテーテル使用日数} \times 1,000$$

（式2）
$$1カ月ごとの中心静脈カテーテル使用比 = \frac{延べ中心静脈カテーテル使用日数}{延べ入院患者数}$$

2. 収集されたデータ

　期間中の中心静脈カテーテル挿入件数108件，CLABSI発生件数23件，単純感染率21.3％，対象とした患者年齢のメジアン値62.9歳，CLABSI発生の患者年齢のメジアン値64.9歳であった。また，集計した感染率および中心静脈カテーテル使用比は表1のとおりであった。

　感染率の月平均は2.4であり，NHSN Reports教育施設以外の病院の結果と比較すると，90パーセンタイル値2.9より低い率であった。中心静脈カテーテル使用比の月平均は0.80であった（表1）。

表1　感染率および中心静脈カテーテル使用比（4〜9月）

	4月	5月	6月	7月	8月	9月	平均
CLABSI発生率	3.4	2.1	1.9	2.4	2.0	2.3	2.4
中心静脈カテーテル使用比	0.71	0.82	0.77	0.80	0.88	0.83	0.80

Type of Location	No. of locations*	No. of CLABSI	Central line-days	Pooled mean	10%	25%	50% (median)	75%	90%
Acute Care Hospitals									
Critical Care									
Burn	71 (70)	301	80,426	3.7	0.0	1.2	2.8	5.8	8.4
Medical -Major teaching	198 (197)	703	563,577	1.2	0.0	0.4	1.1	1.8	2.9
Medical -All other	476 (451)	769	675,620	1.1	0.0	0.0	0.5	1.6	2.9
Medical cardiac	423 (415)	673	605,187	1.1	0.0	0.0	0.8	1.7	2.8
Medical/surgical -Major teaching	304 (300)	937	693,570	1.4	0.0	0.0	1.1	1.9	3.1
Medical/surgical -All other ≤15 beds	1,860 (1669)	1,246	1,416,501	0.9	0.0	0.0	0.0	1.1	2.5
Medical/surgical -All other > 15 beds	800 (795)	1,959	2,174,055	0.9	0.0	0.2	0.7	1.4	2.2
Neurologic	50	76	76,580	1.0	0.0	0.0	0.7	1.6	2.2

〔Dudeck MA, Horan TC, et al.：National Healthcare Safety Network report, data summary for 2011, device-associated module. Am J Infect Control, Apr;41（4）：286-300, 2013.〕

図1　Central Line-associated Bloodstream Infection（CLABSI）に関するNHSN Reports

3. 検討

　NHSN Reportsによると，延べ中心静脈カテーテル使用日数は67万5,620日であり，CLABSI発生件数は769件であった（図1）。単純に計算するとCLABSI発生率は1.14となる。また，CLABSI発生の90パーセンタイルは2.9となっている。このデータと自施設のCLABSI発生率の2.4の値を比較し，自施設医療環境を含め，CLABSI発生率が高いか低いか評価および検討を行う。また，問題点があれば解決に向け実施可能な対策を図る必要がある。

4. スタッフへのフィードバックの方法

　フィードバックする報告書は感染率のみのデータの形ではなく，図表でわかりやすい解釈・評価（高いのか低いのかなどの解釈を加えた情報を付加する）を含めた情報として作成し，担当スタッフへフィードバックすることが望ましい。

❖ 薬剤耐性菌サーベイランス

　院内感染の発生状況や，薬剤耐性菌の分離状況および感染症の発生状況を調査し，院内感染対策を図ることは感染制御で最も重要である。そのため，薬剤耐性菌サーベイランスは非常に有用であり，効果的に行う必要がある[18]。その実践にはサーベイランスの対象となる薬剤耐性菌の基本的な知識が必要であり，薬剤耐性菌の性質や特徴を踏まえてサーベイランスを行うことが重要となる。

　薬剤耐性菌サーベイランスに関連する「薬剤耐性菌」や「抗菌薬の適正使用」といった言葉は，医療従事者であれば日常的に使用している。しかし，その意味を十分理解している人は少ないと思われる。そこで「薬剤耐性菌」および「抗菌薬の適正使用」の意味について以下に述べる。

1. 薬剤耐性菌とは

　日本の自然環境は，S. aureus が生息するための良好な条件（気温，湿度など）が十分整っている。S. aureus は土壌や机の上，ドアノブ，そして人の皮膚など至る所に常在しており，医療施設に限らず，健康な人の身体や生活環境に数多く存在する常在菌である[22]。また，抗菌薬に対する感受性もほとんど同様の感受性を示すことが多い。

　例えば，健康なAさんの身体にS. aureus が100万株常在していたと仮定した場合，この100万株の中でほんの数株だけ，MeticillinやOxacillin（MPIPC）に対し最初から抵抗性を示し得る株が存在することがある。AさんにMPIPCを使用した場合，生き残れるS. aureus はこの抵抗性を示す数株のみであり，それ以外のS. aureus は死滅し，MPIPCを使用している間は抵抗性を示すS. aureus のみが増殖する現象が起きる。この抵抗性を示す菌を薬剤耐性菌と呼んでいる[23]。上記の場合ではMRSAがそれに該当することとなる[23]。抗菌薬は細菌の増殖を抑制し，殺菌する目的で使用されるが，その抗菌薬に抵抗性をもっている菌株を選択していることにほかならない（図2）。

　S. aureus に対してMPIPCが有効な場合，そのS. aureus はMPIPCに対して感受性（Susceptibility）であるという。これに対しMPIPCが無効な場合には，①もともとMPIPCが無効である，②もともとは有効であったが，ある時点から無効になった

国内で公表されているデータ

　NHSN Reportsのデータは，米国内の医療施設でのデータとなっている。そのため，日本の医療機関とは環境や特性が異なっている場合が多い。日本の医療施設での感染症に関する公表データは，JANISのウェブサイト（http://www.nih-janis.jp/report/index.html）で公開されている（検査部門，全入院患者部門，SSI部門，ICU部門，NICU部門）。

1. 手術手技別手術部位感染の発生率
（対象期間　2013年1月1日〜2013年6月30日）

①全手術手技合計

集計対象医療機関数	手術件数合計（件）	10パーセンタイル	25パーセンタイル	50パーセンタイル（中央値）	75パーセンタイル	90パーセンタイル	平均値	中央値	男	女	SSI件数合計（件）	全体のSSI発生率*（%）
384	66,746	22	51	117	233	365	64.2	68.0	34,775	31,971	4,190	6.3

②消化器外科系手術

手術手技コード†	集計対象医療機関数	手術件数合計（件）	10パーセンタイル	25パーセンタイル	50パーセンタイル（中央値）	75パーセンタイル	90パーセンタイル	平均値	中央値	男	女	SSI件数合計（件）	全体のSSI発生率*（%）
APPY	177	3,399	4	7	16	26	38	40.0	37.0	1,931	1,468	198	5.8
BILI合計	180	2,795	1	3	10	20	40	67.5	69.0	1,794	1,001	439	15.7
BILI-L	149	1,218	1	2	4	9	20	67.4	69.0	842	376	103	8.5
BILI-PD	139	710	1	1	3	7	12	58.8	70.0	432	278	179	25.2
BILI-O	147	867	1	2	3	8	11	66.6	68.0	520	347	157	18.1
CHOL	190	5,559	4	11	25	41	59	63.1	65.0	2,984	2,575	197	3.5
COLO	305	10,517	8	17	31	43	68	69.5	71.0	5,827	4,690	1,336	12.7
ESOP	83	407	1	1	2	5	9	66.9	67.0	329	78	99	24.3
GAST合計	248	5,626	4	9	19	31	46	69.3	70.0	3,809	1,817	475	8.4

手術手技別手術部位感染症の発生率に関するJANISの公開情報

① *S. aureus* は膨大な個数が生活環境に常在しており，その中に Oxacillin (MPIPC) に対して耐性を示す個体（図中では●）が存在している．② それら *S. aureus* に対して MPIPC を使用した場合，●のみが生き残り他の *S. aureus* ●は死滅する．③ MPIPC を使用している期間，耐性を示す *S. aureus* ●のみが生き残り分裂を繰り返し増殖する．

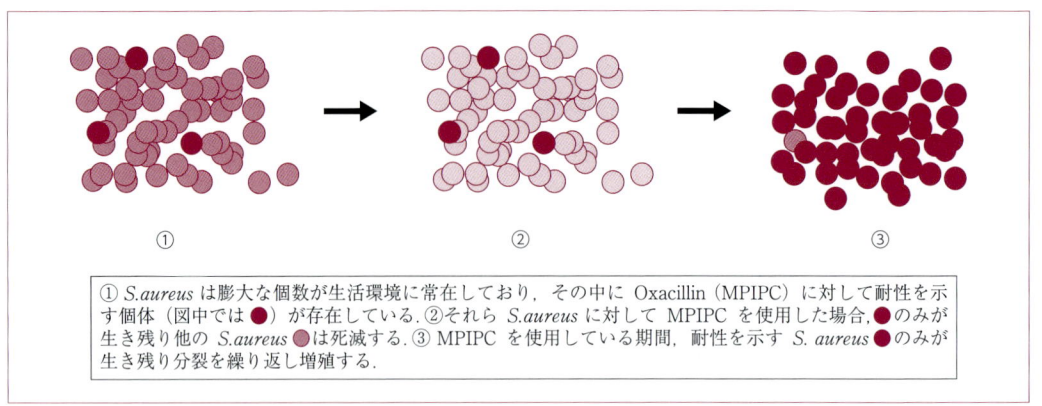

図2 MRSA が抗菌薬により選択される一要因

——という2つのケースが存在し得る。この①および②の場合，広義には「耐性である」というが，通常は②のケースに当たるものを薬剤耐性（Drug Resistance）または獲得耐性（Acquired Resistance）と呼び，①の自然耐性（Natural Resistance）と区別されている。そして，MRSAの場合は①および②の耐性が該当する。

2. 抗菌薬の適正使用

抗菌薬は細菌の増殖を抑制する目的で使用されるが，その一方で，耐性菌を選択していることはすでに説明した。多くの医療施設で感染制御の対象とされているMRSAは *S. aureus* である。膨大な *S. aureus* の中にMPIPCに抵抗できる菌が数株存在しており，抗菌薬によりMRSAが選択されたと考えられる。*S. aureus* に効果がありMRSAには効果がない抗菌薬を長期に大量に使用すると，MRSAの増殖に適した環境を整えることになる（図2）。そのため，不必要な抗菌薬の使用は控えるべきであり，漫然とした長期にわたる抗菌薬の使用は不適切といえる。使用している抗菌薬の治療効果を十分に吟味しつつ，適正に使用していく必要がある。この考え方が「抗菌薬の適正使用」の意味である。

❖ サーベイランスの対象となる細菌

1. MRSA

MRSAは *S. aureus* であり，*S. aureus* の中でMPIPCに耐性を示す菌株である。*S. aureus* は人体の皮膚表面や鼻腔内に存在する常在細菌であり，健常人の約30〜100％の人が保有している。また，常在菌であるため人間のあらゆる環境下に存在している。病院環境では，抗生物質の使用によりMRSAが選択的に増殖し，院内感染症の起因菌となり社会問題となっている[24]。MRSAを選択的に殺菌できる抗菌薬はなく，抗MRSA薬を使用するとMRSAのみならず，感受性のある *S. aureus* も殺菌し，抗MRSA薬に対して耐性を示す菌が増殖する環境を作る可能性がある。そのた

め，抗MRSA薬の適正使用は重要となる。

2. PRSP

　ペニシリン耐性肺炎球菌（PRSP；penicillin-resistant *Streptococcus pneumoniae*）は，グラム陽性球菌に有効なペニシリンに耐性を獲得した肺炎球菌である[25]。PRSPの病原性は肺炎球菌と同等であり，健常者の口腔などに定着していても，通常は無症状であるが，咽頭炎や扁桃炎などの炎症が発生した場合には，炎症部位で菌が増殖し感染の原因となり，乳幼児の化膿性髄膜炎や小児の中耳炎や肺炎，高齢者の肺炎などの起因菌となる[26]。ペニシリンに対する耐性度によりペニシリン低感受性菌（PISP）とペニシリン耐性菌（PRSP）に区別される。

3. ESBL産生菌

　Extended Spectrum β Lactamase（ESBL，基質特異性拡張型βラクタマーゼ）産生菌は薬剤耐性菌の一種で[27]，肺炎桿菌や大腸菌が主であるが，セラチア，エンテロバクター，その他腸内細菌系の菌種の中からも検出されている[28]。これらESBL産生菌は腸管内に保菌され，院内感染における集団発生の原因菌となることが知られている。ESBLを産生する菌は，第三世代セファロスポリン系抗菌薬などに耐性を示す。しかし，一般的にカルバペネム系抗菌薬に感受性を示し，有効な治療効果が得られている。

4. MDRP

　緑膿菌は多くの抗菌薬に対して耐性を示すが，キノロン系薬（Ciprofloxacin［CPFX］），カルバペネム系薬（Imipenem［IMP］）やアミノグリコシド系薬（Amikacin［AMK］）などの抗菌薬は本来，緑膿菌に対して有効な薬剤である。しかし，これら3系統に対し同時耐性を示す緑膿菌があり，多剤耐性緑膿菌（Multiple-Drug-Resistant *Pseudomonas aeruginosa*；MDRP）と呼ばれている[29]。MDRPに有効な抗生物質で，日本で承認されている薬剤はチゲサイクリンのみであるが，海外ではコリスチンやリファンピシンによる治療が報告されている。

5. メタロβラクタマーゼ産生菌

　MDRPや多剤耐性アシネトバクター（Multiple Drug-Resistant *Acinetobacter baumannii*；MDRA）については，日本では便宜的にアミノグリコシド系，ニューキノロン系およびカルバペネム系抗菌薬に対し同時耐性を示す場合に「多剤耐性（Multiple Drug-Resistant）」と定義されている。しかし，メタロβラクタマーゼ（Metallo-β-lactamase；MBL）産生菌の定義はない。「CAZがRかつC／SがR，またはIPMがS以外」というのは，MBL産生菌の定義ではなく，そのスクリーニングのための条件の一つに過ぎない。MBLはAmblerの分類でClass Bに分類される[30]。

6章　チームで実践する感染対策

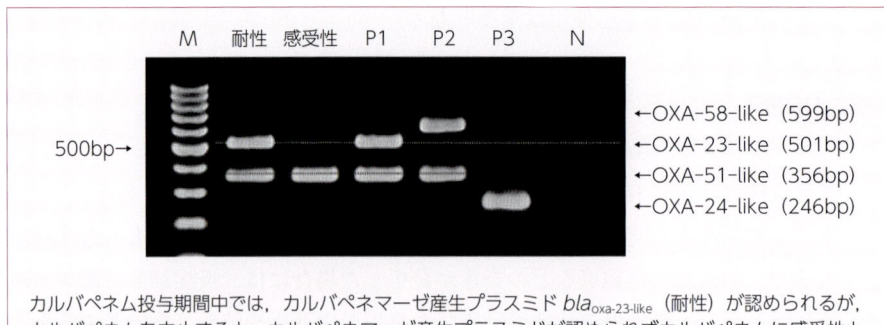

カルバペネム投与期間中では，カルバペネマーゼ産生プラスミド $bla_{\text{OXA-23-like}}$（耐性）が認められるが，カルバペネムを中止すると，カルバペネマーゼ産生プラスミドが認められずカルバペネムに感受性となる（感受性）。同一菌株由来の *A. baumannii* が，カルバペネムの抗菌圧の有無により感受性になったり耐性になったりすることが示唆されている[34]。(P1, P2, P3 はマーカー，N はコントロール)

〔Matsui M, Shibayama K, et al.：Isolation of genetically indistinguishable carbapenem-resistant and -susceptible *Acinetobacter baumannii* isolates from a single patient. Antimicrobial Agents and Chemotherapy, 57（11）：5781-5782, 2013.〕

図3　カルバペネム感受性への変異

プラスミド性で，カルバペネム系を含むほとんど全てのβ-ラクタム骨格をもつ抗生物質を分解する。そして，β-ラクタマーゼ阻害薬をも分解する。

6. OXA-type βラクタマーゼ産生菌（MDRA）

MDRAの定義は，カルバペネム系抗菌薬，ニューキノロン系抗菌薬およびアミノグリコシド系抗菌薬（AMK）の3系統に同時耐性を示す*A. baumannii*を示す。海外では，MDRAによるアウトブレイクが多数報告されている。本邦においてもまれではあるが，海外より流入したと考えられるMDRAによるアウトブレイクの報道が散見されてきた。多くのMDRAは遺伝子上にカルバペネマーゼを産生するbla_{OXA51}遺伝子をもっている[31, 32]。また，カルバペネマーゼを産生するプラスミドをもっているMDRAも知られている[33]。MDRP同様にMDRAに有効な抗生物質で，日本で承認されている薬剤はチゲサイクリンのみであるが，海外ではコリスチンやリファンピシンによる治療が報告されている。

❖ 薬剤感受性の変化

カルバペネム系抗菌薬，ニューキノロン系抗菌薬およびアミノグリコシド系抗菌薬（AMK）の3系統に対し同時耐性を示す*A. baumannii*をMDRAと判断するが，MDRAが常に3剤に対して同時耐性を示すとは限らない。図3は，カルバペネム投与中にMDRAが分離され，カルバペネムを中止するとカルバペネムに感受性を示す株に変異した報告である[3, 4]。

❖ PFGEとは

アウトブレイクや院内感染が疑われ，同一菌株由来の細菌が伝播しているかなどの

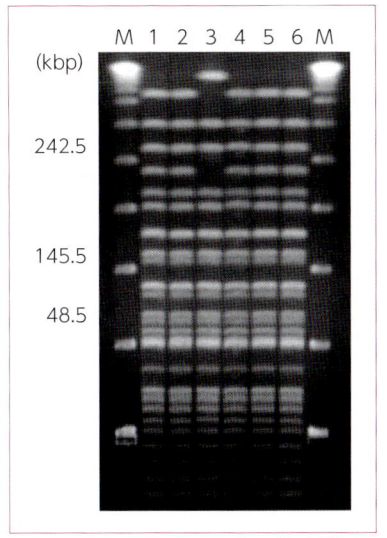

図4　PFGEによるタイピング解析結果

疫学調査では，パルスフィールドゲル電気泳動（pulsed-field gel electrophoresis；PFGE）が優れた識別能を有しており有効である[35]。

図4に実際のPFGEの結果を示す．MDRAが6名の患者より続けて検出され，同一菌株由来のMDRAが院内伝播している可能性が示唆された．国立感染症研究所でPFGEを行った結果，6株とも同じタイピングパターンを示し，院内伝播していることが明らかとなった．この結果を踏まえた感染制御策を図ることで，アウトブレイクを未然に防ぐことが可能となった．遺伝子レベルのサーベイランスといえる．

❖ おわりに

院内感染サーベイランスは継続することに価値があり，そのためにはスタッフ全員の協力と感染症に関する正しい知識と認識が必要不可欠である．また，地域の医療機関との密接な医療連携が重要視されている現在，全国レベルのサーベイランスのみならず，地域での感染症サーベイランスの取り組みも，本邦における公衆衛生の向上につながると考える．

（平木 洋一，河野 文夫）

【文　献】
1) 柴山恵吾：厚生労働省院内感染対策サーベイランスJANISの利用法．感染症，43：182-187，2013．
2) 鈴木里和：厚生労働省院内感染対策サーベイランス（JANIS）公開・還元情報の活用．保健医療科学，61（4）：324-330，2012．
3) 厚生労働省：院内感染対策サーベイランス事業（http://www.nih-janis.jp）．
4) The cost of antibiotic resistance：effect of resistance among *Staphylococcus aureus, Klebsiella pneumoniae, Acinetobacter baumannii,* and *Pseudomonas aeruginosa* on length of hospital stay. Infect Control Hosp Epidemiol, 23（2）：106-108, 2002.

5) Song X, Srinivasan A, et al.：Effect of nosocomial vancomycin-resistant *enterococcal* bacteremia on mortality, length of stay, and costs. Infect Control Hosp Epidemiol, 24（4）：251-256, 2003.
6) 小林寛伊：感染対策委員会とICTの役割．日本医師会雑誌，127（3）：337-339，2002．
7) 佐藤俊哉，中島由美子，他：ICT（インフェクション・コントロール・チーム）の活動と環境菌検出数の減少．岩見沢市立総合病院医誌，39：15-19，2013．
8) Lee TB, Montgomery OG, et al.：Recommended practices for surveillance：Association for Professionals in Infection Control and Epidemiology（APIC）, Inc. Am J Infect Control, 35（7）：427-440, 2007.
9) Grossman CM：The first use of penicillin in the United States. Ann Intern Med, 149（2）：135-136, 2008.
10) Pryles CV：*Staphylococcal* pneumonia in infancy and childhood; an analysis of 24 cases. Pediatrics, 21（4）：609-623, 1958.
11) Arias KM, Surveillance：APIC Text of Infection Control & Epidemiology, 2nd edition , APIC, 2005.
12) NNIS System：National Nosocomial Infections Surveillance（NNIS）System Report, Data Summary from January 1990-May 1999, issued June 1999. A report from the NNIS System. Am J Infect Control, 27（6）：520-532, 1999.
13) Haley RW, Culver DH, et al.：The efficacy of infection surveillance and control programs in preventing nosocomial infections in US hospitals. Am J Epidemiol, 121（2）：182-205, 1985.
14) 小西敏郎，森兼啓太，他：JNIS委員会報告 日本病院感染サーベイランスの試行．環境感染，15（3）：269-273，2000．
15) Sohn AH, Sinkowitz-Cochran RL, et al.：Program overview：the reality check sessions at the 4th Decennial International Conference on Nosocomial and Healthcare-Associated Infections. Infect Control Hosp Epidemiol, 21（11）：742-744, 2000.
16) Pirwitz S, Manian F：Prevalence of use of infection control rituals and outdated practices：Education Committee survey results. Am J Infect Control, 25（1）：28-33, 1997.
17) NNIS System：National Nosocomial Infections Surveillance（NNIS）System Report, data summary from January 1992 through June 2003, issued August 2003. Am J Infect Control, 31（8）：481-498, 2003.
18) 平木洋一，平池美香子，他：薬剤耐性菌感染症の転帰に及ぼす要因の検討．感染症学雑誌，85（5）：488-493，2011．
19) 古市敏子：院内感染対策への取り組み ターゲットサーベイランスを開始して．感染防止，8（7）：38-44，1998．
20) Babazono A, Kitajima H, et al.：Risk factors for nosocomial infection in the neonatal intensive care unit by the Japanese Nosocomial Infection Surveillance（JANIS）．Acta Med Okayama, 62（4）：261-268, 2008.
21) Dudeck MA, Horan TC, et al.：National Healthcare Safety Network report, data summary for 2011, device-associated module. Am J Infect Control, 41（4）：286-300, 2013.
22) Kluytmans J, van Belkum A, et al.：Nasal carriage of *Staphylococcus aureus*：epidemiology, underlying mechanisms, and associated risks. Clin Microbiol Rev, 10（3）：505-520, 1997.
23) Chambers HF：The changing epidemiology of *Staphylococcus aureus*?. Emerg Infect Dis, 7（2）：178-182, 2001.
24) Ubukata K, Yamashita N, et al.：Occurrence of a beta-lactam-inducible penicillin-binding protein in methicillin-resistant *staphylococci*. Antimicrob Agents Chemother, 27（5）：851-857, 1985.
25) Goldstein FW, Garau J：30 years of penicillin-resistant *S pneumoniae*：myth or reality?. Lancet, 350（9073）：233-234, 1997.
26) Mason EO Jr., Kaplan SL, et al.：Increased rate of isolation of penicillin-resistant *Streptococcus pneumoniae* in a children's hospital and in vitro susceptibilities to antibiotics of potential therapeutic use. Antimicrob Agents Chemother, 36（8）：1703-1707, 1992.
27) Sanders CC：Chromosomal cephalosporinases responsible for multiple resistance to newer beta-lactam antibiotics. Annu Rev Microbiol, 41：573-593, 1987.
28) Ishii Y, Ohno A, et al.：Cloning and sequence of the gene encoding a cefotaxime-hydrolyzing class A beta-lactamase isolated from *Escherichia coli*. Antimicrob Agents Chemother, 39（10）：2269-2275, 1995.
29) Aloush V, Navon-Venezia S, et al.：Multidrug-resistant *Pseudomonas aeruginosa*：risk factors and clinical impact. Antimicrob Agents Chemother, 50（1）：43-48, 2006.
30) Ambler RP：The structure of beta-lactamases. Philos Trans R Soc Lond B Biol Sci, 289（1036）：321-331, 1980.

31) Amudhan SM, Sekar U, et al.：OXA beta-lactamase-mediated carbapenem resistance in *Acinetobacter baumannii*. Indian J Med Microbiol, 29（3）：269-274, 2011.
32) Brown S, Young HK, et al.：Characterisation of OXA-51, a novel class D carbapenemase found in genetically unrelated clinical strains of *Acinetobacter baumannii* from Argentina. Clin Microbiol Infect, 11（1）：15-23, 2005.
33) Yang SC, Chang WJ, et al.：Prevalence of antibiotics resistance and OXA carbapenemases genes in multidrug-resistant *Acinetobacter baumannii* isolates in central Taiwan. Eur J Clin Microbiol Infect Dis, 29（5）：601-604, 2010.
34) Matsui M, Shibayama K, et al.：Isolation of genetically indistinguishable carbapenem-resistant and -susceptible *Acinetobacter baumannii* isolates from a single patient. Antimicrob Agents Chemother, 57（11）：5781-5782, 2013.
35) Tenover FC, Arbeit RD, et al.：Interpreting chromosomal DNA restriction patterns produced by pulsed-field gel electrophoresis：criteria for bacterial strain typing. J Clin Microbiol, 33（9）：2233-2239, 1995.

■6章 チームで実践する感染対策

6-1 ICT業務と院内の感染対策
2）ターゲットサーベイランスの実際

Point

①医療法上，各医療機関は自院の機能・規模に応じて感染サーベイランスを組織的・継続的に実施する必要がある。

②主なターゲットサーベイランスには肺炎，血流感染，尿路感染などのデバイス（医療器具）関連感染サーベイランスと手術部位感染サーベイランスの2つがある。

③サーベイランスにおける感染の診断基準や発生率の算出方法は日本環境感染学会（JHAIS）や厚生労働省事業（JANIS）によって規定されているので，各医療機関はこれに基づいた統一性のある標準的なサーベイランスを実施する。

④サーベイランスデータの経時的な推移を観察してアウトブレイクの発生に注意すると同時に，JHAISやJANISが年次報告している国内のベンチマークと比較して，自院における医療関連感染の現状レベルを常時把握する。

⑤手術部位感染（SSI）の評価では標準化感染比（SIR）を用い，発生率に問題があって改善の必要が認められた場合は，SSIデータを統計的手法などにより解析し，SSI発生に影響している重要因子を特定する。

❖ 医療関連感染対策におけるサーベイランスの重要性

2007年4月に施行された改正医療法では，医療機関は感染症の発生動向を調査，すなわち感染サーベイランスを実行したうえで，発生原因の解明と現に起こっている感染症を蔓延させないための活動を組織的に実施することが義務化されている[1]。サーベイランスを中核とする感染対策活動は，医療安全の確保に直結するだけでなく，患者満足度の向上につながり，ひいてはDPC（診断群分類別包括評価）制度下における医業経営に対しても好影響を与えるとされている[2]。すなわち，「Evidence based」あるいは「Data based」による医療関連感染対策を施設内で推進するためには，サー

表1　サーベイランスの種類と調査例

サーベイランス	調　査　例
アウトカム・サーベイランス	・中心ライン関連血流感染　　・尿道カテーテル関連尿路感染 ・呼吸器具関連肺炎　　　　　・手術部位感染症（SSI） ・針刺し事故　　　　　　　　・MRSAなどの保菌・感染率　　など
プロセス・サーベイランス	・各種ワクチンの接種率　　　・手洗い遵守状況の調査 ・院内マニュアル遵守状況の調査　　　　　　　　　　　　　　など

表2　ICTスタッフが医療現場でぜひ実践したい対象限定（ターゲット）サーベイランス

1. デバイス関連感染のサーベイランス
    ・中心ライン関連の血流感染症サーベイランス（CLA-BSI）
    ・尿路カテーテル関連の尿路感染症サーベイランス（CA-UTI）
    ・呼吸器具関連の肺炎サーベイランス（VAP）
2. 手術部位感染（SSI）のサーベイランス

ベイランスの実行が不可欠といえるのである。

なお，感染サーベイランスの主たる目的は次のとおりである。

①施設内で問題視している感染症の発生率のベースラインデータを連続的に把握して発生の傾向を掴むと同時に，アウトブレイクを早期に察知する。

②実践中の各種感染対策の評価と再強化を図り，真に実効性のある感染対策を医療スタッフの衆知のもとで確立する。

③感染発生率など，各種の情報の共有化を院内で推進してスタッフの理解と協力を引き出し，併せて感染防止に対する士気を高める。

❖ ターゲットサーベイランスの種類

感染サーベイランスにはアウトカム・サーベイランスとプロセス・サーベイランスの2種類がある（表1）。いずれも感染制御に役立つデータを収集する手段であることに変わりはない。

実際にどのような感染サーベイランスを施設内で実施すればよいかであるが，投資（費用）-効果の観点から最近では，肺炎，血流感染症，尿路感染症などのデバイス（医療器具）関連感染（Device-related Infection）のサーベイランスと，手術部位感染（Surgical Site Infection；SSI）のサーベイランスが医療現場において行われている。これらは焦点を絞ったサーベイランスであるところから「ターゲットサーベイランス」といわれている（表2）。

各医療機関は自施設の機能・規模に応じて，また施設内で継続的に発生した場合のリスクやコストを考慮したうえで，4感染症のいずれかを選択し，国内標準である日本環境感染学会のJHAIS（Japanese Healthcare Associated Infections Surveillance），あるいは厚生労働省事業のJANIS（Japan Nosocomial Infections Surveillance）の算出方式に基づきサーベイランスを実践する必要がある。

6章 チームで実践する感染対策

ベッド＼日付	1日	2日	3日	4日	5日	計
1	○	○	●	● 感染	● 感染	3 (5)
2	●	●		○	●	3 (4)
計	1 (2)	1 (2)	1 (1)	1 (2)	2 (2)	6 (9)

●はデバイス装着日，○は非装着日，( )内はペイシェント・デイズ

$$発生数 = \frac{デバイス使用患者における感染の発生数}{デバイス使用日数の合計（デバイス・デイズ）} \times 1,000$$
$$= 1 \div 6 \times 1,000 = 166.7$$

ベッド番号1，2の2床を5日間にわたって感染サーベイランスする場合のモデル。期間内の2床のペイシェント・デイズは9日，デバイス・デイズは6日であり，感染数は1である．device-related rateは図中に示す式により166.7と算定される．

図1 device-related rateを算出するためのモデル

❖ デバイス関連感染サーベイランスの実際

　表2で示したとおり，デバイス関連感染の主なものには①呼吸器具関連の肺炎（VAP；Ventilator-Associated Pneumonia），②中心ライン関連の血流感染症（CLA-BSI；Central Line-Associated Bloodstream Infection），③尿道カテーテル関連の尿路感染症（CA-UTI；Catheter-Associated Urinary Tract Infection）──の3種がある．

　一方，サーベイランスは発生率を捕捉する手段ともいえるので，「率」ときたら当然，何かと何かの割り算にほかならないことから，分母・分子を何にするのかが決まれば，後は該当するデータを院内から収集すればよい．デバイス関連感染のサーベイランスの場合，次の式1を用いる[3]．

（式1）
$$デバイス（医療器具）関連感染発生率（device\text{-}related\ rate） = \frac{該当デバイスの使用患者における感染の数 \times 1,000}{該当デバイスの使用日数の合計（デバイス・デイズ）}$$

　device-related rateを算出する方法について図1を用いて説明する．このモデルは2床について5日間連続でサーベイランスを行う例である．ベッド1には，患者が5日間在床し，この間，第3日目に何らかのデバイス（医療器具）が装着され，第4日目に装着されたデバイスに関連する感染症が発症したと仮定する．一方，ベッド2は，第1日目と第2日目にデバイス装着患者が在床し退院，第3日目は空きベッドとなり，第4日目に新患者が入院在床し，第5日目にデバイスが装着されたとする．この結果，ベッド1の総入院日数（ペイシェント・デイズ）は5日，器具装着日数（デバイス・デイズ）は3日となる．同様にベッド2はペイシェント・デイズ4日，デバイス・デイズ3日となる．したがって，2床の総計はペイシェント・デイズ9日，デバイス・デイズ6日となる．

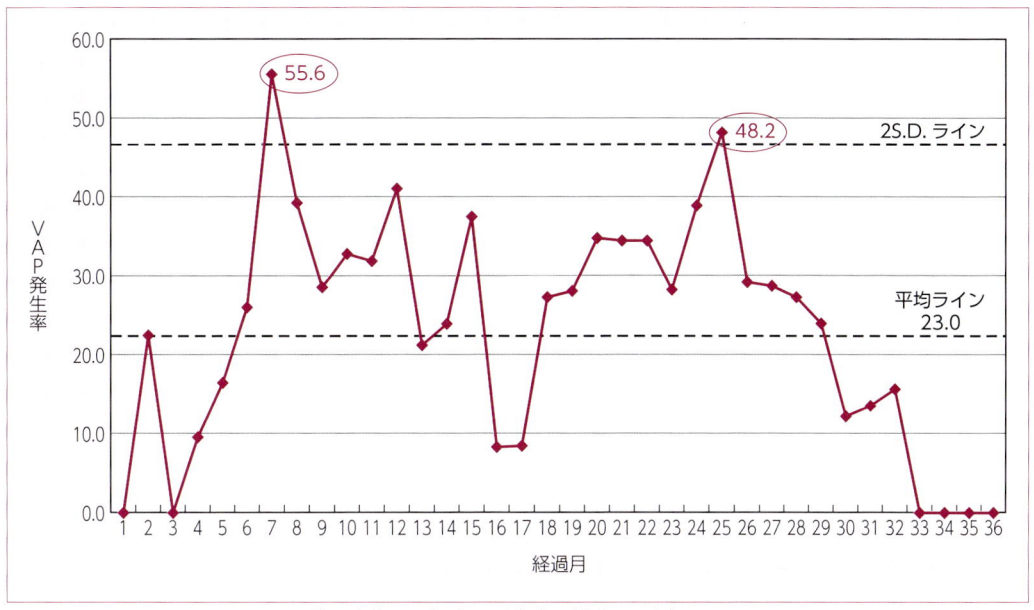

図2 VAPサーベイランスを経月的に実施した場合の発生率の推移の一例

　他方，感染のカウントは感染日数の合計ではなく，該当期間内の感染の発生数を計上するのが標準手法であり，このモデルでは1となる。結果として，この期間内（5日間）における本モデルの発生率は図中に示すとおり166.7と算定される。発生率は1,000デバイス・デイズ当たりの数値を用いるため，通常千分率で表示する。そのため得られた商に1,000を乗じている。

　医療現場における実際のサーベイランスは施設規模などにもよるが，院内のほとんどの病床を監視対象にして，年間を通して実施される。そのため，繁雑かつ多種・多量のデータを管理する業務になるため，各施設は感染対策チーム（ICT；Infection Control Team）などを必ず組織化して効率的にサーベイランスを実施する必要がある。

　なお，繰り返しになるが，肺炎のサーベイランスの場合，調査対象となるデバイスは人工呼吸のための器具である。同様に血流感染症の場合，中心ライン，そして尿路感染症の場合は尿道カテーテルに設定される。サーベイランスの精度は当然，分母・分子データの正確性に基づくので，注意が必要である。特に分子情報を測定するための各感染症の診断基準の遵守は，正確な発生率を算出するために重要である。本邦における診断基準一式はJHAISが規定・公表を行っているので，本基準に基づいてサーベイランスを実施する[4]。

❖ デバイス関連感染サーベイランスデータの利活用

　VAPサーベイランスを経月的（36カ月連続）に実施した場合の発生率の推移について，その一例を図2に示す。

　サーベイランスデータを継続して蓄積し集計・解析することで，自院のVAP発生

状況の傾向・トレンドを把握・確定することができる。併せて，サーベイランスの期間内における発生率の平均ラインや標準偏差値も算定が可能になるが，一般的に2標準偏差（2S.D.ライン）を超えた場合においてアウトブレイク発生（日常的な頻度を超えて感染症が発生）の判断がなされる。

図2では平均ラインは23.0，そして第7経過月（発生率55.6）と第25経過月（発生率48.2）が2S.D.ラインを超えており，アウトブレイクが生じた可能性があり，院内で何らかの重大な問題事象が起きたと判断される。アウトブレイク時には各種の疫学的調査を行い，抽出された問題点に対して速やかな改善を組織的に実施する必要がある。

また，自院の発生率を国内外のベンチマークデータと比較することも推奨される。JHAISは日本環境感染学会（http://www.kankyokansen.org/）のウェブサイト上で，調査対象は現在ICU病棟のみであるが，VAP，CLA-BSI，CA-UTI発生率の全国施設の集計結果（国内唯一のベンチマーク）を公表している。この結果と自院データを比較することで現時点の「安全レベル」について客観的な評価ができる。

これら一連の業務が実施可能になるのは，感染の発生を数量化して日常的に監視しているからこそであり，まさにサーベイランスの継続的実践の成果といえる。

❖ 手術部位感染（SSI）サーベイランスの実際

本邦においてSSIサーベイランスの調査対象となっている手術手技は全49種である（表3）。この中から自院の機能・規模に応じて調査手技を選択し，サーベイランスを組織的に開始する。

サーベイランス活動は継続性が重要視されることから，収集するデータ項目数も必要最小限に設定され，また，データ自体も院内で簡便に把握できる項目が選定される。しかし，サーベイランスの精度を維持するためには，調査作業の水準を確保する工夫が必要である。例えば，感染制御医師（ICD；Infection Control Doctor）および感染管理認定看護師（CNIC；Certified Nurse in Infection ControlあるいはICN；Infection Control Nurse）をコアとするICTによる病棟ラウンドは，SSIデータの質を確保するために有効な方法である[5]。

JHAISおよびJANIS準拠のSSIサーベイランスに必要なデータ項目を表4に示した。手術情報（分母データに相当）として手術年月日，患者の年齢・性別などを，SSI感染情報（分子データに相当）として感染診断の年月日，感染部位と深さなどを調査する。分母情報は手術前から入院中を通して拾えるデータ項目が多いが，分子情報はSSIの発生が術後30日程度（人工心臓弁などの埋込物設置の場合は術後1年間）まで感染リスクがあるため，調査する場合は定期的に切開部の状態や排液などを観察する必要がある[6]。また，退院後にSSIが現れる場合もあるので，外来スタッフと患者情報を共有化しておくとよい。

SSI発生率は実施した手術手技ごとに，さらにリスクインデックスカテゴリー

表3 本邦においてSSIサーベイランスの対象となる手術手技（全49手技）

AAA	腹部大動脈手術	ESOP	食道手術	OVRY	卵巣手術
AAE	腹部大動脈血管内手術	FUSN	脊椎固定術	PACE	ペースメーカー手術
AMP	四肢切断術	FX	骨折の観血的整復術	PRST	前立腺手術
APPY	虫垂の手術	GAST-D	幽門側胃切除	PVBY	末梢血管バイパス手術
AVSD	透析のためのシャント	GAST-T	胃全摘	REC	直腸手術
BILI-L	胆道再建を伴わない肝切除	GAST-O	その他の胃手術	RFUSN	脊椎再固定術
BILI-PD	膵頭十二指腸切除	HER	ヘルニア手術	SB	小腸手術
BILI-O	その他の肝胆膵手術	HPRO	人工股関節	SPLE	脾臓手術
BRST	乳房切除術	HTP	心臓移植	TAA	胸部大動脈手術
CARD	心臓手術	HYST	腹式子宮摘出術	TAE	胸部大動脈血管内手術
CEA	頸動脈血管内膜切除術	KPRO	人工膝関節	THOR	胸部手術
CBGB	胸部とグラフト採取部位の切開を伴う冠動脈バイパスグラフト	KTP	腎臓移植	THYR	甲状腺・副甲状腺手術
CBGC	胸部切開のみの冠動脈バイパスグラフト	LAM	椎弓切除術	VARX	下肢静脈瘤手術
CHOL	胆嚢手術	LTP	肝臓移植	VHYS	経膣的子宮摘出術
COLO	大腸手術	NECK	頚部手術	VSHN	脳室シャント
CRAN	開頭術	NEPH	腎臓手術	XLAP	腹部手術
CSEC	帝王切開術				

（RIC；Risk Index Category）別に層別して算出するのが一般的となっている．RICは同一手術を行った患者を①手術時間，②手術創の汚染度（創分類），③患者の術前状態（ASA分類）——の3要因により分別する指標である（表5，6）．個々の手術において，要因ごとに規定されている基準を超えた時にリスク点数1点を加算するので，手術患者はRICが0，1，2，3点の4カテゴリーに分別され，発生率はRIC別にそれぞ

表4 SSIサーベイランスに必要な分母・分子データ

○手術情報
(全手術についてデータを収集，分母データに相当)
- 手術手技　・手術日　・患者の年齢・性別
- 手術時間　・創分類　・ASA（米国麻酔医学会）分類
- 緊急性情報　・内視鏡手技の有無　　・埋込物の有無
- 人工肛門の有無（COLO，SB，RECの時）　・SSIの有無

○感染情報
(SSI症例についてデータを収集，分子データに相当)
- SSI診断日　・感染部位と深さ　・検体の有無
- 起炎菌　　・SSIの推定原因（任意）

表5 SSI症例の層別に使用するリスク調整因子

○手術時間（T時間）
該当する手術の75％が終了する時間をカットオフ値 T とし，**個々の手術時間＞T時間**である場合，リスク1点とする

○創の汚染度
創汚染度はクラス I（清潔創）～Ⅳ（化膿・感染創）に分類される。個々の手術が**クラスⅢ（汚染創）以上**である場合，リスク1点とする

○ASA分類（米国麻酔医学会スコア）
ASA分類は患者の術前状態を表す指標であり，6分類される。**ASAレベル3以上（重度全身疾患を有するが活動可能な患者）** の場合，リスク1点とする

手術時間，創の汚染度，ASA分類の3要因をRIC別のSSI発生率算定の調整に使用する。スコアは各要因のリスク点数（各1点）の総計で算定する。したがって，RICは0～3の4カテゴリーとなる（鏡視下による一部手術を除く）

表6 SSIサーベイランスにおけるリスク調整因子としての創分類とASA分類

創分類	内容	ASA分類	内容
清潔創（クラス I）	まったく炎症のない非汚染創（呼吸器，消化器，生殖器，非感染尿路は含まない）	1	標準的な健康な患者
準清潔創（クラスⅡ）	呼吸器，消化器，生殖器，尿路がモニター下にあって，通常は起こらないような汚染がない手術創	2	軽い全身疾患の患者
		3	重篤な全身疾患があるが，活動不能ではない患者
汚染創（クラスⅢ）	開放創，浅傷，偶発的な創傷（滅菌消毒技術に大きな過失があった手術，消化管からの大量の排液，急性の非化膿性炎症の生じた切開創を含む）	4	日常生活を営めない，常に生命を脅かされている全身疾患の患者
		5	手術の有無にかかわらず，24時間生きることが予測できない瀕死の患者
化膿創（クラスⅣ）	壊死組織の残存する陳旧性外傷，臨床的感染，消化管穿孔を伴う創　など	6	脳死状態

れ算出する。図3にRIC別のSSI発生率の具体的な算出法を例示する。SSI発生率の算出方法は次の式2のとおりである。

[例] ある特定手術を受けた123症例のRIC別のSSI発生率
（全体のSSI発生率：4/123×100＝3.25％）

リスクインデックス カテゴリー（RIC）	特定手術数	SSI感染数	SSI発生率
0	50	0	0.0%
1	42	1	2.4%
2	21	1	4.8%
3	10	2	20.0%

$$\text{SSI発生数} = \frac{\text{ある特定手術を受け, あるRICに入る患者のSSI数} \times 100}{\text{その特定手術をし, そのRICに入る患者の総数}}$$

SSI発生率はリスクインデックスカテゴリー（RIC）別に算出する。上の表は、ある特定手術を受けた123症例をRICにより層別化した一例である。123症例全体の発生率は3.25％（4/123）であるが、RIC別に算出するとRIC0で0.0％（0/50）、RIC1で2.4％（1/42）、RIC2で4.8％（1/21）、RIC3で20.0％（2/10）となる。
一般的にRICが増加するとSSI発生率も高くなる。

図3 リスクインデックスカテゴリー（RIC）別のSSI発生率の算出方法

表7 リスクインデックスカテゴリー算出の特例

腹腔鏡、内視鏡下での手術において・・・

○胆嚢摘出（CHOL）、大腸手術（COLO）、直腸手術（REC）はスコアから1点を減じる。
 ➡ −1, 0, 1, 2, 3の5カテゴリーで表示

○虫垂炎（APPY）、胃手術*（GAST）はスコア0点の症例において、器具使用を0-YES、未使用を0-NOと分別する。
 ➡ 0-YES, 0-NO, 1, 2, 3の5カテゴリーで表示

腹腔鏡、内視鏡を使用する手術手技の一部はスコアを調整する必要がある

＊幽門側胃切除（GAST-D）、胃全摘（GAST-T）、その他胃手術（GAST-O）の3手技から構成

（式2）

$$\text{RIC別の手術部位感染発生率（SSI rate）} = \frac{\text{ある特定手術を受け, あるRICに入る患者のSSI数} \times 100}{\text{その特定手術を受け, そのRICに入る患者総数}}$$

一方、腹腔鏡下の一部の手術手技はRICの分別方法が若干異なる。すなわち、胆嚢摘出術、大腸手術、直腸手術では腹腔鏡の使用により算出されたRICより1点を減じて最終のRICを確定する。したがって、これら3手術手技のRICは−1, 0, 1, 2, 3の5カテゴリーで手術患者を分別する。また、虫垂切除術と胃手術（幽門側胃切除、胃全摘、その他の胃手術）は、RICが0点の手術症例において内視鏡など器具を使用した場合に"0-Yes"、使用しなかった場合に"0-No"と分別するので、これら2手術手技も5カテゴリーで表現される（表7）。

6章　チームで実践する感染対策

表8　JHAIS・全国SSIデータの解析結果（6手術手技，2009～2011年）

手術手技	手技コード	施設数	SSI発生数	症例数	SSI発生率（%）	手術時間（分）(75パーセンタイル値)
虫垂切除術	APPY	53	238	3,805	6.25	84
肝胆膵手術	BILI	60	855	5,162	16.56	427
結腸手術	COLN	71	1,714	12,185	14.07	217
大腸手術*	COLO	72	2,770	17,956	15.43	242
胃手術	GAST	66	810	9,605	8.43	281
直腸手術	REC	71	1,056	5,771	18.30	294
計	—	—	4,673	36,528	12.79	—

＊大腸手術＝結腸手術＋直腸手術

表9　JHAIS・RIC別の全国SSIデータの解析結果（6手術手技，2009～2011年）

手術手技	RIC 0 SSI発生数	RIC 0 症例数	RIC 0 発生率(%)	RIC 1 SSI発生数	RIC 1 症例数	RIC 1 発生率(%)	RIC 2 SSI発生数	RIC 2 症例数	RIC 2 発生率(%)	RIC 3 SSI発生数	RIC 3 症例数	RIC 3 発生率(%)	SIR
肝胆膵手術	371	3,129	11.86	384	1,668	23.02	97	352	27.56	3	13	23.08	0.96

手術手技	RIC −1 SSI発生数	症例数	発生率(%)	RIC 0 SSI発生数	症例数	発生率(%)	RIC 1 SSI発生数	症例数	発生率(%)	RIC 2 SSI発生数	症例数	発生率(%)	RIC 3 SSI発生数	症例数	発生率(%)	SIR
結腸手術	119	1,576	7.55	662	6,139	10.78	628	3,461	18.15	260	904	28.76	45	105	42.86	0.95
大腸手術	198	2,565	7.72	1,106	9,072	12.19	1,050	5,061	20.75	375	1,161	32.30	41	97	42.27	0.97
直腸手術	80	924	8.66	477	3,013	15.83	398	1,556	25.58	93	261	35.63	8	17	47.06	1.00

手術手技	RIC 0-Yes SSI発生数	症例数	発生率(%)	RIC 0-No SSI発生数	症例数	発生率(%)	RIC 1 SSI発生数	症例数	発生率(%)	RIC 2 SSI発生数	症例数	発生率(%)	RIC 3 SSI発生数	症例数	発生率(%)	SIR
虫垂切除術	9	512	1.76	23	1,449	1.59	103	1,292	7.97	89	502	17.73	14	50	28.00	0.78
胃手術	45	1,303	3.45	301	4,554	6.61	375	3,367	11.14	85	369	23.04	4	12	33.33	0.96

　表8，9に実際のSSI発生率の算出結果を示す。これはJHAISが2009～2011年の3カ年間に集積した全国のSSIデータの解析結果である[7]。代表的な6種の消化器手術について手技ごとにトータルとRIC別の発生率を提示したが，特に後者ではRIC2以上の症例においてSSIが高率に発生する傾向にあることが示されている。

❖ SSIサーベイランスデータの利活用

　自院のSSIデータはデバイス関連感染データの場合と同様に，①経月・経年的な

表10 標準化感染比（SIR）の算出方法

手術手技	リスクインデックスカテゴリー	症例数(A)	SSI発生数(B)	SSI発生率(C)	指標値(D)	予測SSI発生数(E)
心臓手術	0	2	0	0.0	0.6	0.012
	1	80	3	3.8	1.7	1.36
	2	15	0	0.0	2.4	0.36
	3	5	1	20.0	2.8	0.14
合計	—	102	4	—	—	1.872

○指標値（D）：JHAISやJANISが公表している同じRICのSSI発生率
○予測SSI発生数：(E) = (A) × (D)
○SIR = SSI発生数（B）の合計／予測SSI発生数（E）の合計
　　　= 4/1.872 = 2.14

SSI発生率の推移を測定してアウトブレイクを早期に察知する，②JHAISやJANISが公表している国内ベンチマークと比較して自院の現状の問題点を客観的に評価したうえで，さらに統計的手法などを用いてSSI発生に影響している重要な要因を抽出する――などに利活用する。

国内ベンチマークと自院データを比較する手段としては標準化感染比（SIR；Standardized Infection Ratio）を用いる方法が一般的である。SIRの算出方法と算出された数値の解釈について以下に述べる。

表10は，某施設の心臓手術をRIC別に集計・解析したSSIモデルである（数値などは全て架空データ）。集積された症例数は全102例，そのうちSSI発生は全4例とする。RIC別の発生率はRIC0が0.0％（0/2），RIC1が3.8％（3/80），RIC2が0.0％（0/15），RIC3が20.0％（1/5）である。SIRは式3により算出される。

（式3）

$$\text{SIR（標準化感染比）} = \frac{\text{自院の実測されたSSI件数の合計}}{\text{期待される（予測される）SSI件数の合計}}$$

期待される（予測される）SSI件数とは自院の各RICの症例数を，JHAISやJANISが公表している同じRICのSSI発生率，すなわち全国集計データに基づいて算出された指標値に乗じた数値である。式4により算出される。

（式4）

期待（予測）SSI件数
＝自院の各RICの手術件数×JHAISやJANISが公表している同じRICのSSI発生率（指標値）

表10のモデルの期待SSI件数はRIC0が0.012件（2×0.006），RIC1が1.36件（80×0.017），RIC2が0.36件（15×0.024），RIC3が0.14件（5×0.028）となり，合計の期

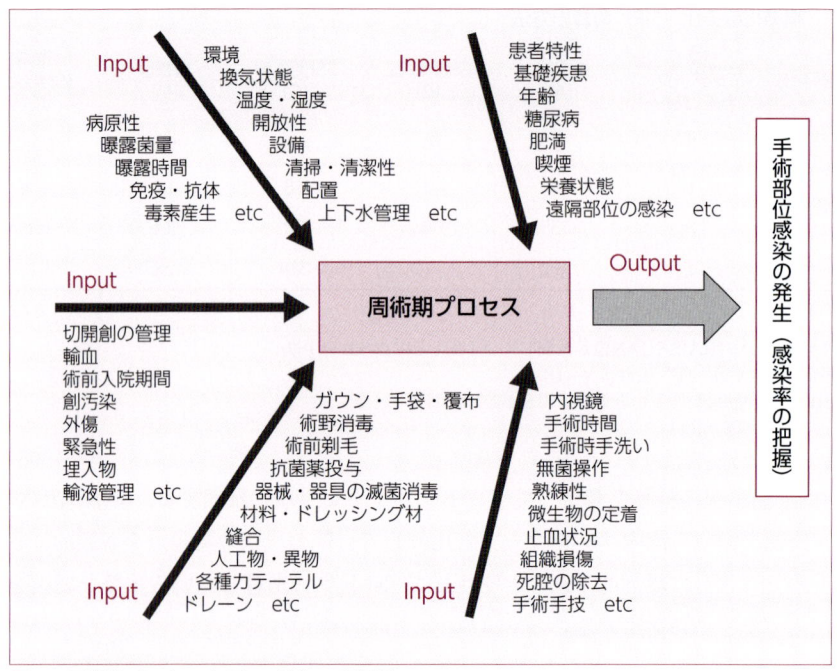

図4 周術期プロセスとSSIの発生の関係性

待SSI件数は1.872件となる．したがって，最終的に本モデルにおけるSIRは2.14（4/1.872）と算出される．

算出されたSIR値の解釈は
- SIR＞1：全国集計より自院のSSIの水準は高く，原因究明と早急な改善が必要
- SIR＝1：自院のSSIの水準は全国集計と同程度であるが，改善の余地がある
- SIR＜1：全国集計より自院のSSIの水準は低く，現レベルを維持するとともに，さらなる改善に取り組む

となる．本モデルのSIRは1より大であるので，全国水準に比しSSI発生率が高く，早急に対策を講じる必要がある，と判断される．

表9の最右列にSIRを示しているが，これはJHAISの調査集計全期間（1998〜2011年）のSSI発生率を指標値とした時の算出結果である．直腸手術を除いて他の手技は全て1より低く，特に虫垂切除術は0.78であることから，この3カ年でSSI防止に関して格段の改善があったと推定される．

なお，SIRは複数の手術手技の算出結果を連結して簡便に自院全体，診療科別，医師別などの評価にも利用できる．

❖ SSI発生に影響する重要因子の抽出について

図4に周術期プロセスとSSI発生の関係性を示す．周術期プロセスには入院から退院までの間の全ての医療行為や患者自身の属性因子，また手術を取り巻く環境因子な

6-1 ICT業務と院内の感染対策　2）ターゲットサーベイランスの実際

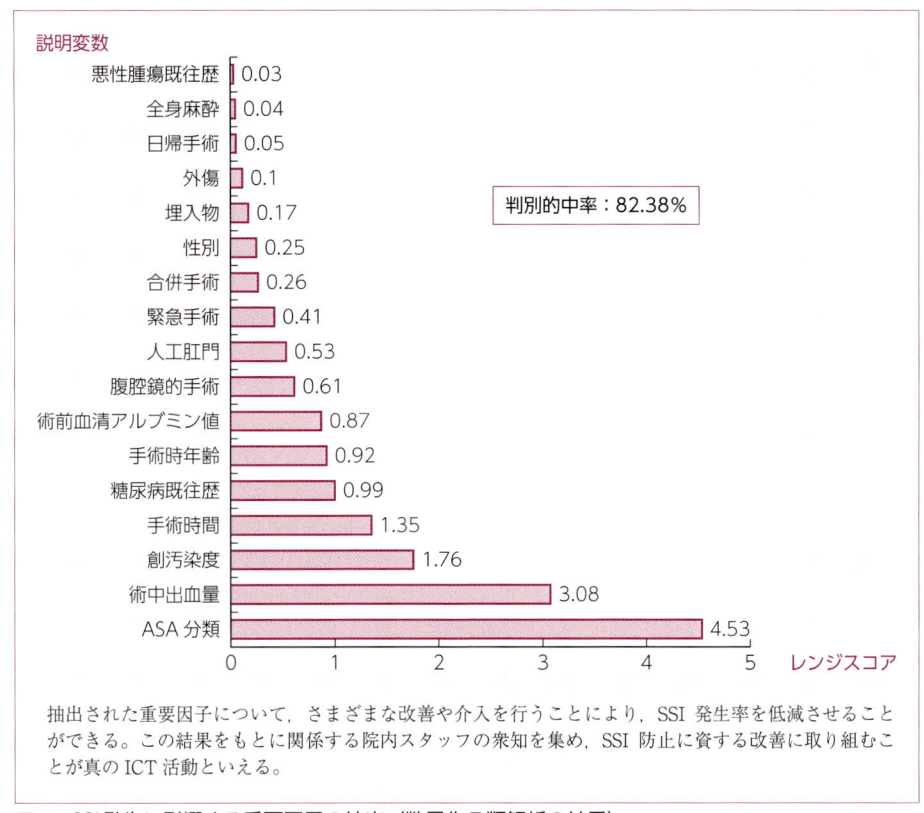

説明変数

項目	レンジスコア
悪性腫瘍既往歴	0.03
全身麻酔	0.04
日帰手術	0.05
外傷	0.1
埋入物	0.17
性別	0.25
合併手術	0.26
緊急手術	0.41
人工肛門	0.53
腹腔鏡的手術	0.61
術前血清アルブミン値	0.87
手術時年齢	0.92
糖尿病既往歴	0.99
手術時間	1.35
創汚染度	1.76
術中出血量	3.08
ASA分類	4.53

判別的中率：82.38％

抽出された重要因子について，さまざまな改善や介入を行うことにより，SSI発生率を低減させることができる。この結果をもとに関係する院内スタッフの衆知を集め，SSI防止に資する改善に取り組むことが真のICT活動といえる。

図5　SSI発生に影響する重要因子の抽出（数量化Ⅱ類解析の結果）

どが入力される。そして，入力された各因子の重要度により，出力としてのSSI発生の有無が分別されることになる。

　したがって，サーベイランスの実施により蓄積されたSSIデータを統計的手法などにより解析して，SSI発生に影響している重要因子を抽出することがSSI防止対策として必要となる。SSI発生の重要因子が抽出できれば，その因子・変数を改善することで必然的にSSI発生率は低下すると予測される。なお，重要因子の抽出・特定によく使用される統計的手法には判別分析（ロジスティック回帰），重回帰分析，数量化理論（Ⅰ～Ⅳ類），応答曲面分析（Response Surface Design Method）などがある。ICCやICT担当者はこれらの手法の理解と手順について習得することが望ましい。

　図5にSSI発生の重要因子について検討した一例を示す[8]。これは798症例（24手術手技，SSI発生は47例）のSSIデータを数量化Ⅱ類により解析した報告である。この報告によれば，患者のASA分類，術中出血量，創の汚染度などが上位の説明変数として抽出された。これらの情報を施設内および各職種で共有化したうえで，抽出された変数に対して改善を加えることが，まさに「Evidence based」，「Data based」による医療関連感染対策の推進といえる。

（佐和　章弘）

【文　献】
1) 徳本史郎：総論：医療法に規定されている院内感染対策．INFECTION CONTROL, 17 (6)：29-31, 2008.
2) 樫村暢一，中村文隆，他：DPCと手術部位感染—その評価のあり方について—．日外感染症会誌，6 (2)：163-168, 2009.
3) 小林寛伊，廣瀬千也子 監訳：サーベイランスのためのCDCガイドラインNNISマニュアル（1999年版）より，pp34-44, メディカ出版，2000.
4) 日本環境感染学会：JHAIS委員会，医療器具関連感染サーベイランス部門（http://www.kankyokansen.org/）．
5) Condon RE, Schulte WJ, et al.：Effectiveness of a surgical wound surveillance program. Arch Surg, 118 (3)：303-307, 1983.
6) Sands K, Vineyard G, et al.：Surgical site infections occurring after hospital discharge. J Infect Dis, 173 (4)：963-970, 1996.
7) 佐和章弘，木村幸司，他：JHAISデータにみる日本の消化器外科領域におけるSSIリスク因子の検討．日外感染症会誌，10 (1)：43-52, 2013.
8) Kimura K, Sawa A, et al.：Development of a surgical site infection (SSI) surveillance system, calculation of SSI rates and specification of important factors affecting SSI in a digestive organ surgical department. Hiroshima J Med Sci, 56 (1-2)：1-9, 2007.

■6章 チームで実践する感染対策

6-1 ICT業務と院内の感染対策
3）院内の感染対策組織のシステム化・要員

Point

①ICT（Infection control team）の構成員は，医師，看護師，臨床検査技師，薬剤師，事務職が中心である。

②4職種（医師，看護師，臨床検査技師，薬剤師）には，それぞれ学会や団体が認可する感染管理専門職としてのライセンスがある。

③職種間連携（スキルミクス）がICTにおける院内感染対策組織のポイントである。

④院内感染予防マニュアル作成はICTの重要な業務の一つであり，常にマイナーチェンジが反映できるよう，バインダー形式またはPDF形式が適している。

❖ はじめに

　院内感染対策をシステム化し，院内のどの部署でも同様に質の高い一貫した感染防止技術が展開されることは，医療機関における大きな課題の一つである。また，病院中央診療施設の一翼を担う病院長直属組織としての感染制御部〔感染対策室，感染対策チーム（Infection control team；ICT）〕が，関係する院内の種々の部署（看護部，検査部，薬剤部，医療技術部，事務部，診療科，他の中央診療施設，企画管理部門など）のメンバーを横断的に組織して，風通しのよい情報共有を行い，地域の病院同士や医師会，そして行政と連携して，新しい手法や知識の導入によって院内感染を可及的に少なくしていくことが，社会的にも求められている。

　これらを実践していくためには，院内感染対策のシステム化と，それに関わる医療者連携が構築されていなければならない。本稿では，さまざまな観点からのシステム化と要員，連携について，その要点を述べることとする。

❖ 感染対策委員会・ICTの組織化と役割および職種間連携

　入院・入所設備を有する医療機関においては，感染対策委員会（Infection control

committee；ICC）の設置が法令で定められている。「院内感染防止対策委員会（院内感染対策委員会，感染対策委員会）」が設置され，月1回程度，定期的に開催されていることが必要で，緊急時は必要に応じて臨時会議を開催する。その構成員は，病院長（または副病院長），ICTリーダー，看護部長，薬剤部長，検査部長，事務部長（事務長），診療科長のうち指名を受けた者などである。主たる業務はICTの報告を受け，その内容を検討したうえで，ICTの活動を支援する（予算化等を含む）とともに，必要に応じて，各診療科に対して病院長名で改善を促すことにある。

ICTを組織するに当たって，各職種の横のつながり・協力体制は必須である。医師〔Infection control doctor（ICD）および感染症専門医〕，看護師（Infection control nurse；ICN），臨床検査技師（Infection control microbiological technologist；ICMT），薬剤師〔Board certified infection control pharmacy specialist（BCICPS）またはBoard certified pharmacist in infection control（BCPIC）〕といったライセンス保有者（表）が，相応に活躍できるチームを形成すること（スキルミクスとも呼ばれる）が求められる。これら職種が事案に応じてその専門性を発揮して，解決を図る役割を担える体制を構築する。

最も理想的な形態は，これら4職種とも少なくとも1名ずつがICT専従となり，自らの業務時間の80％以上を感染制御に関係する仕事に時間を割くことである。また，事務職員も専従者が配置され，会議記録，院内各所の連絡などに当たることも重要である。

医師は職種間の調整役であるとともに医療者の職業感染防止，すなわちワクチン接種，結核曝露時の定期外健診，血液・体液曝露時のケアなどに当たる。看護師はICTの情報集約の中心であり，患者における標準予防策，感染経路別予防策等の病原体伝播遮断策を指導・監督するとともに環境整備（内視鏡洗浄，各種消毒薬使用状況，汚物室，医療廃棄物分別，水回り乾燥，安全器材その他）を常にチェックする。臨床検査技師は，微生物情報を取りまとめ，耐性菌のアウトブレイクなどをいち早く察知する。薬剤師は，抗菌薬サーベイランスなどを通じて，医師・臨床検査技師と協力して抗菌薬適正使用の司令塔となるとともに，抗MRSA薬を中心に正しいTDM（Therapeutic drug monitoring）を推進する。

これら多職種の有機的連携により，ICTは実学としての感染制御学に基づいた院内感染対策・耐性菌の抑制などに資することが可能となる。

❖ 院内他部署との連携

ICTは職種横断的なチームであるとともに，院内組織横断的な連携をもつ必要がある。図に神戸大学医学部附属病院での体制を院内各部署とICTの連携形態で示した。

検査部の中の微生物検査室とは最も深く連携が必要であり，感染制御部専従のICMTが，微生物検査室の臨床検査技師（感染制御部室員を兼ねる）2名と常に連絡を取っている。看護部との連携も重要であり，院内各病棟にリンクナースを配置し，

表　各職種の認定資格

医師
【ICD（Infection Control Doctor）】
- 23学会が加盟するICD制度協議会が認定
- ICD講習会参加の実績
- 全国で7,654名（2014年1月1日現在）

【日本感染症学会認定感染症専門医】
- 認定を申請できる者は次の各項を満たす者
  1. 基本領域学会専門医（認定医）に認定されている者
  2. 感染症の臨床修練を積んでいること
     1) 基本領域学会の研修年限を含めて感染症学の研修を6年以上行っている者
     2) 上記6年のうち，3年間は本学会員として本会が指定した研修施設で，別に定めるカリキュラムに基づいて研修を行っていることを原則とする
  3. 感染症の臨床に関して，筆頭者としての論文発表1篇，学会発表2篇，計3篇あること
  4. 日本感染症学会会員歴5年以上で，この間，会費を完納している者
  5. 審議会が施行する専門医のための認定試験に合格すること

看護師
【ICN（Infection Control Nurse）】
- 日本看護協会感染管認定看護師が中心（6カ月の集中コース）。2013年11月現在1,814名
- 神戸研修センターでの場合：
  9月上旬に神戸研修センターで入学式を行った後，3月上旬までに共通科目，専門基礎科目，専門科目，演習，臨地実習を行う。この間，各科目終了後には，科目試験を受け，合格者は，臨地実習に進む。臨地実習では，臨床で感染管理認定看護師の指導のもと，自身の施設で行う感染管理計画を立案・修正する。2月下旬には，課程で学んだすべての知識の習得を確認する修了試験を受験し，合格発表を待つ。また，自身の施設で行う感染管理計画の一部を研修の締めくくりとして発表する演習の後，修了式を迎える。

臨床検査技師
【認定臨床微生物検査技師】
- 申請書類に基づき受験資格審査を行う。認定研修施設に5年以上勤務していない受験資格者は，講習会開催委員会が開催する指定講習会を受講する必要がある。認定研修施設に5年以上勤務している受験資格者は，指定講習会の受講は任意

【日本臨床微生物学会認定感染制御認定臨床微生物検査技師（Infection Control Microbiological Technologist；ICMT）】
- 申請資格
  1. 書類申請時に日本臨床微生物学会の会員であり，かつ認定臨床微生物検査技師であること
  2. 医療関連の感染制御に関する活動実績があること
  3. 所属施設長の推薦があること
  4. 感染制御に関する研修プログラムに参加し，50研修単位以上取得していること
- 2013年1月現在445名認定

薬剤師
【感染制御専門薬剤師（Board Certified Infection Control Pharmacy Specialist；BCICPS）】
【感染制御認定薬剤師（Board Certified Pharmacist in Infection Control；BCPIC）】
- いずれも日本病院薬剤師会認定

図に示す各部署ミーティング（それぞれの病棟の病棟医長，看護師長，リンクナースとの3者で構成）として，少なくとも1カ月に1度は会議を開き，その時点での感染管理上の課題を話し合い，その結果をリンクナースからICTに議事録として報告してもらうようにしている。薬剤部，感染症内科との連携も重要である。

6章 チームで実践する感染対策

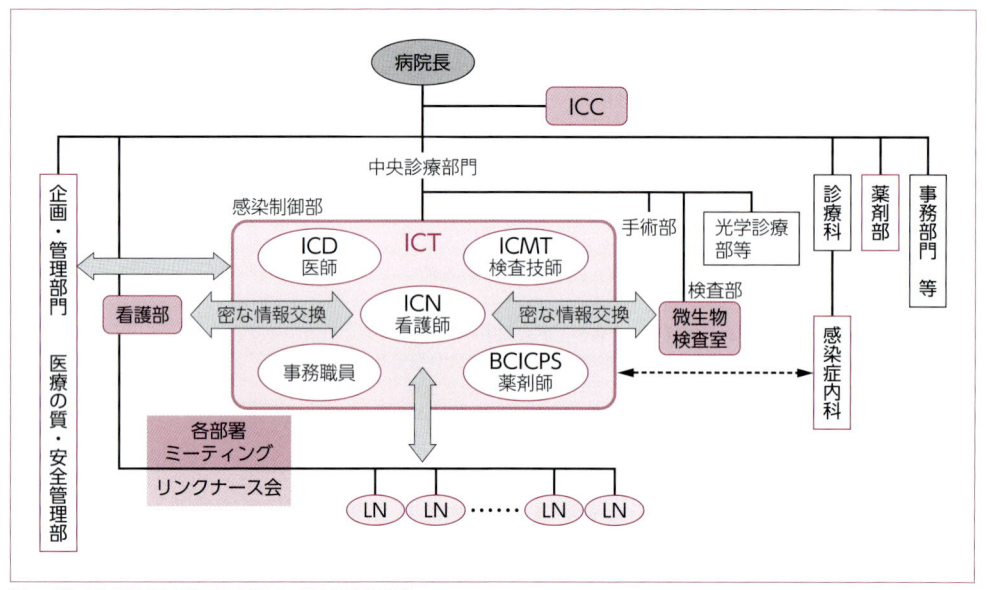

図 神戸大学医学部附属病院の感染制御体制

❖ マニュアルの作成

院内感染予防マニュアル（感染対策マニュアルなど呼び方はさまざま）は，各施設における実状に応じたものとするのが鉄則である。その作成に当たっては，さまざまな約束事を明記するという方針で臨むべきで，できる限り簡潔な内容とし，開いて目次を見れば必要としている箇所にすぐにアプローチできるものにする。あるいは電子化（PDF化）して，電子診療録からすぐにアクセスできるようにすることも勧められる。

マニュアルの構成は，総論としての標準予防策と感染経路別予防策に始まり，感染症法遵守，針刺し・体液曝露など日常的に起こる課題についての対応を記載しておく。各論で，微生物別に論じる箇所や疾患別に論じる箇所など，さまざまな角度からの実務的な対策を，なるべく現場即解決型に読み取れるように盛り込む。抗菌薬の使用法の原則などもその一つである。

国公立大学医学部附属病院感染対策協議会病院感染対策ガイドライン第3版[1]が市販されており，近々第4版が出版される予定である。また，厚生労働科学研究によりマニュアル作成の手引き[2]が提供されている。これらを参考にして，各施設で独自のマニュアルを作成し，常に新しい事項が追加あるいは訂正できるよう，各ページが独立したバインダー形式とするのがよい。マニュアル執筆においても，ICTを構成する複数職種が手分けして，その専門的知識・技能を活用することが求められる。

❖ おわりに

　感染制御の分野では，院内感染対策（予防および発生時の対応）をシステム化し，多医療職種がそれぞれの特性を生かした連携のもと，日常的に粛々と効率のよい業務を進めていくべき職種横断的チーム医療（スキルミクス）が肝要である．多職種ICT担当者が一丸となり手を携えて，質の高い医療を患者に提供し医療者の安全も守る専門集団として，機能的なシステム構築のもとに活動することが求められている．

〔荒川　創一〕

【文　献】
1) 国公立大学附属病院感染対策協議会 編：病院感染対策ガイドライン 改訂版，じほう，2012.
2) 荒川宜親，他：医療機関における院内感染対策マニュアル作成のための手引き（案）．
 (http://www.nih-janis.jp/material/material/Ver_5.0本文070904.pdf)

■ 6章 チームで実践する感染対策

6-1 ICT業務と院内の感染対策
4) 病棟ラウンドとスタッフ教育

Point

① 病棟ラウンドは，感染対策を診療現場で徹底させるためのICTの重要な業務の一つであり，週1回以上の頻度で，一定の期間内に全部署を回れるよう計画的に実施する。

② ラウンドにおけるICT薬剤師の役割として，消毒薬を含めた病棟医薬品の適正管理・使用状況のチェックを中心に，抗菌薬適正使用状況の確認なども行う。

③ ラウンドのスタイルとして抜き打ち監視とその場での指摘のみでは不適切である。ラウンド実施を周知して現場スタッフとのコミュニケーションを保ち，ポイントを絞ってスタッフと共同で対策を立案すると効果的であり，感染制御レベルアップにつながる。

④ アウトブレイクや感染拡大を阻止すべき感染症が発生し，主治医や現場スタッフが知識や対策を必要としているタイミングで，ICTがクイックレスポンスで対応することで現場からICTへの信頼度が高まり，また，院内感染の証拠となる可視化したデータを提示すると教育効果も大きい。

⑤ ICDやICNなど，すでに感染管理に関するトレーニングを受けた者ではなく，必ずしも専門家ではない者（リンクナース，リンクドクターやその他のメディカルスタッフ）にスタッフ教育を担当させることは，担当者自身が勉強するため，最も効果的な教育方策となる。

❖ 病棟ラウンド

1. ラウンドの種類

・全部署の定期ラウンド

全部署を定期的にラウンドする方法は，施設規模が大きくなればなるほど，ICTにとってセッティングや時間調整などが難しいこともある。しかし，感染対策の基礎固めをする際に，現場の問題点を直接把握でき，また，ICTとスタッフでコミュニケー

表1 病棟ラウンドのポイント

(1) 環境チェック（点滴調整台，手洗い場，汚物処理室など）
　①交差感染リスク低減方策
　　・清潔・不潔のゾーニング
　　・共有物品を極力なくすこと
　　・整理・整頓・清掃・環境整備状況
　②医療廃棄物の適正処理
　③医薬品（消毒薬を含む）適正管理・使用状況
(2) 感染予防策（標準，感染経路別）実施状況チェック
　　・針刺し等職業感染対策〜PPE使用状況を含めて
(3) 抗菌薬適正使用状況チェック
(4) 現場スタッフとICTの連携強化
　　・現場の声への傾聴・共感とコミュニケーション

表2 問題発生時のラウンドで介入するタイミング

①空気感染予防策を行うべき疾患（結核，麻疹，水痘）の把握時
②感染力が強い飛沫感染および接触感染予防策を行うべき疾患の把握時
　（インフルエンザ，ノロウイルスによる感染性胃腸炎，流行性角結膜炎など）
③疾患サーベイランスデータに基づいた介入
　（SSI, VAP, CLA-BSI, UTIなど）
④微生物検査データに基づいた介入（細菌の異常集積検出など）
⑤抗菌薬使用状況からのアプローチ
　（一定の薬剤の偏った使用など，Antimicrobial Stewardshipを含む）
⑥現場からの感染症診療や感染予防策コンサルテーション依頼時

ションをとることができるため，ラウンドは診療現場での医療関連感染対策の徹底のために極めて有用である。

　その際に欲張りすぎず，ポイントを絞って，あらかじめ現場に時間とテーマを通知し，スタッフの意見や困っていることによく傾聴・共感し，一緒に問題解決を図る姿勢を示すことが大切である。また，できる限り短時間で済むように予定を組むとともに，施設内のすべての部署を一気に回るのではなく，救急部，集中治療部，外科病棟など，交差感染のリスクが高い部署から重点的にラウンドするのも効果的であろう。必ず週1回はラウンドし，一定の期間にすべての部署を網羅するように予定を立てる。

　具体的な点検項目を表1に示す。各施設の実情に合ったチェックシートを作成し，共通フォーマットとして運用することは現場にとってもICTにとってもラウンドをより実施しやすくする方策である。

・問題発生時のラウンド

　現場で感染対策上の問題点が生じた場合に行うもので，いわゆる現場介入である。病原微生物が院内で交差感染している証拠として可視化データを提示することで，スタッフに危機感が生まれ，対策の必要性について理解が得られやすい。現場も問題点を抱えているため，クイックレスポンスで介入して情報共有し，また，一方的に指示するのではなく，一緒に対策を講じることができるか否かが成功の鍵である。表2に介入のタイミングを示す。

表3　ICTラウンドにおける薬剤師の役割

①医薬品の汚染防止
・共用医薬品の制限
・開封日時の表示
・消費期限の設定

②消毒薬適正使用の推進
・消毒薬使用の是非の判断
・対象微生物と抗菌スペクトラムを考慮した薬剤選択
・人体（皮膚，粘膜など）や器具の材質などの消毒対象を考慮した薬剤選択
・正しい調整方法（濃度）や使用温度，作用時間など効果的な使用方法の指導
・消毒薬取り扱い（調製）場所の作業環境管理
・消毒薬の保管状況や開封後消毒薬の消費期限のチェック
・不適切な消毒薬使用方法の是正（室内噴霧，部屋の燻蒸など）

③抗菌薬適正使用の推進
・届出制・許可制などでリストアップされた症例の処方協議
・TDMによる処方アレンジ
・Antimicrobial Stewardship

2. ラウンドにおける薬剤師の役割

　ICTラウンドで薬剤師が担う役割は表3の通りである。それぞれについて以下に述べる。

・医薬品の汚染防止

　注射薬調製台および周辺環境において，スタッフステーション内には血液やその他の体液（臨床検体），医療廃棄物なども存在し，中にはスペースの問題から，清潔であるべき薬剤～薬剤調製場所と不潔なものが至近距離にあり，交差感染のリスクが極めて高いと考えられる配置になっていることもある。しかし，現場のスタッフはこれらのリスクを第三者から指摘されるまで気づかないことも多い。すなわち，清潔区域と汚染区域の正しいゾーニングが行われているかどうかをチェックし，適正化することにより，医薬品の汚染防止につながる。

　また，できる限り避けるべきであるが，共用の薬剤（軟膏，局所麻酔薬，吸入薬など）の整理，使用する場合の開封日明示および消費期限の設定などのチェックも行う。

・消毒薬適正使用の推進

　実際の診療現場では手指衛生用アルコールを含め，必ずしも消毒薬の適正な選択，調製，使用が行われていないことがある。各病棟に薬剤師が配置されればこのような問題は解消されるが，現実的にはラウンドの際にICT薬剤師が大いに力を発揮するべきであろう。濃度・温度・時間の3点を中心に，調整および使用方法が適正であるか，使用期限はいつかをチェックし，調整済み消毒薬の保管方法などを点検しなければならない。

・抗菌薬適正使用の推進とラウンド

　ラウンド業務に抗菌薬適正使用の推進をどのように落とし込むかについては，さまざまな方策がある。抗菌薬使用状況調査データを用いて，ラウンドの際に偏った使用などが目立つ診療科の医師と改善策を協議することができる。また，抗菌薬使用の届

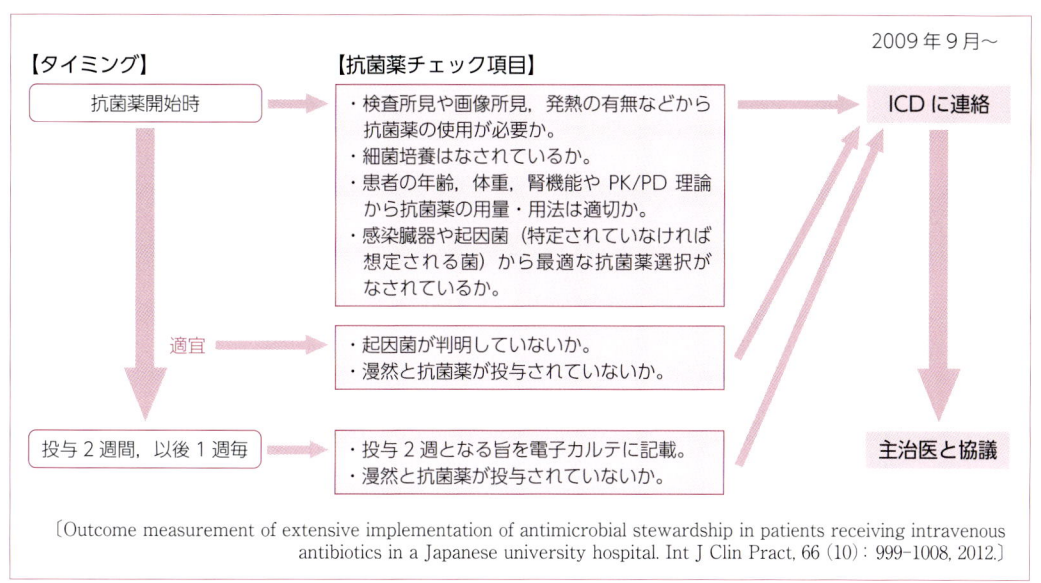

図1 岐阜大学版 Antimicrobial Stewardship（ASW）

【タイミング】　【抗菌薬チェック項目】　2009年9月〜

抗菌薬開始時 →
- 検査所見や画像所見，発熱の有無などから抗菌薬の使用が必要か。
- 細菌培養はなされているか。
- 患者の年齢，体重，腎機能やPK/PD理論から抗菌薬の用量・用法は適切か。
- 感染臓器や起因菌（特定されていなければ想定される菌）から最適な抗菌薬選択がなされているか。

→ ICDに連絡

適宜 →
- 起因菌が判明していないか。
- 漫然と抗菌薬が投与されていないか。

投与2週間，以後1週毎 →
- 投与2週となる旨を電子カルテに記載。
- 漫然と抗菌薬が投与されていないか。

→ 主治医と協議

〔Outcome measurement of extensive implementation of antimicrobial stewardship in patients receiving intravenous antibiotics in a Japanese university hospital. Int J Clin Pract, 66 (10): 999-1008, 2012.〕

出制・許可制により報告された症例，菌血症患者，薬剤耐性菌治療患者などをリストアップし，個別の症例の適正使用についてラウンドの際に確認する方法もある。その際，PK-PD（Pharmacokinetics-Pharmacodynamics）を考慮した投与時間・間隔を含め用法・用量が適正であるか，感染臓器は何か，起炎菌は確定あるいは推定されているかを含めてディスカッションすべきである。

さらに，抗MRSA薬やアミノグリコシド系抗菌薬などのTDM（Therapeutic Drug Monitoring）を確実に実施しているか確認し，主治医と投与設計について協議することも重要である。ただし，ラウンドのタイミングでは薬剤変更などをタイムリーに行えない場合もある。そのため，緊急の場合の追加検査や用法・用量の変更などの権限を十分なトレーニングを受けたICT薬剤師に与え，運用することも一考すべきである。

・真の抗菌薬適正使用推進とAntimicrobial Stewardship（ASW）

前項で示した活動は，特定の薬剤に限ったものである。真の抗菌薬適正使用推進には，すべての抗菌薬を対象にした処方介入が必要となる。ラウンドとは別にAntimicrobial Stewardship（ASW）という方策がある。これは電子カルテを駆使し，ICTの立場で処方開始日に用法・用量，感染臓器，起炎菌を確認し，必要であればICTの医師あるいは薬剤師が主治医とのディスカッションをしたうえで，処方をアレンジするというもので，当院では2009年に開始した[1]（図1）。

開始当初は，ICTが処方介入を行うことに主治医から大きな抵抗があるかと心配したが，実際にはICTからの処方提案が主治医により94.2％受け入れられたという実績が得られ（図2），さらに最近では処方提案の2倍以上の件数のコンサルテーションを受けるようになっている。主治医もASWを好意的に受け止めている現状があり，実

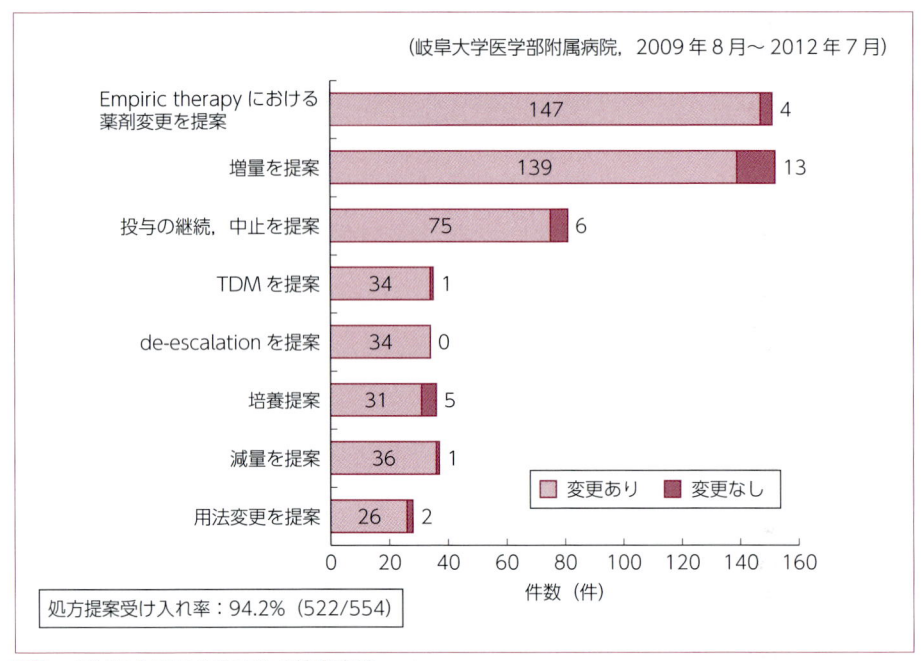

(岐阜大学医学部附属病院，2009年8月〜2012年7月)

提案内容	変更あり	変更なし
Empiric therapyにおける薬剤変更を提案	147	4
増量を提案	139	13
投与の継続，中止を提案	75	6
TDMを提案	34	1
de-escalationを提案	34	0
培養提案	31	5
減量を提案	36	1
用法変更を提案	26	2

処方提案受け入れ率：94.2%（522/554）

図2　ASW3年間の主治医との協議実績

表4　病棟ラウンド実施時の注意点

(1) ラウンドが日常業務であることを院内承認
(2) 現場への実施通告（時間とポイント）
(3) 現場スタッフと一緒にラウンド
(4) 臨時ラウンド⇒可視化データ提示，クイックレスポンス
(5) ラウンド結果を現場にわかりやすくフィードバック
(6) 現場の意見・要望を傾聴⇒ICTと連携強化
(7) 院内業務マニュアル，バンドルの統一と周知徹底

施前に施設内で十分なコンセンサスが得られれば，ASWを運用するのは思ったより困難なことではないと考えている。

3. ラウンド実施時の注意点

ラウンド業務を有効に実施するための注意点を表4に示した。ディスカッションとクイックレスポンスが秘訣であるが，施設内での感染防止対策の統一も重要である。部署間で対策に若干の差はあり得るが，大半の予防策は統一したマニュアルに基づき実施されるべきで，バンドルなどを含め，その周知徹底がレベルアップにつながることが多い。特に医師，看護師以外のメディカルスタッフの予防策徹底のためには，マニュアルやバンドルをすべての職種が理解可能なフォーマットで示し徹底したうえで，ラウンドで確認すれば，遵守できていない場合の改善目標も現場スタッフにより明確になるであろう。

❖ スタッフ教育

1. 卒後・就業後教育の難しさ

　感染制御の成否は，すべての職種の職員全員が感染対策を患者診療サービスの中で当たり前に行わなければならないことを理解し，遵守できるか否かにかかっている。したがって，ICTの最重要課題は職員教育である。医療法の中でも施設が行うべき教育方策が示されているが，実効性のある教育方策が見出せない現状にあり，苦慮することも多い。

2. 有効な教育の方法

・卒前・就業前教育の充実

　感染制御や医療安全管理など，すべての医療従事者が安全で質の高い医療を提供するうえで，必要最低限の医療技術教育は卒前教育として，また，就職後に医療現場での就業前の実践訓練を含めた教育として実施されるべきであり，必須のカリキュラム策定（感染制御学）が急務である。

・現場での有効な教育方策

　現場の職員は教育の重要性は理解できていても，日常業務の多忙さから，また，感染制御以外にも医療品質管理のための実践教育項目が膨大であることなどから，通常業務時間外の集合教育，特に講義形式でのセミナー開催は実効性があるとは言いがたい。講義では知識の伝授が主体になってしまうが，重要なことは知識の獲得ではなく，現場で役立つ実践・実技教育であり，少なくともワークショップ形式やアナライザーシンポジウムなどの工夫が必要である。

　有効な教育や職員の意識改革ができるチャンスといっては語弊があるが，そのタイミングは，何らかのアウトブレイクや，話題性の高い感染症発生が予想される場合，すなわち現場の職員が感染の脅威を感じ，対策に苦慮し，学習意欲が高まる時であろう。ICTはこれを見逃さず，クイックレスポンスで現場からの声に傾聴・共感し，スタッフ全員とディスカッションして対策を講じることが肝要である。

　また，どんな教育においても「人に教えることが最も勉強になる」ということは異論がない。十分にトレーニングを受けたICD，ICNなどが教育担当を務めるのが一般的だが，リンクナース・リンクドクターやその他のメディカルスタッフで，感染制御に携わりながらも知識・技術が不十分なスタッフに教育の責務を与えることは，担当者自身のレベルアップにつながり，結果的に組織全体の感染制御力を高める方策として最も効果的であろう。

（村上　啓雄）

【文　献】

1) Niwa T, Shinoda Y, et al.: Outcome measurement of extensive implementation of antimicrobial stewardship in patients receiving intravenous antibiotics in a Japanese university hospital. Int J Clin Pract, 66 (10): 999-1008, 2012.

■6章 チームで実践する感染対策

6-2 地域連携で取り組む感染対策

Point

①2012年の診療報酬改定での感染防止対策加算1, 2, 地域連携加算の新設により, 感染対策における地域連携が進んだ。

②薬剤師の役割として抗菌薬使用状況の把握が重要であり, 抗菌薬使用密度 (antimicrobial usage density；AUD) により集計すると抗菌薬使用量比較などが可能になる。

③日本薬剤師会は, 在宅における連携事業で「消毒の知識」を発表している。

④保険薬剤師は薬局内の業務にとどまらず, 他部署・施設と連携して感染防止策の啓発を図ることが大切である。

⑤病院薬剤師と保険薬剤師の相互理解と連携が重要である。

❖ 病院における連携

1. 病院同士の連携

　感染対策における地域連携に大きな影響を及ぼしたのは, 2012年の診療報酬改定による感染防止対策加算1, 2, 地域連携加算の新設である[1-4]。これにより, 医師または6カ月の研修を修了した看護師の専従配置の要件が満たせなくとも, 専任であれば加算が算定できるようになった。そして, 中小規模病院においてもICTを組織したうえで加算2を取得し, 加算1の施設との合同カンファレンス参加により地域の感染防止対策を推進することができるようになった。

　また, 加算1同士の相互評価に対する地域連携加算により, 加算1の施設の質を担保できるようになった。加算1・2の算定要件の中には, 「3年以上の病院勤務経験を持つ専任の薬剤師がICTに配置されていること」が明記され, 感染対策における薬剤師の重要性が認められている (表, 図1)。

　感染防止対策加算については, 算定条件として, 加算1の施設が中心となって加算2の施設とともに年4回以上の合同カンファレンスを行う必要がある。このカンファ

表 それぞれの加算の施設基準（平成24年度）

【感染防止対策加算1】
①専任の院内感染管理者が配置されており，感染防止に係る部門を設置していること．
②感染症対策に3年以上の経験を有する専任の常勤医師，5年以上感染管理に従事した経験を有し，感染管理に係る適切な研修を修了した専任の看護師（医師または看護師のうち1名は専従），<u>3年以上の病院勤務経験をもつ感染防止対策に関わる専任の薬剤師</u>，3年以上の病院勤務経験をもつ専任の臨床検査技師からなる感染防止対策チームを組織し，感染防止に係る日常業務を行うこと．
③年4回以上，感染防止対策加算2を算定する医療機関と合同の感染防止対策に関する取り組みを話し合うカンファレンスを開催していること．
④感染防止対策加算2を算定する医療機関から感染防止対策に関する相談を適宜受け付けること．
※平成26年度改定で，「院内感染対策サーベイランス（JANIS）事業等の地域や全国のサーベイランスに参加していること」が加わった．

【感染防止対策加算2】
①一般病床の病床数が300床未満の医療機関であることを標準とする．
②専任の院内感染管理者が配置されており，感染防止に係る部門を設置していること．
③感染症対策に3年以上の経験を有する専任の常勤医師，5年以上感染管理に従事した経験を有する専任の看護師（医師，看護師とも専任で差し支えない），<u>3年以上の病院勤務経験をもつ感染防止対策に関わる専任の薬剤師</u>，3年以上の病院勤務経験をもつ専任の臨床検査技師からなる感染防止対策チームを組織し，感染防止に係る日常業務を行うこと．
④年に4回以上，感染防止対策加算1を算定する医療機関が開催する感染防止対策に関するカンファレンスに参加していること．

【感染防止対策地域連携加算】
①感染防止対策加算1を算定していること．
②他の感染防止対策加算1に係る届出を行っている保険医療機関と連携し，少なくとも年1回程度，当該加算に関して連携しているいずれかの保険医療機関に相互に赴いて<u>別添6の別紙24</u>またはこれに準じた様式に基づく感染防止対策に関する評価を行い，当該保険医療機関にその内容を報告すること．また，少なくとも年1回程度，当該加算に関して連携しているいずれかの保険医療機関より評価を受けていること．

※別添6の別紙24⇒感染防止対策地域連携加算チェック項目表

レンスによって地域の病院ICTメンバーが顔を合わせ，薬剤耐性菌検出状況，感染症患者発生状況，抗菌薬使用状況，感染対策実施状況などについて情報提供・意見交換を行うことで，地域の感染対策が大きく進んだといえる．なかでも薬剤師として大きく関わる必要があるのは抗菌薬使用状況の把握であり，併せて耐性菌検出状況や薬剤感受性率を知っておくべきである．

抗菌薬使用状況については，WHO（world health organization，世界保健機関）の提唱するanatomical therapeutical chemical classification/defined daily dosesシステム（ATC/DDDシステム）[5]を用いた抗菌薬使用密度（antimicrobial usage density；AUD）により集計すると，ベッド数や在院日数による違いを克服することができるため，医療機関の間での抗菌薬使用量比較や自施設の年度別での比較などが可能になる[6]．しかし，①性質の違う病院間での比較は難しい，②DDD（defined daily doses；WHOで規定されている1日投与量）未設定の抗菌薬がある，③小児・高齢者・腎機能障害患者では用量が成人と異なる——などの欠点もあるため，特に他施設との比較をする場合には安易に「多い／少ない」を論ずるべきではない．なお，AUDは以下の式により算出できる．

$$\text{AUD（DDD／1,000 bed days）} = \frac{（調査期間の抗菌薬使用量（g）\times 1,000）}{（DDD \times 調査期間の入院患者延べ入院日数）}$$

別紙24

感染防止対策地域連携加算チェック項目表

評価基準	A:適切に行われている、あるいは十分である B:適切に行われているが改善が必要、あるいは十分ではない C:不適切である、あるいは行われていない X:判定不能(当該医療機関では実施の必要性がない項目、確認が行えない項目等)

評価実施日:　　　年　　　月　　　日　　　評価対象医療機関名:

A. 感染対策の組織		評価	コメント
1. 院内感染対策委員会	1)委員会が定期的に開催されている		
	2)病院長をはじめとする病院管理者が参加している		
	3)議事録が適切である		
2. 感染制御を実際に行う組織(ICT) ※医師または看護師のうち1人は専従であること	1)専任の院内感染管理者を配置、感染防止に係る部門を設置している		
	2)感染対策に3年以上の経験を有する専任の常勤医師がいる		
	3)感染対策に5年以上の経験を有し, 感染管理に関わる適切な研修を終了した専任看護師がいる		
	4)3年以上の勤務経験を有し、感染対策に関わる専任の薬剤師がいる		
	5)3年以上の勤務経験を有し、感染対策に関わる専任の検査技師がいる		
B. ICT活動		評価	コメント
1. 感染対策マニュアル	1)感染対策上必要な項目についてのマニュアルが整備されている		
	2)必要に応じて改定がなされている		
2. 教育	1)定期的に病院感染対策に関する講習会が開催されている		
	2)講習会に職員1名あたり年2回出席している		
	3)必要に応じて部署ごとの講習会や実習が行われている		
	4)全職員に対し院内感染について広報を行う手段がある		
	5)外部委託職員に教育を実施している(または適切に指導している)		
3. サーベイランスとインターベンション	1)部署を決めて必要なサーベイランスが行われている		
	2)サーベイランスデータを各部署にフィードバックしている		
	3)サーベイランスのデータに基づいて必要な介入を行っている		

図1　感染防止対策地域連携加算チェック項目表

2. 病院と施設の連携

一部の病院では老人保健施設が併設されていたり，特別養護老人ホームとの協力体制をとっているところもある。ときにインフルエンザやノロウイルスのアウトブレイクが報告されており十分な感染対策が必要であるが，医師・看護師の人員配置が少ないうえ，病院と同じような検査や治療は困難である。さらに，患者特性として低栄養や認知機能障害を認めることもあるほか，易感染性で，しかも手洗いなどの基本的な感染対策ができないことが多く，耐性菌を保菌している場合も多い。また，集団で食事をとったりレクリエーションを行う生活をしていることから，感染症が伝播しやすい。

しかし，感染対策の基本はどのような施設でも同じであり，日常的にスタンダードプリコーションを徹底していれば，感染症を発症した患者がいたとしても広がらずにすむ[6]。難しいのは，それを教育し徹底させることであり，病院と施設との連携は重要となる。具体的には，病院の感染対策委員会に，隣接の老健施設の看護師長に参加してもらったり，感染対策講習会などで教育を行う。また，インフルエンザ患者の発生やノロウイルスのアウトブレイクが危惧された場合などには，病院のICTがラウンドや指導を行うことも必要である。当院の隣接老健では，連携を通じて施設職員の感染対策に対する意識が高まった結果，手洗い運動を行うこととなり，手洗い行為が個々の入所者のリハビリにもつながったという事例を経験している。

3. 薬剤師同士の連携

地域の薬剤師同士の連携も感染対策には有用である。長野県北信地域の薬剤師のネットワークは有名で，感染防止対策加算新設以前より，抗菌薬使用量調査・耐性菌動向調査・合同ICTラウンドなどの活動について報告している[7,8]。また，新潟県では感染対策に携わっている薬剤師有志によるメーリングリスト（ML）を作成し，日々，情報交換を行っている。このMLには病院だけでなく薬局薬剤師の参加もあり，たいへん有用である[6]。

❖ 薬局における連携

1. 地域との連携

保険薬局では，薬局窓口での服薬指導のみならず在宅訪問等も実施している。高齢社会を迎え，保険薬剤師の活躍の場は在宅訪問指導へも広がってくる。2012年4月の調剤報酬改定では，在宅薬剤管理指導業務が一層推進するように評価された[9]。さらに近年，薬の副作用等を早期に発見・防止する目的で薬剤師がフィジカルアセスメントを行うことが期待されており[10,11]，患者に触れる機会も多くなると予想される。そのようななか，在宅での感染予防策として「標準予防策」，「感染経路別予防策」が実施される。在宅においては，家族への感染防止法や消毒についての具体的指導を行うことが大切である[12]。

新潟県薬剤師会では，健康関連イベントで手指衛生をテーマとしたブースを設け，市民に教育している。また，新潟県病院薬剤師会でも市民公開講座を開催して，手洗いや感染症予防の啓発活動を行っている（図2）。

2. 介護施設との連携

ショートステイ・デイサービスから依頼を受けて，インフルエンザの勉強会（図3）に使う資料の作成と提供，手指衛生実習のため手洗い指導（図4）等も行っている。施設ケアマネジャーの看護師からは，スタッフへの教育と啓発ができ意識改革に繋がったとのことである。

6章　チームで実践する感染対策

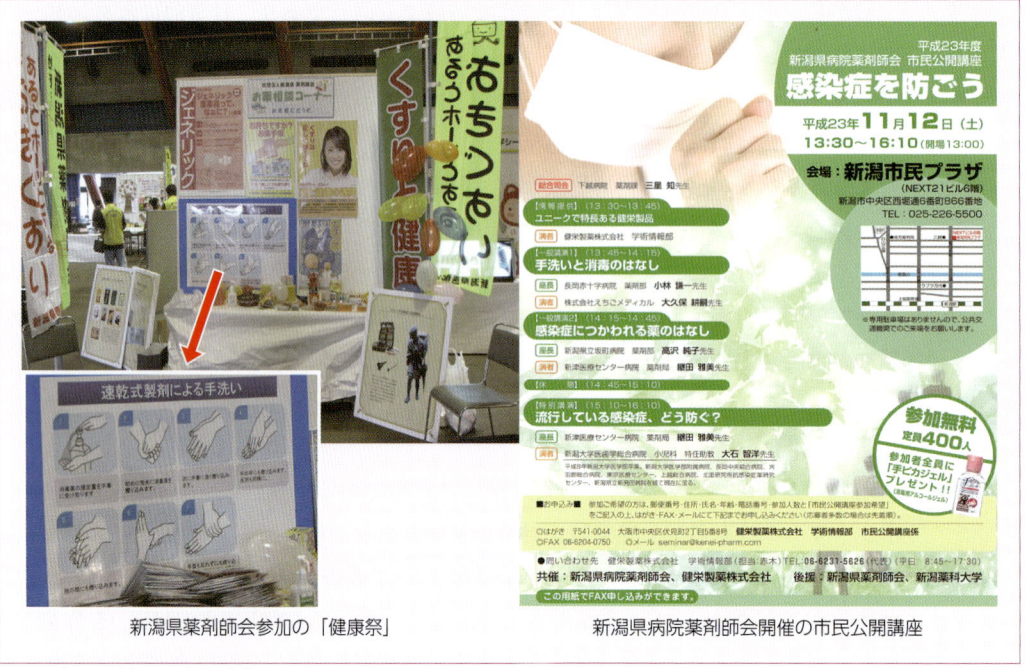

図2　市民に対する啓発活動
（左：新潟県薬剤師会参加の「健康祭」／右：新潟県病院薬剤師会開催の市民公開講座）

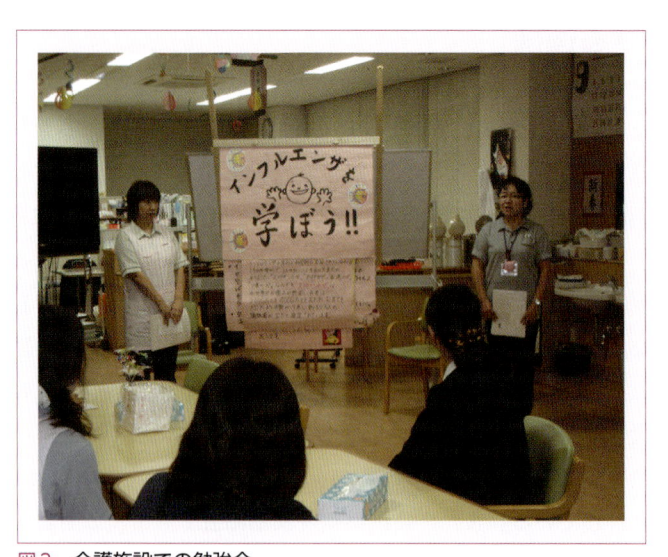

図3　介護施設での勉強会

3. 保育施設との連携

　2012年2月，保育園児が次亜塩素酸（酸性電解水）で手洗いをしているとのテレビ報道がなされた。また，インフルエンザやノロウイルスなどの感染性胃腸炎が流行する冬場の保育施設で，次亜塩素酸ナトリウムを希釈したベイスン手洗いで園児が手荒

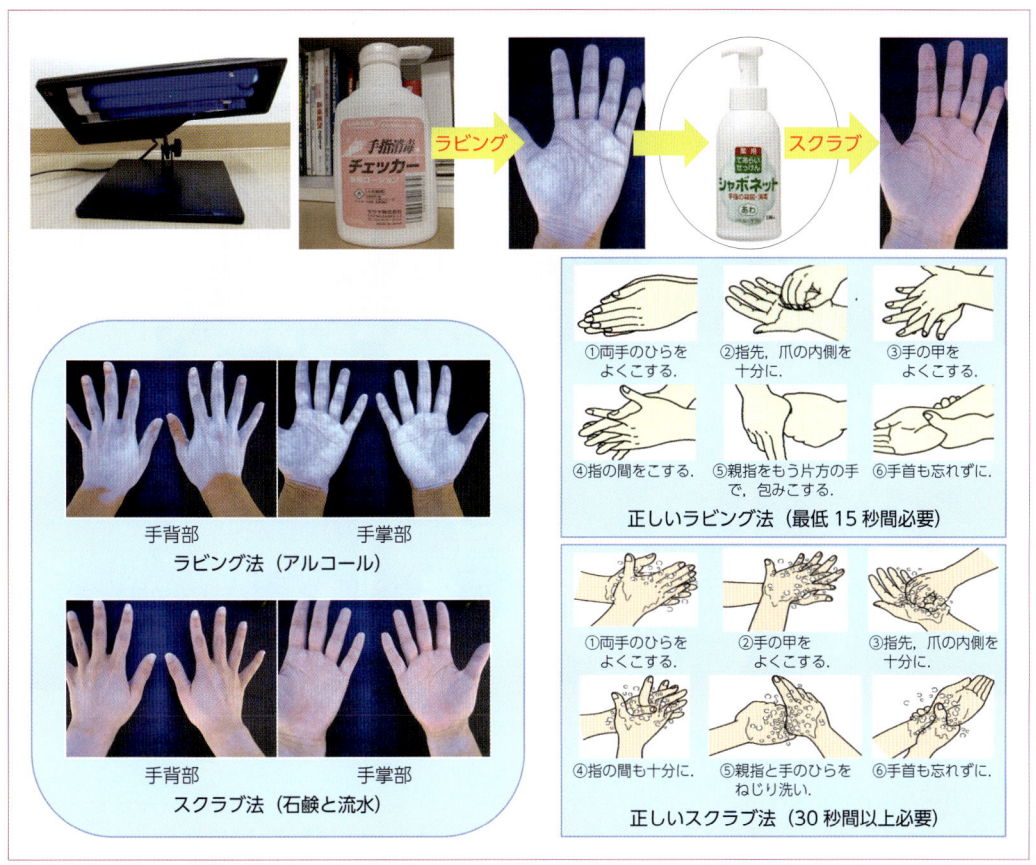

図4 介護施設での手洗い勉強会の内容

れを起こして皮膚科受診した症例を，筆者も窓口での服薬説明時に経験してきた。複数の保育施設では，200ppm程度に希釈した次亜塩素酸ナトリウムを用いてベイスン法で全園児対象に手洗いを実施していた。"次亜塩素酸ナトリウムは水道水にも含まれており安全である"という誤った認識で手洗い消毒を行っていたことがわかったため，薬剤師が園に説明して中止していただいた。さらに別の施設では，玄関前（保護者用）のアルコールラビングの中身をベンザルコニウム水溶液に変えた時期があった。園児への安全性と経済性を考慮しての対応であったが，適正使用の方法を園に伝えて，アルコールラビングに戻していただいた。

　筆者の薬局では，ある施設の保育園児を対象に，手洗いの大切さを知り，どの部位に洗い残しが多いかを遊びながら感じてもらい，成長により手洗い手技が向上するかを調査するために，蛍光色素とブラックライトを用いた手洗い実習を行った[13]。その内容は，「手洗いと消毒の話」の講義と「手洗い歌」の遊戯を実施し，その後，石鹸と流水を用いたスクラブ法の実習を行った。園から各家庭にはフィードバックを行った（図5，6）。手洗い実習を行った保育園長からは，幼少期からの練習が非常に大切であり，子どもたちは本当に良い経験をしたとの感想をいただいた。

6章 チームで実践する感染対策

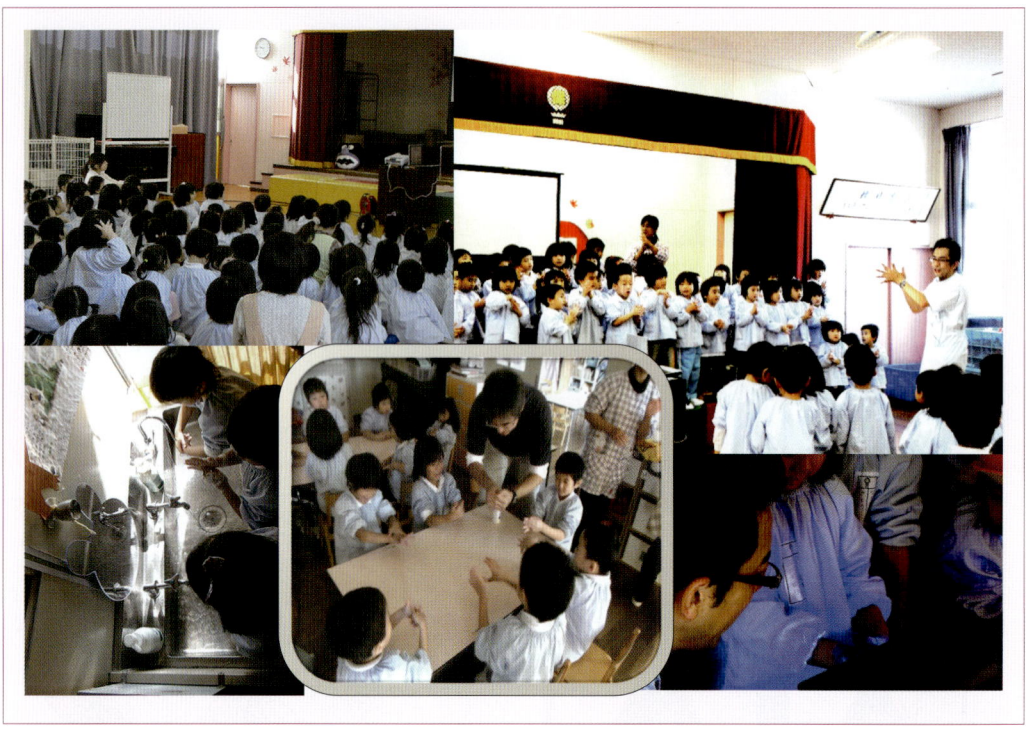

図5 保育施設での勉強会と手洗い練習

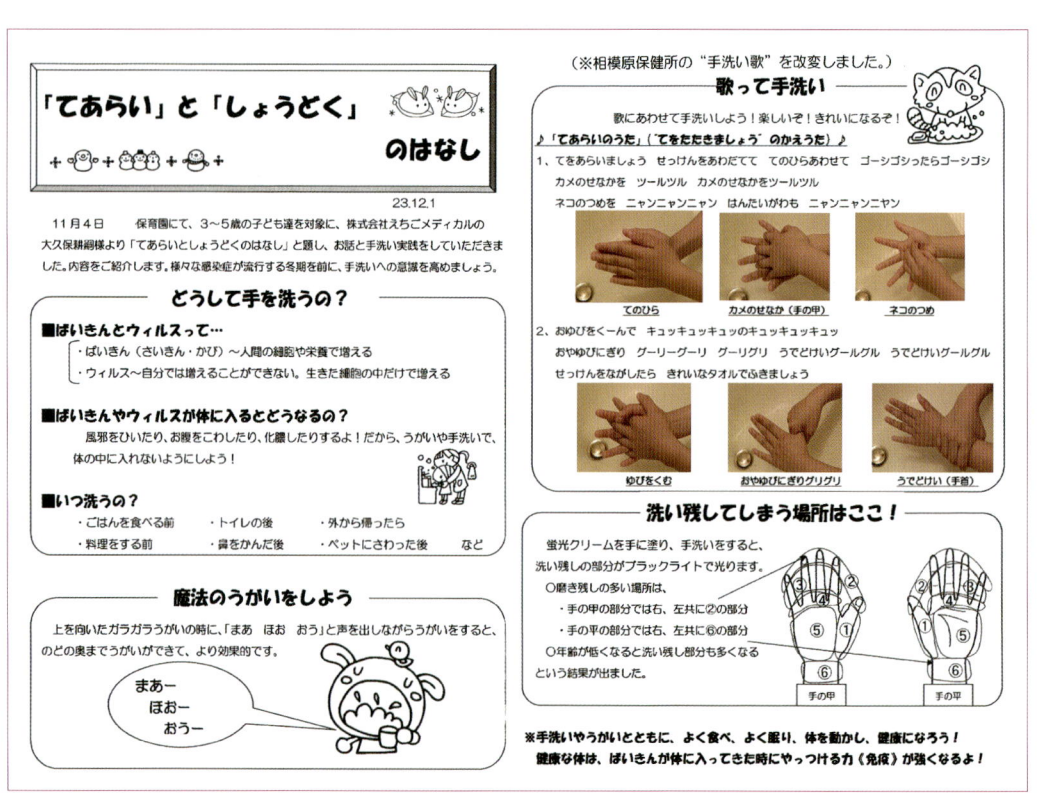

図6 保育施設から家庭へのフィードバック

4. 薬薬連携の推進

　病院薬剤師はICT活動等を通じて感染制御の知識が豊富である．しかし，保険薬剤師は薬局窓口での指導はもちろん在宅訪問指導も実践しているものの，感染予防対策という観点から知識が豊富とは言いがたい．業務内容にも大きな差異があるが，これからはお互いの情報交換を増やす必要がある．新潟県病院薬剤師会では「薬剤師のための感染制御セミナー」を年2回ずつ開催しており，平成26年6月には第19回を迎える．保険薬剤師にも門戸を広げているが，参加者はまだ少ない．感染制御セミナー等への積極的な参加やさらなる相互連携が必要であり，今後の課題である．

　また，感染制御専門・認定薬剤師や学校薬剤師等が積極的に学校や行政等と連携し，手洗い講習会などを企画・運営するなど，感染予防の啓発活動を行うことも重要な地域連携活動である．介護者の教育不足や環境の不備などから家族内感染を引き起こす可能性もある[14]．日本薬剤師会では，「在宅における医薬品の安全使用に着目した医療・介護職種の連携に関する検討事業」の成果に基づき「消毒の知識」を作成した[15]．薬剤師がしっかりと励行するとともに，教育・啓発できるようにしたい．

（継田 雅美，大久保 耕嗣）

【文　献】

1) 診療報酬の算定方法の一部改正する件，厚生労働省告示第76号，平成24年3月5日．
2) 平成24年度診療報酬改定関連通知の一部訂正について，厚生労働省保険局医療課事務連絡，平成24年3月30日．
3) 診療報酬の算定方法の一部改正に伴う実施上の留意事項について，保医発0305第1号，平成24年3月5日．
4) 疑義解釈資料の送付について（その1），厚生労働省保険局医療課事務連絡，平成24年3月30日．
5) WHO：WHO Collaborating Center for Drug Statistics Methodology（http://www.whocc.no/atc_ddd_methodology/who_collaborating_centre/）．
6) 継田雅美，坂野昌志 編著：今からはじめる中小病院薬剤師の感染管理，南山堂，2013．
7) 鹿角昌平，清原健二，他：長野県北信地域の5病院による合同ICTラウンドの試み．日本薬剤師会学術大会講演要旨集43回，227，2010．
8) 久保田健，安岡信弘，他：長野県下4施設における抗菌薬使用量と耐性菌に関するサーベイランス―感染対策水準向上のための薬剤師の取り組み―．日本病院薬剤師会雑誌，45（12）：1631-1634，2009．
9) 厚生労働省保険局医療課：平成24年度調剤報酬改定及び薬剤関連の診療報酬改定の概要（http://www.mhlw.go.jp/bunya/iryouhoken/iryouhoken15/dl/h24_01-06.pdf）．
10) 平田紀子：MRSA保菌の在宅患者．Clinical Pharmacist，4（2）：168-172，2012．
11) 狭間研至：薬剤師のためのバイタルサイン，南山堂，2010．
12) 継田雅美，大久保耕嗣：在宅における感染対策．Clinical Pharmacist，4（1）：58-63，2012．
13) 大久保耕嗣：保育園における手洗い教室の実施と幼児の手洗い能力の評価．環境感染誌，28（1）：33-38，2013．
14) レシャードカレッド，前里和夫：在宅における気管切開例の感染対策と問題点．月刊保団連，50-54：693，2001．
15) 日本薬剤師会：消毒の知識（http://www.nichiyaku.or.jp/action/wp-content/uploads/2008/01/5_syoudoku.pdf），2008．

6章 トレーニング問題

（解答は349頁）

Q1 医療関連感染（Healthcare-Associated Infection；HAI）サーベイランスで対象となるのはどれか，選びなさい

① S.aureus　　② MRSA　　③患者やスタッフ
④医療施設　　⑤抗生物質

Q2 医療機関で最も適していると思われるサーベイランスを選びなさい

①包括的サーベイランス
②ターゲットサーベイランス
③コンビネーションサーベイランス

Q3 JANISのサーベイランスで公開されている情報を全て選びなさい

①検査部門　　②全入院患者部門　　③SSI部門
④ICU部門　　⑤NICU部門

Q4 次の薬剤耐性菌の中で，一般的にカルバペネムに耐性を示すとされている菌を全て選びなさい

① S.aureus　　② MRSA　　③ MDRP　　④ ESBL産生菌
⑤メタロβラクタマーゼ（MBL）産生菌　　⑥ MDRA

Q5 日本で承認されている薬剤耐性グラム陰性桿菌に有効な抗菌薬を選びなさい

①バンコマイシン　　②リネゾリド　　③チゲサイクリン
④ダプトマイシン　　⑤コリスチン

Q6 ターゲットサーベイランスの調査対象として適切なのはどれか，3つ選びなさい

① CLA-BSI　　② SSI　　③インフルエンザワクチン接種率
④マニュアル遵守率　　⑤ VAP

Q7 SSIサーベイランスの手術情報（分母データ）として調査する必須項目はどれか，2つ選びなさい

①手術時間　　②術中出血量　　③患者BMI
④合併手術の有無　　⑤埋込物の有無

Q8 SSI発生率をリスクインデックスカテゴリ別に算出する時に使用するリスク調整因子はどれか，3つ選びなさい

①手術時間　　②人工肛門設置の有無　　③ ASA分類
④患者の年齢・性別　　⑤創の汚染度（創分類）

Q9 次の専門職ライセンスのうち，単独の学会が認定するものを選びなさい

①感染症専門医
② Infection control nurse
③ Infection control doctor
④ Board certified infection control pharmacy specialist
⑤ Board certified pharmacist in infection control

Q10 院内感染予防マニュアルについて，正しいものを選びなさい

①バインダー形式もしくは PDF 化で適宜，修正できるようにする
②文部科学省から作成手引きが刊行されている
③抗菌薬適正使用は，院内感染対策には入らないので，記載しない
④マニュアル作成の手引き・指針となるのがガイドラインである
⑤マニュアル執筆は，ICD に特化された役割である

Q11 ICT ラウンドにおける薬剤師の役割を選びなさい

①抗菌薬使用状況チェック
②PK-PD を考慮した抗菌薬適正処方チェック
③TDM データ解析による用法・用量変更提案
④消毒薬適正使用指導
⑤医薬品汚染防止対策の点検

Q12 スタッフ教育方策について，より有効なものを選びなさい

①講義形式による集合教育
②文献の配布による自己学習の推進
③ワークショップなどによる実践教育
④アウトブレイク時の迅速な介入と対策の実施
⑤他人への教育

Q13 感染防止対策加算 2 の算定施設における感染対策チームの構成メンバーを選びなさい

①感染症対策に 3 年以上の経験を有する専任の常勤医師
②5 年以上感染管理に従事した経験を有する専任の看護師
③3 年以上の病院勤務経験を持つ感染防止対策に関わる専任の薬剤師
④3 年以上の病院勤務経験を持つ専任の臨床検査技師
⑤3 年以上の病院勤務経験を持つ専任の栄養士

Q14 保険薬剤師が在宅訪問指導を行う際に，留意すべきものはどれか選びなさい

①感染経路別予防策
②患者・家族への感染防止の指導
③標準予防策
④手指衛生
⑤他部署との連携

Q15 保育施設などで冬期間の感染予防策として適切でないものはどれか選びなさい

①うがいの励行
②次亜塩素酸ナトリウムを用いたベイスン手洗い
③幼少期からの教育
④咳エチケット
⑤手洗いの励行

トレーニング問題　解答

2章（123頁）

Q1	②, ③	Q17	⑤
Q2	①, ⑤	Q18	④
Q3	①, ③	Q19	①
Q4	①, ③	Q20	②
Q5	②, ④, ⑤	Q21	④
Q6	①	Q22	③
Q7	②, ③, ⑤	Q23	②
Q8	③	Q24	②, ④
Q9	②	Q25	⑤
Q10	④	Q26	①, ⑤
Q11	③	Q27	⑤
Q12	①	Q28	②, ③
Q13	②	Q29	④, ⑤
Q14	④	Q30	①, ②
Q15	③	Q31	③
Q16	⑤	Q32	④

Q33	①	**Q38**	①, ④, ⑤
Q34	④	**Q39**	②, ⑤
Q35	②, ③	**Q40**	②
Q36	①	**Q41**	⑤
Q37	①, ②, ④	**Q42**	①

3章（202頁）

Q1 ④

Q2 ③

Q3 ④

Q4 ⑤

Q5 ④

Q6 ⑤

Q7 ④

Q8 ⑤

Q9 ③, ④

Q10 ①

Q11 ①

Q12 ②

Q13 ⑤

Q14 ④

Q15 ②

Q16 ①
HBe抗原陽性の場合が最も感染リスクが高い。

Q17 ②
消毒の前に出来るだけ早く流水で洗い流す。その後速やかに院内感染対策委員会（または担当の医師）に報告して対応する。

Q18 ①
標準予防策が基本である。

Q19 ④

トレーニング問題 解答

Q20 ③		**Q26** ①, ②, ③, ④	
Q21 ①		**Q27** ①, ②, ④, ⑤	
Q22 ②		**Q28** ②	
Q23 ④		**Q29** ⑤	
Q24 ①		**Q30** ⑤	
Q25 ②		**Q31** ③	

4章（266頁）

Q1 ④, ⑤

Q2 ⑤

Q3 ④

Q4 ③

Q5 ②, ⑤

Q6 ②

Q7 ②, ③

Q8
1) 成績の解釈の大きな誤りを防ぐための緩衝ゾーン
2) 大量投与した場合には効果が期待できる
3) 抗菌薬が高濃度に移行する部位（例：尿路）の感染症では治療効果が期待できる

Q9 ②

Q10 ③, ④, ⑤

Q11 ②, ③, ⑤

Q12 ①

Q13 ①, ②

Q14 ①, ②, ⑤

Q15 ③, ④

Q16 ②, ④

Q17 ①, ③, ④

Q18 ④, ⑤

Q19 ②

Q20 ①,③,⑤

Q21 ②,③,⑤

Q22 ②,③,⑤

Q23 ③,⑤

5章（294頁）

Q1 ①
　内視鏡の消毒には，高水準消毒薬（過酢酸，フタラール，グルタラール）が適している。高水準消毒薬は抗菌スペクトルが広く，かつ汚れ（有機物）による効力低下が小さいからである。

Q2 ②
　食器などの「食」関連器材の消毒には，次亜塩素酸ナトリウムが適している。本薬は有機物と反応すると食塩となる。すなわち，本薬は低残留性だからである。

Q3 ②
　低水準消毒薬（塩化ベンザルコニウム，クロルヘキシジンなど）の含浸綿（ガーゼ）は，長期にわたる分割使用などで，緑膿菌やセラチア菌などのグラム陰性桿菌により汚染を受ける。

Q4 ③
　クロストリジウム・ディフィシルの芽胞には，高水準消毒薬（過酢酸，フタラール，グルタラール）や次亜塩素酸ナトリウムが有効である。

Q5 ⑤
　蒸気毒性の観点から，グルタラールなどの高水準消毒薬は環境の消毒に用いてはならない。

Q6 ②
　次亜塩素酸ナトリウムは汚れ（有機物）や木材（パルプ）により不活化を受けやすい。

6章（342頁）

Q1 ③

Q2 ③

Q3 ①,②,③,④,⑤

Q4 ②,③,⑤,⑥

Q5 ③

Q6 ①,②,⑤

トレーニング問題　解答

Q7	①, ⑤	Q12	③, ④, ⑤
Q8	①, ③, ⑤	Q13	①, ②, ③, ④
Q9	①	Q14	①, ②, ③, ④, ⑤
Q10	①, ④	Q15	②
Q11	①, ②, ③, ④, ⑤		

索 引

【あ】

アクセスポート……………………………… 100, 103
アデノウイルス… 46, 76, 164, 165, 166, 167, 168, 205, 275
アミノ配糖体系抗菌薬…………… 237, 245, 262
アルキルジアミノエチルグリシン塩酸塩… 283
アルコールラビング……………………………… 339

【い】

イソニアジド……………………………… 153, 260
イソプロパノール………………… 167, 276, 281
一般清潔区域……………………………… 176, 177
イベルメクチン……………… 54, 58, 59, 72, 126
医療関連感染対策……………… 310, 321, 329
医療関連感染サーベイランス……………… 300
医療関連肺炎……………………… 113, 114, 141
引火性……………………… 276, 281, 282, 289
喉頭下部持続吸引……………………………… 117
院内感染サーベイランス………… 298, 299, 307
インフェクションコントロールスタッフ養成 ……7

【う】

ウオッシャーディスインフェクタ………… 273

【え】

液性免疫……………………… 78, 79, 84, 85, 86
エタンブトール…………………………… 155, 260
エタンペルオキソ酸……………………………… 277
エピカーブ…………………………………… 191, 192
エビデンスに基づいた感染対策……………… 3
エリスロマイシン……… 214, 251, 259, 269, 270
塩化ベンザルコニウム… 207, 276, 282, 283, 287, 288, 289, 291, 294, 295
エンピリック治療……………………… 215, 266

【お】

応答曲面分析……………………………… 321
オセルタミビル…………… 68, 69, 127, 260, 261
汚染管理区域……………………… 176, 177, 207
オゾン……………………………………… 273, 274

【か】

外因性感染……………………………… 36, 76, 90
海外渡航者……………………………………… 49, 53
介護福祉施設……………………………………13
解析疫学……………………… 187, 190, 192, 208
疥癬トンネル……… 54, 55, 56, 57, 58, 71, 72
ガウン……………… 91, 101, 136, 137, 141, 190
核酸合成阻害……………………………… 212, 214
拡散防止区域……………………………… 176, 177
獲得免疫……………… 15, 47, 54, 75, 78, 79, 128
過酢酸……………………… 276, 277, 278, 288
角化型疥癬…… 54, 56, 57, 58, 59, 60, 61, 71, 72
カテーテル関連血流感染症………… 2, 100, 104
カテーテル関連尿路感染 …106, 107, 111, 131, 311
カテーテルロック……………………………… 104
カナマイシン……………………… 231, 255, 260
眼科感染症……………………………………… 164
環境消毒… 175, 177, 178, 179, 190, 287, 288, 289, 290, 291
環境微生物による感染要因……………… 179
感受性者対策……………………… 187, 188, 189
感染管理認定看護師……………… 5, 314, 325
感染経路別予防策… 38, 134, 137, 141, 157, 324, 326, 337, 345
感染結石……………………………………… 109
感染サーベイランス… 111, 298, 299, 300, 307, 308, 310, 311, 312, 313, 322
感染性胃腸炎… 61, 62, 63, 64, 65, 127, 194, 196, 198, 201, 329, 338

索引

感染制御医師 201, 314
感染制御専門薬剤師 6, 325
感染制御認定薬剤師 6, 325
感染制御認定臨床微生物検査技師 6, 325
感染対策委員会 4, 39, 190, 208, 308, 323, 324, 337
感染対策チーム 171, 313, 323, 344
感染防止対策加算 2, 6, 192, 193, 334, 335, 337, 344
感染防止対策地域連携加算 192, 335, 336
眼内炎 36, 100

【き】

器官形成期 253, 259
気管内吸引 112, 114
気管内チューブ 112, 113, 114, 132
基質特異性拡張型β-ラクタマーゼ 232, 233, 236
記述疫学 187, 190, 192
気道の加湿 113
急性肺炎 194, 199, 200, 209
吸入用液剤 112, 114
金属腐食性 207, 278, 289, 291

【く】

空気感染隔離 134, 139, 206
空気感染対策 38, 189, 204
空気（飛沫）感染 151, 204
空気予防策 125, 134, 139, 140, 142
クラブラン酸 232, 233, 234
クラリスロマイシン 259, 269
グルタラール 118, 167, 205, 276, 277, 278, 285, 288, 293, 294
クロルヘキシジン 4, 93, 94, 101, 102, 117, 118, 120, 132, 135, 167, 205, 276, 281, 282, 283, 294, 295
クロルヘキシジングルコン酸塩 283
くん蒸 272, 273, 274

【け】

ケアバンドル 118

経産道感染 76, 78
経胎盤感染 76, 78
血液悪性疾患 86
血液媒介感染 76, 77
血液由来ウイルス 41, 42, 43, 125
血液由来病原体 169, 171
結核罹患率 70, 151, 156
血管内留置カテーテル 98, 99
血糖管理 93
顕性感染 47, 64, 67, 76, 127, 159, 160, 162
ゲンタマイシン 245, 249, 260
健断裂 251

【こ】

高カロリー輸液 103
抗がん剤 15, 16, 35, 41, 87, 123, 146, 147, 216, 255
抗菌スペクトル 251, 252, 259, 263, 275, 276, 278
抗菌薬使用密度 334, 335
抗菌薬ブレイクポイント 227, 228, 229, 230, 235
口腔ケア 117, 118, 194, 199, 200, 209
高水準消毒薬 118, 120, 132, 275, 276, 277, 278, 287, 288, 290, 292
厚生労働省院内感染対策サーベイランス 298, 307
好中球減少性発熱 87
後天性免疫不全症候群 35, 44, 147
高度清潔区域 176
高病原性鳥インフルエンザ 41, 46
呼吸回路 112, 114, 118, 119, 132
個人防護具 17, 134, 135, 140, 181, 189, 190, 202
昆虫媒介感染 76, 78
コンビネーションサーベイランス 300, 342
コンプロマイズドホスト 16, 84

【さ】

サイクリング療法 221, 266
在宅医療 2, 13, 62, 122, 134
在宅訪問指導 337, 341, 345
採尿ポート 107
細胞性免疫 15, 35, 78, 79, 84, 85, 86, 87, 123, 262

352

細胞壁合成阻害……………… 212, 213, 214
細胞膜機能阻害……………………… 214
酸性電解水………………………………338

【し】

紫外線……………… 161, 167, 186, 208, 272
紫外線ランプ…………………………… 186
歯牙黄染……………………………… 251
市中感染………… 12, 13, 28, 61, 62, 80, 123, 230
市中肺炎………………… 28, 80, 200, 216
実地疫学調査…………………………… 190
脂肪乳剤…………………………… 103, 301
社会福祉施設………………………… 62, 63
重回帰分析…………………………… 192, 321
就業停止期間……………… 157, 161, 205
周術期感染症………………… 89, 90, 129
周術期の感染予防……………………… 221
周術期プロセス……………………… 320
集尿容器…………………… 107, 108, 131
宿主因子………… 32, 34, 36, 37, 38, 39, 124, 125
手術時手洗い………………………… 9, 92, 94
手術情報………………… 314, 316, 343
手術部位感染（SSI）サーベイランス …… 314
手術部位感染サーベイランス…………… 310
術前皮膚消毒……………………… 92, 94
術野外感染症………………………………89
術野感染症…………………………………89
準清潔区域…………………………… 176, 177
症候サーベイランス………… 194, 196, 197
消毒・滅菌………………………… 3, 118, 205
消毒薬抵抗性…………………… 25, 165, 275
消毒用エタノール… 64, 167, 276, 279, 281, 282, 287, 288, 289, 290, 291, 294, 295
職業感染…16, 17, 144, 151, 157, 164, 169, 170, 171, 172, 174, 324, 329
食器洗浄機…………………………… 273
除毛…………………………… 91, 92, 93, 101
腎盂腎炎………………… 109, 110, 228, 229
腎クリアランス……………… 253, 257, 270
人工呼吸関連事象……………………… 115
人工呼吸器関連肺炎…… 27, 113, 114, 132, 264
人工呼吸療法………………… 112, 113, 114
震災後肺炎……………………………… 200
侵襲性真菌症………………………………35
腎障害………… 73, 216, 218, 248, 252, 255, 264

【す】

垂直感染……………………………… 76, 78
水痘・帯状疱疹…………… 85, 140, 159
数量化理論……………………………… 321
スキルミクス………………… 323, 324, 327
スクラブ法…………………………… 94, 339
スタッフ教育………………… 328, 333, 344
スタンダード・プリコーション……… 62, 169
ストレプトマイシン…… 155, 214, 255, 260, 269
スポルディング（Spaulding）の分類 …… 118

【せ】

清潔区域………………… 175, 176, 177, 330
性行為感染…………………………… 76, 77
精度管理……………………………… 225
咳エチケット…69, 70, 71, 134, 139, 140, 194, 195, 196, 345
接触感染対策………………… 41, 189, 190, 208
接触感染予防策………… 22, 25, 38, 46, 125, 329
絶対過敏期…………………………… 256, 257
セファレキシン……………………… 258, 259
セミクリティカル機器…………… 112, 113, 118
清浄度クラス………………… 175, 176, 177
先天性免疫不全……………………… 35, 86

【そ】

臓器移植……………………… 15, 35, 86, 87
創分類………………………… 315, 316, 343
速乾性手指消毒薬……………………… 276, 282

【た】

ターゲットサーベイランス… 300, 308, 310, 311, 342, 343
耐貫通性容器………………………… 169, 171

索 引

体内異物……………………… 35, 83, 87
多剤耐性結核菌……………… 154, 231, 235
多剤耐性緑膿菌… 19, 22, 30, 61, 124, 218, 219, 222, 232, 234, 236, 288, 305
蛋白合成阻害………………… 212, 213, 214, 266

【ち】

地域連携加算………………… 192, 334, 335, 336
地域連携ネットワーク……… 187, 192, 193
中水準消毒薬………………… 275, 276
聴毒性………………………… 252
鎮静と鎮痛…………………… 112, 113

【つ】

ツ反2段階試験……………… 154
ツベルクリン反応…………… 71, 153, 154

【て】

低アルブミン………………… 258
低カルニチン血症…………… 251
定常状態……………… 237, 238, 240, 241, 244
低水準消毒薬………… 275, 276, 283, 284, 291
ディスク法… 223, 224, 225, 227, 228, 231, 233, 234
デ・エスカレーション……… 116, 217, 266
デバイス関連感染…………… 311, 312, 313, 318
デバイス・デイズ…………… 312, 313

【と】

統計的手法…………………… 310, 319, 321
特異的免疫機構……………… 79
トリアージ…………………… 194, 196

【な】

内因性感染…………………… 76, 90
軟骨障害……………………… 251, 269

【に】

二酸化塩素…………………… 273, 274
日本環境感染学会… 5, 7, 111, 201, 299, 310, 311, 314, 322

尿道カテーテル… 16, 24, 87, 106, 107, 110, 131, 311, 312, 313
尿道留置カテーテル…… 106, 107, 110, 111, 131
認知症………………………… 63, 127

【ね】

熱水…………………………… 118, 119, 272, 273

【の】

ノルウェー疥癬……………… 56, 71

【は】

肺炎桿菌…………… 29, 30, 81, 128, 220, 305
肺炎球菌ワクチン……… 69, 194, 199, 200, 209
バイオフィルム… 15, 25, 27, 81, 83, 104, 109, 118, 131, 217
発症曲線……………………… 191
バンコマイシン耐性腸球菌… 21, 30, 219, 231, 288

【ひ】

東日本大震災………………… 194, 199, 201
ヒゼンダニ…………… 54, 55, 58, 71, 72
非特異的免疫機構…………… 79
ヒト免疫不全ウイルス… 41, 42, 44, 125, 144, 145
飛沫感染対策………………… 41, 53, 161, 189
病院設備設計ガイドライン…… 175, 180
病原因子………… 21, 75, 79, 80, 81, 82, 88, 128
標準化感染比………………… 310, 319
日和見感染症… 15, 16, 17, 41, 44, 75, 84, 85, 86, 87
ピレスロイド系殺虫剤……… 59, 60

【ふ】

ファシリティマネジメント……… 175, 181
フィルムドレッシング……… 98, 102
フェーズ別対策……………… 196, 197
不顕性感染…… 47, 64, 67, 76, 127, 159, 160, 162
フタラール………… 118, 276, 277, 278, 288, 294
ブドウ糖非発酵グラム陰性桿菌……… 223, 234
フラッシャーディスインフェクタ…… 108, 273
分子情報……………………… 313, 314

粉塵調査……………………………………… 199

【へ】

ペイシェント・デイズ…………………… 312
ベイスン法………………………………… 339
ペニシリン耐性の炭疽菌………………… 259
ペニシリン耐性肺炎球菌…219, 223, 231, 232, 305
ベンザルコニウム塩化物（＝塩化ベンザルコニウム）………………… 107, 283, 288, 291
ベンゼトニウム塩化物…………………… 283
ベンチマーク……………………… 310, 314, 319

【ほ】

包括的サーベイランス………………… 300, 342
防御環境………………………… 38, 134, 141, 202
膀胱訓練…………………………………… 107
膀胱洗浄………………………… 107, 110, 111, 131
母乳感染………………………………… 76, 78
ポビドンヨード… 4, 94, 101, 102, 107, 276, 278, 279, 280, 281, 282, 286, 294
ポンティアック熱………………………… 61, 73

【ま】

マキシマルバリアプリコーション…98, 101, 102

【み】

ミキシング療法………………………… 221, 266

【む】

無影響期………………………………… 255, 257
無症候性細菌尿………………………… 106, 107
ムピロシン………………………………………95
ムンプス（おたふくかぜ，流行性耳下腺炎）
………………………………………… 157, 160

【め】

メタロ-β-ラクタマーゼ産生菌…28, 218, 220, 236
メチシリン耐性株………………………… 223
滅菌技師／士……………………………………7
免疫抑制剤…… 15, 16, 24, 41, 70, 71, 86, 87, 147

免疫不全患者………… 37, 84, 85, 134, 159, 216

【も】

木質材質…………………………………… 290, 295

【や】

薬剤耐性菌サーベイランス……… 298, 300, 302
薬動力学…………………………………… 247, 250

【ゆ】

輸入感染症………………………………… 49, 53, 78

【よ】

葉酸合成阻害……………………………… 214
用手洗浄……………………………………… 181, 182
予防的抗菌薬………… 3, 4, 91, 92, 94, 101, 130
予防的治療………………………………… 60, 153

【ら】

ラインリスト……………………………… 191, 208

【り】

リキャップ禁止…………………………… 169
リスクインデックスカテゴリ…… 314, 317, 343
リスク調整因子…………………………… 316, 343
リファンピシン…… 155, 214, 218, 260, 305, 306
流行性角結膜炎………………… 164, 167, 168, 329
両性界面活性剤…167, 178, 181, 182, 207, 276, 283, 288, 289, 291, 292, 295
リンクナース…………… 4, 6, 324, 325, 328, 333

【れ】

レジオネラ症……………………………… 73, 74
レジオネラ肺炎………………………… 61, 73, 74

【A】

Acinetobacter baumannii …26, 27, 31, 232, 234, 305, 307, 309
ampCβ-ラクタマーゼ…………………… 232, 234

索 引

anatomical therapeutical chemical classification/ defined daily doses システム ……………… 335
Antimicrobial Stewardship（ASW）……… 331
antimicrobial usage density；AUD … 334, 335
ASA 分類 …………………… 315, 316, 321, 343
ATC/DDD システム ……………………… 335
AUC/MIC ……………………… 237, 242, 268

【B】

BCG ……………………………… 71, 151, 154
BCICPS ……………………………… 324, 325
BCPIC ……………………………… 324, 325

【C】

CA-UTI ……………………………… 311, 312, 314
CAUTI ………… 106, 107, 108, 109, 111, 131
CLA-BSI ……………… 311, 312, 314, 329, 343
Clinical and Laboratory Standards Institute
 ……………………………………… 224, 235
CLSI … 29, 223, 224, 225, 227, 228, 229, 230, 233, 235
Cmax ……………………… 229, 237, 241, 263
CNIC ……………………………… 5, 6, 314
Cockcroft-Gault 式 ……………………… 244, 263
community-acquired MRSA（CA-MRSA）… 21
C 型肝炎ウイルス …… 41, 42, 43, 125, 144, 145

【D】

de-escalation ……………………… 109, 131, 263

【E】

EKC ……………………… 164, 165, 166, 167, 205
Enterococcus ……………………………… 231
ESBL … 29, 30, 109, 218, 220, 223, 232, 233, 234, 236, 251, 268, 305, 342
ESBL 産生菌 ………… 29, 30, 218, 220, 305, 342
EUCAST ……………………… 223, 228, 230, 235
European Committee on Antimicrobial Susceptibility Testing ……………… 228, 235
Extensively drug-resistance tuberculosis … 235

【F】

FDA の pregnancy category ……………… 254

【H】

Haemophilus influenzae ………… 229, 232, 233
HAI サーベイランス ……………………… 300
HCAI ……………………………………… 2, 3
healthcare-associated infections …………… 2
hVISA ……………………………………… 243

【I】

ICC ……………………… 4, 5, 98, 99, 298, 321, 324
ICD 認定制度 ……………………………… 5
ICMT ……………………………………… 324, 325
ICN ……………… 4, 314, 324, 325, 328, 333
ICS ………………………………………… 7

【J】

JANIS …… 298, 299, 303, 307, 308, 310, 311, 314, 319, 335, 342
JHAIS …… 111, 310, 311, 313, 314, 318, 319, 320, 322
JNIS ……………………………………… 299, 308

【K】

Klebsiella pneumoniae carbapenemase … 234
KOH 標本 ……………………… 54, 57, 126
KPC ……………………………………… 30, 234

【L】

lipoid 肺炎 ………………………………… 199
loading dose ……………………… 218, 263

【M】

MBC ……………………………………… 227
MDR-TB ……………………………… 154, 235
micro aspiration ………………………… 114
MIC ブレイクポイント ………… 223, 229, 233
minimum bactericidal concentration …… 227

minimum inhibitory concentration … 223, 225
Multi-drug-resistant tuberculosis ………… 235
Mycobacterium tuberculosis … 136, 142, 143, 180, 235, 275

【N】

NHSN Reports ……………… 300, 301, 302, 303

【O】

OXA-type βラクタマーゼ産生菌 ………… 306

【P】

Penicillin-resistant S. pneumoniae ……… 232
PFGE …………………………………… 306, 307
PK/PD …………………………………… 235, 262
PRSP ………………… 218, 219, 231, 232, 305
Pseudomonas aeruginosa … 22, 121, 219, 232, 234, 305, 308

【Q】

QFT検査 ………………………………… 151, 154

【R】

RIC ………………………… 315, 316, 317, 318, 319

【S】

SIR ……………………………… 310, 318, 319, 320
Stenotrophomonas maltophilia …………… 234
Streptococcus pneumonia … 219, 229, 231, 232, 305, 308
Surgical Site Infection ………………… 89, 311

【U】

UTI ……… 106, 109, 111, 131, 311, 312, 314, 329

【V】

Vancomycin-resistant enterococci ……… 231
VAPの予防 ……………………………… 116, 117
VRE ……… 21, 22, 76, 218, 219, 223, 231, 288

【X】

XDR-TB ………………………………………… 235

感染制御標準ガイド

定価　本体3,400円（税別）

平成26年6月20日　発行

総監修	小林　寛伊
監　修	大久保　憲　　林　純　　松本　哲哉
編　集	尾家　重治
発行人	武田　正一郎
発行所	株式会社　じほう

　　　　　101-8421　東京都千代田区猿楽町1-5-15（猿楽町SSビル）
　　　　　電話　編集 03-3233-6361　販売 03-3233-6333
　　　　　振替　00190-0-900481
　　　　＜大阪支局＞
　　　　　541-0044　大阪市中央区伏見町2-1-1（三井住友銀行高麗橋ビル）
　　　　　電話　06-6231-7061

©2014　　　　組版　スタジオ・コア　　印刷　㈱日本制作センター
Printed in Japan

本書の複写にかかる複製，上映，譲渡，公衆送信（送信可能化を含む）の各権利は株式会社じほうが管理の委託を受けています。

JCOPY　＜(社)出版者著作権管理機構　委託出版物＞
本書の無断複写は著作権法上での例外を除き禁じられています。
複写される場合は，そのつど事前に，(社)出版者著作権管理機構（電話 03-3513-6969，FAX 03-3513-6979，e-mail：info@jcopy.or.jp）の許諾を得てください。

万一落丁，乱丁の場合は，お取替えいたします。
ISBN 978-4-8407-4601-4